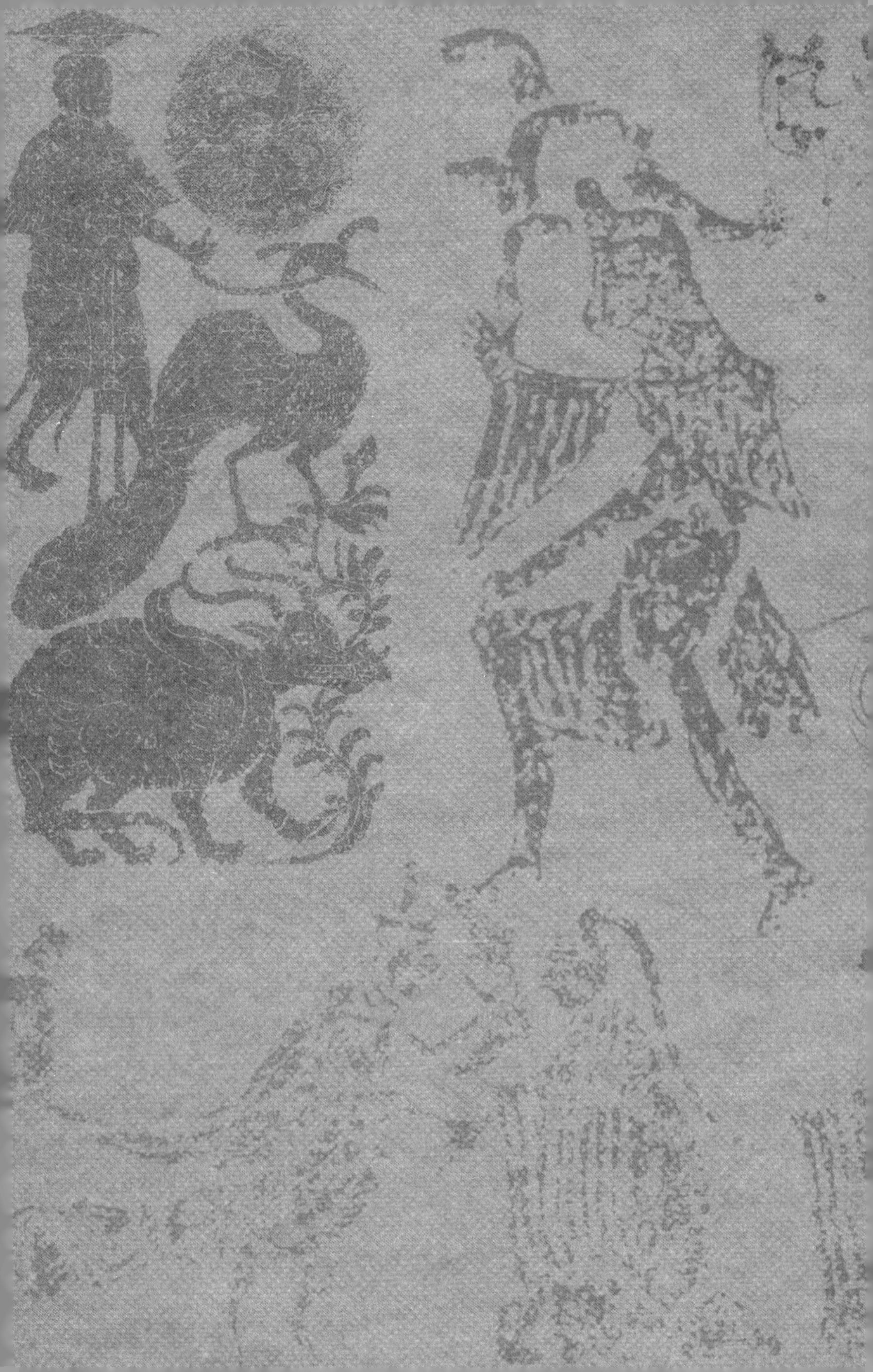

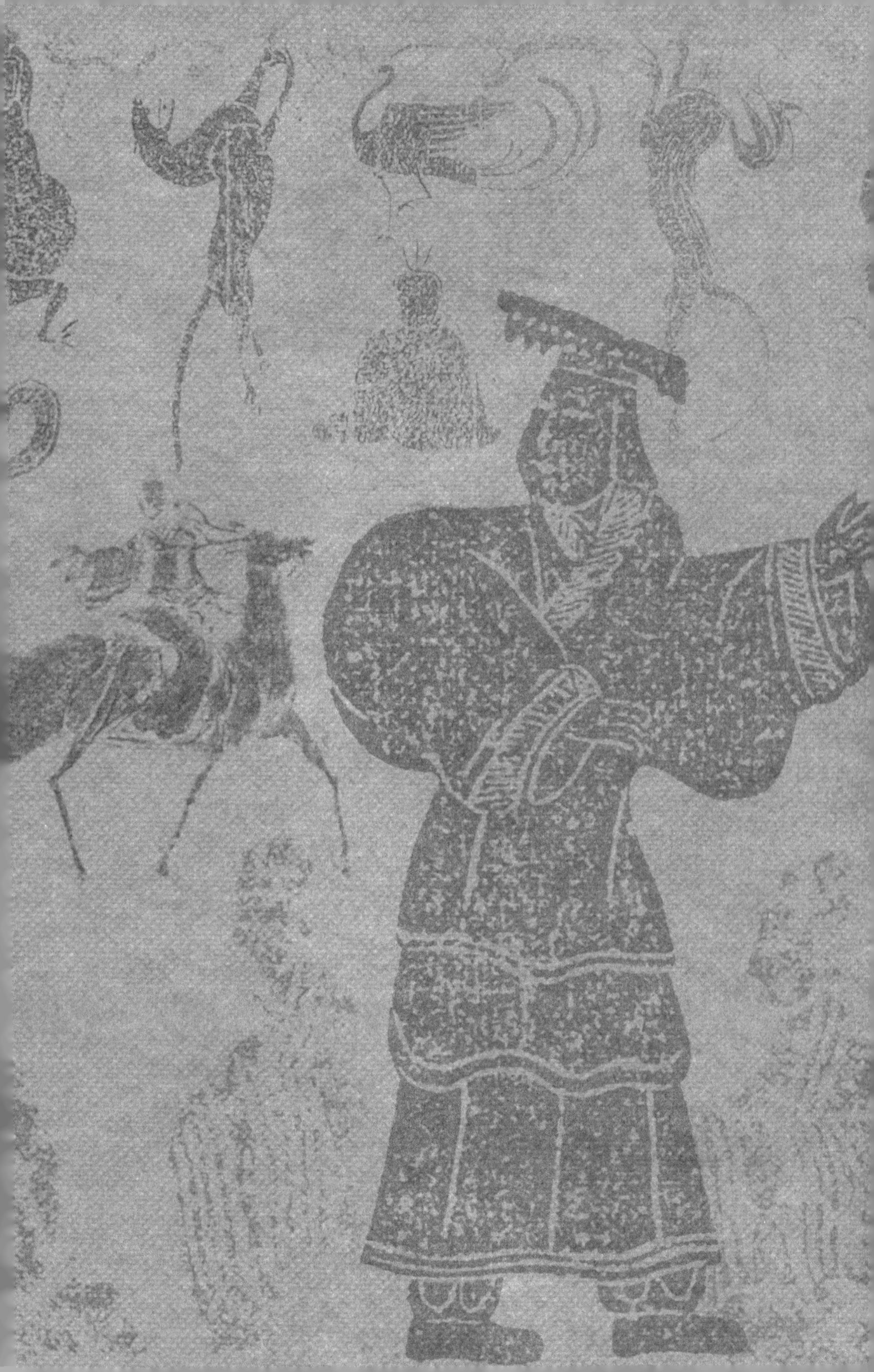

中国古医籍整理丛书

伤寒论集注

清·熊寿试　编

张苇航　校注

中国中医药出版社

·北　京·

图书在版编目（CIP）数据

伤寒论集注/（清）熊寿试编；张苇航校注．—北京：中国中医药出版社，2015.12

（中国古医籍整理丛书）

ISBN 978－7－5132－3098－8

Ⅰ.①伤…　Ⅱ.①熊…　②张…　Ⅲ.①《伤寒论》－注释

Ⅳ.①R222.22

中国版本图书馆CIP数据核字（2016）第008641号

中国中医药出版社出版

北京市朝阳区北三环东路28号易亨大厦16层

邮政编码　100013

传真　010 64405750

三河市鑫金马印装有限公司印刷

各地新华书店经销

*

开本 710×1000　1/16　印张 19.75　字数 170 千字

2015年12月第1版　2015年12月第1次印刷

书　号　ISBN 978－7－5132－3098－8

*

定价　59.00元

网址　www.cptcm.com

社长热线　010 64405720

购书热线　010 64065415　010 64065413

微信服务号　zgzyycbs

书店网址　csln.net/qksd/

官方微博　http://e.weibo.com/cptcm

淘宝天猫网址　http://zgzyycbs.tmall.com

国家中医药管理局
中医药古籍保护与利用能力建设项目
组织工作委员会

主　任　委　员　王国强

副 主 任 委 员　王志勇　李大宁

执行主任委员　曹洪欣　苏钢强　王国辰　欧阳兵

执行副主任委员　李　昱　武　东　李秀明　张成博

委　　　　　员

各省市项目组分管领导和主要专家

（山东省）武继彪　欧阳兵　张成博　贾青顺

（江苏省）吴勉华　周仲瑛　段金廒　胡　烈

（上海市）张怀琼　季　光　严世芸　段逸山

（福建省）阮诗玮　陈立典　李灿东　纪立金

（浙江省）徐伟伟　范永升　柴可群　盛增秀

（陕西省）黄立勋　呼　燕　魏少阳　苏荣彪

（河南省）夏祖昌　刘文第　韩新峰　许敬生

（辽宁省）杨关林　康廷国　石　岩　李德新

（四川省）杨殿兴　梁繁荣　余曙光　张　毅

各项目组负责人

王振国（山东省）　王旭东（江苏省）　张如青（上海市）

李灿东（福建省）　陈勇毅（浙江省）　焦振廉（陕西省）

蔡永敏（河南省）　鞠宝兆（辽宁省）　和中浚（四川省）

项目专家组

顾　问　马继兴　张灿玾　李经纬

组　长　余瀛鳌

成　员　李致忠　钱超尘　段逸山　严世芸　鲁兆麟
郑金生　林端宜　欧阳兵　高文柱　柳长华
王振国　王旭东　崔　蒙　严季澜　黄龙祥
陈勇毅　张志清

项目办公室（组织工作委员会办公室）

主　任　王振国　王思成

副主任　王振宇　刘群峰　陈榕虎　杨振宁　朱毓梅
刘更生　华中健

成　员　陈丽娜　邱　岳　王　庆　王　鹏　王春燕
郭瑞华　宋咏梅　周　扬　范　磊　张永泰
罗海鹰　王　爽　王　捷　贺晓路　熊智波

秘　书　张丰聪

前言

中医药古籍是传承中华优秀文化的重要载体，也是中医学传承数千年的知识宝库，凝聚着中华民族特有的精神价值、思维方法、生命理论和医疗经验，不仅对于传承中医学术具有重要的历史价值，更是现代中医药科技创新和学术进步的源头和根基。保护和利用好中医药古籍，是弘扬中国优秀传统文化、传承中医学术的必由之路，事关中医药事业发展全局。

1949年以来，在政府的大力支持和推动下，开展了系统的中医药古籍整理研究。1958年，国务院科学规划委员会古籍整理出版规划小组在北京成立，负责指导全国的古籍整理出版工作。1982年，国务院古籍整理出版规划小组召开全国古籍整理出版规划会议，制定了《古籍整理出版规划（1982—1990）》，卫生部先后下达了两批200余种中医古籍整理任务，掀起了中医古籍整理研究的新高潮，对中医文化与学术的弘扬、传承和发展，发挥了极其重要的作用，产生了不可估量的深远影响。

2007年《国务院办公厅关于进一步加强古籍保护工作的意见》明确提出进一步加强古籍整理、出版和研究利用，以及

"保护为主、抢救第一、合理利用、加强管理"的方针。2009年《国务院关于扶持和促进中医药事业发展的若干意见》指出，要"开展中医药古籍普查登记，建立综合信息数据库和珍贵古籍名录，加强整理、出版、研究和利用"。《中医药创新发展规划纲要（2006—2020）》强调继承与创新并重，推动中医药传承与创新发展。

2003～2010年，国家财政多次立项支持中国中医科学院开展针对性中医药古籍抢救保护工作，在中国中医科学院图书馆设立全国唯一的行业古籍保护中心，影印抢救濒危珍本、孤本中医古籍1640余种；整理发布《中国中医古籍总目》；遴选351种孤本收入《中医古籍孤本大全》影印出版；开展了海外中医古籍目录调研和孤本回归工作，收集了11个国家和2个地区137个图书馆的240余种书目，基本摸清流失海外的中医古籍现状，确定国内失传的中医药古籍共有220种，复制出版海外所藏中医药古籍133种。2010年，国家财政部、国家中医药管理局设立"中医药古籍保护与利用能力建设项目"，资助整理400余种中医药古籍，并着眼于加强中医药古籍保护和研究机构建设，培养中医古籍整理研究的后备人才，全面提高中医药古籍保护与利用能力。

在此，国家中医药管理局成立了中医药古籍保护和利用专家组和项目办公室，专家组负责项目指导、咨询、质量把关，项目办公室负责实施过程的统筹协调。专家组成员对古籍整理研究具有丰富的经验，有的专家从事古籍整理研究长达70余年，深知中医药古籍整理研究的重要性、艰巨性与复杂性，履行职责认真务实。专家组从书目确定、版本选择、点校、注释等各方面，为项目实施提供了强有力的专业指导。老一辈专家的学术水平和智慧，是项目成功的重要保证。项目承担单位山东中医药大学、南京中医药大学、上海中医药大学、福建中医药大学、浙江省中医药研究院、陕西省中医药研究院、河南省中医药研究院、辽宁中医药大学、成都中医药大学及所在省市中医药管理部门精心组织，充分发挥区域间互补协作的优势，并得到承担项目出版工作的中国中医药出版社大力配合，全面推进中医药古籍保护与利用网络体系的构建和人才队伍建设，使一批有志于中医学术传承与古籍整理工作的人才凝聚在一起，研究队伍日益壮大，研究水平不断提高。

本着“抢救、保护、发掘、利用”的理念，该项目重点选择近60年未曾出版的重要古医籍，综合考虑所选古籍的保护价值、学术价值和实用价值。400余种中医药古籍涵盖了医经、基础理论、诊法、伤寒金匮、温病、本草、方书、内科、外科、女科、儿科、伤科、眼科、咽喉口齿、针灸推拿、养生、医案医话医论、医史、临证综合等门类，跨越唐、宋、金元、明以迄清末。全部古籍均按照项目办公室组织完成的行业标准《中医古籍整理规范》及《中医药古籍整理细则》进行整理校注，绝大多数中医药古籍是第一次校注出版，一批孤本、稿本、抄本更是首次整理面世。对一些重要学术问题的研究成果，则集中收录于各书的“校注说明”或“校注后记”中。

“既出书又出人”是本项目追求的目标。近年来，中医药古籍整理工作形势严峻，老一辈逐渐退出，新一代普遍存在整理研究古籍的经验不足、专业思想不坚定等问题，使中医古籍整理面临人才流失严重、青黄不接的局面。通过本项目实施，搭建平台，完善机制，培养队伍，提升能力，经过近5年的建设，锻炼了一批优秀人才，老中青三代齐聚一堂，有效地稳定了研究队伍，为中医药古籍整理工作的开展和中医文化与学术的传承提供必备的知识和人才储备。

本项目的实施与《中国古医籍整理丛书》的出版，对于加强中医药古籍文献研究队伍建设、建立古籍研究平台，提高古籍整理水平均具有积极的推动作用，对弘扬我国优秀传统文化，推进中医药继承创新，进一步发挥中医药服务民众的养生保健与防病治病作用将产生深远影响。

第九届、第十届全国人大常委会副委员长许嘉璐先生，国家卫生计生委副主任、国家中医药管理局局长、中华中医药学会会长王国强先生，我国著名医史文献专家、中国中医科学院马继兴先生在百忙之中为丛书作序，我们深表敬意和感谢。

由于参与校注整理工作的人员较多，水平不一，诸多方面尚未臻完善，希望专家、读者不吝赐教。

国家中医药管理局中医药古籍保护与利用能力建设项目办公室

二〇一四年十二月

许 序

“中医”之名立，迄今不逾百年，所以冠以“中”字者，以别于“洋”与“西”也。慎思之，明辨之，斯名之出，无奈耳，或亦时人不甘泯没而特标其犹在之举也。

前此，祖传医术（今世方称为“学”）绵延数千载，救民无数；华夏屡遭时疫，皆仰之以度困厄。中华民族之未如印第安遭染殖民者所携疾病而族灭者，中医之功也。

医兴则国兴，国强则医强。百年运衰，岂但国土肢解，五千年文明亦不得全，非遭泯灭，即蒙冤扭曲。西方医学以其捷便速效，始则为传教之利器，继则以“科学”之冕畅行于中华。中医虽为内外所夹击，斥之为蒙昧，为伪医，然四亿同胞衣食不保，得获西医之益者甚寡，中医犹为人民之所赖。虽然，中国医学日益陵替，乃不可免，势使之然也。呜呼！覆巢之下安有完卵？

嗣后，国家新生，中医旋即得以重振，与西医并举，探寻结合之路。今也，中华诸多文化，自民俗、礼仪、工艺、戏曲、历史、文学，以至伦理、信仰，皆渐复起，中国医学之兴乃属必然。

迄今中医犹为国家医疗系统之辅，城市尤甚。何哉？盖一则西医赖声、光、电技术而于20世纪发展极速，中医则难见其进。二则国人惊羡西医之“立竿见影”，遂以为其事事胜于中医。然西医已自觉将入绝境：其若干医法正负效应相若，甚或负远逾于正；研究医理者，渐知人乃一整体，心、身非如中世纪所认定为二对立物，且人体亦非宇宙之中心，仅为其一小单位，与宇宙万象万物息息相关。认识至此，其已向中国医学之理念“靠拢”矣，虽彼未必知中国医学何如也。唯其不知中国医理何如，纯由其实践而有所悟，益以证中国之认识人体不为伪，亦不为玄虚。然国人知此趋向者，几人？

国医欲再现宋明清高峰，成国中主流医学，则一须继承，一须创新。继承则必深研原典，激清汰浊，复吸纳西医及我藏、蒙、维、回、苗、彝诸民族医术之精华；创新之道，在于今之科技，既用其器，亦参照其道，反思己之医理，审问之，笃行之，深化之，普及之，于普及中认知人体及环境古今之异，以建成当代国医理论。欲达于斯境，或需百年欤？予恐西医既已醒悟，若加力吸收中医精粹，促中医西医深度结合，形成21世纪之新医学，届时“制高点”将在何方？国人于此转折之机，能不忧虑而奋力乎？

予所谓深研之原典，非指一二习见之书、千古权威之作；就医界整体言之，所传所承自应为医籍之全部。盖后世名医所著，乃其秉诸前人所述，总结终生行医用药经验所得，自当已成今世、后世之要籍。

盛世修典，信然。盖典籍得修，方可言传言承。虽前此50余载已启医籍整理、出版之役，惜旋即中辍。阅20载再兴整理、出版之潮，世所罕见之要籍千余部陆续问世，洋洋大观。

今复有“中医药古籍保护与利用能力建设”之工程，集九省市专家，历经五载，董理出版自唐迄清医籍，都400余种，凡中医之基础医理、伤寒、温病及各科诊治、医案医话、推拿本草，俱涵盖之。

噫！璐既知此，能不胜其悦乎？汇集刻印医籍，自古有之，然孰与今世之盛且精也！自今而后，中国医家及患者，得览斯典，当于前人益敬而畏之矣。中华民族之屡经灾难而益蕃，乃至未来之永续，端赖之也，自今以往岂可不后出转精乎？典籍既蜂出矣，余则有望于来者。

谨序。

第九届、十届全国人大常委会副委员长

許嘉璐

二〇一四年冬

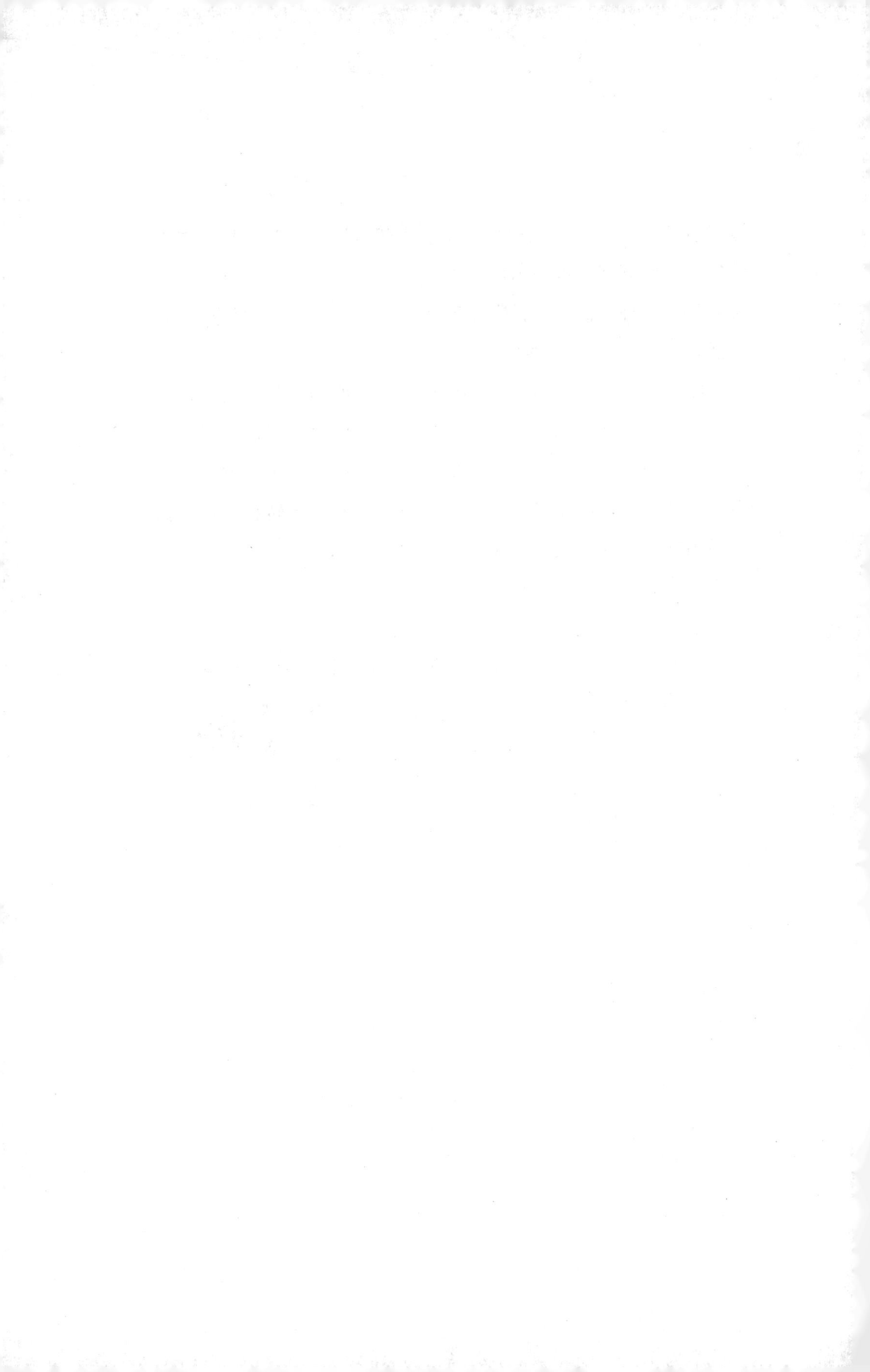

王 序

中医学是中华民族在长期生产生活实践中，在与疾病作斗争中逐步形成并不断丰富发展的医学科学，是中国古代科学的瑰宝，为中华民族的繁衍昌盛作出了巨大贡献，对世界文明进步产生了积极影响。时至今日，中医学作为我国医学的特色和重要医药卫生资源，与西医学相互补充、相互促进、协调发展，共同担负着维护和促进人民健康的任务，已成为我国医药卫生事业的重要特征和显著优势。

中医药古籍在存世的中华古籍中占有相当重要的比重，不仅是中医学术传承数千年最为重要的知识载体，也是中医为中华民族繁衍昌盛发挥重要作用的历史见证。中医药典籍不仅承载着中医的学术经验，而且蕴含着中华民族优秀的思想文化，凝聚着中华民族的聪明智慧，是祖先留给我们的宝贵物质财富和精神财富。加强对中医药古籍的保护与利用，既是中医学发展的需要，也是传承中华文化的迫切要求，更是历史赋予我们的责任。

2010 年，国家中医药管理局启动了中医药古籍保护与利用能力建设项目。这既是传承中医药的重要工程，也是弘扬优秀民族文化的重要举措，不仅能够全面推进中医药的有效继承和创新发展，为维护人民健康做出贡献，也能够彰显中华民族的璀璨文化，为实现中华民族伟大复兴的中国梦作出贡献。

相信这项工作一定能造福当今，嘉惠后世，福泽绵长。

国家卫生与计划生育委员会副主任

国家中医药管理局局长

中华中医药学会会长

王国强

二〇一四年十二月

马序

新中国成立以来，党和国家高度重视中医药事业发展，重视古籍的保护、整理和研究工作。自1958年始，国务院先后成立了三届古籍整理出版规划小组，分别由齐燕铭、李一氓、匡亚明担任组长，主持制订了《整理和出版古籍十年规划(1962—1972)》《古籍整理出版规划（1982—1990)》《中国古籍整理出版十年规划和“八五”计划（1991—2000)》等，而第三次规划中医药古籍整理即纳入其中。1982年9月，卫生部下发《1982—1990年中医古籍整理出版规划》，1983年1月，中医古籍整理出版办公室正式成立，保证了中医古籍整理出版规划的实施。2002年2月，《国家古籍整理出版“十五”(2001—2005）重点规划》经新闻出版署和全国古籍整理出版规划领导小组批准，颁布实施。其后，又陆续制定了国家古籍整理出版“十一五”和“十二五”重点规划。国家财政多次立项支持中国中医科学院开展针对性中医药古籍抢救保护工作，文化部在中国中医科学院图书馆专门设立全国唯一的行业古籍保护中心，国家先后投入中医药古籍保护专项经费超过3000万元，影印抢救濒危珍、善、孤本中医古籍1640余种，开展了海外中医古籍目录调研和孤本回归工作。2010年，国家财政部、国家中医药管理局安排国家公共卫生专项资金，设立了“中医药古籍保护与利用能力建设项目”，这是继1982～1986年第一批、第二批重要中医药古籍整理之后的又一次大规模古籍整理工程，重点整理新中国成立后未曾出版的重要古籍，目标是形成并普及规范的通行本、传世本。

为保证项目的顺利实施，项目组特别成立了专家组，承担咨询和技术指导，以及古籍出版之前的审定工作。专家组中的许多成员虽逾古稀之年，但老骥伏枥，孜孜不倦，不仅对项目进行宏观指导和质量把关，更重要的是通过古籍整理，以老带新，言传身教，培养一批中医药古籍整理研究的后备人才，促进了中医药古籍保护和研究机构建设，全面提升了我国中医药古籍保护与利用能力。

作为项目组顾问之一，我深感中医药古籍保护、抢救与整理工作的重要性和紧迫性，也深知传承中医药古籍整理经验任重而道远。令人欣慰的是，在项目实施过程中，我看到了老中青三代的紧密衔接，看到了大家的坚持和努力，看到了年轻一代的成长。相信中医药古籍整理工作的将来会越来越好，中医药学的发展会越来越好。

欣喜之余，以是为序。

中国中医科学院研究员

马继兴

二○一四年十二月

校注说明

《伤寒论集注》为清代医家熊寿试所编。熊寿试，字青选，约生活于康熙、雍正年间，具体生卒年代不详，扬州人，曾从歙县郑重光学医。《伤寒论集注》一书为其仅存著作。

该书将《伤寒论》条文重新编排为四卷。每篇前有内容概括和分节论述，每条原文后集各家注释及自注。全书注释近800条，所引医家共约35家，以明清医家为主，其中引喻嘉言、程郊倩、周扬俊、方中行、成无己等论述最多，对“错简重订”和“三纲鼎立”之说尤为重视，反映出作者的学术思想具有江、浙一带的地域特色，并受新安医派的影响较深。该书对探讨明清时期《伤寒论》的研究与运用情况有一定参考价值。

本次整理以清乾隆五十年乙巳（1785）奉时堂刻本为底本，据考察，该本成书年代最早，且由熊氏亲属参订而成，字大清晰，为最善本。以清同治三年甲子（1864）瑞蔼堂刻本为主校本（简称瑞霭堂本），该本由容山杨启葆（春华）重刻，字体较小，刻印不够清晰，且有数处大墨丁，质量不如奉时堂刻本。以清末精抄本为参校本（简称抄本），据该本用字，与瑞霭堂刻本出自一个系统，但改正了瑞霭堂本中一些明显的错误。同时以《伤寒论》通行本（包括成注本《伤寒论》与宋本《伤寒论》）以及书中所引其他医家著作为他校本。

本次校注原则与方法如下：

1. 采用现代标点方法，对原书进行标点。

2. 原书每卷前有“广陵熊寿试青选氏纂述”以及“外孙殷运开鸿文　运启东明参　内侄孙朱璐崐瑶校　曾孙文焜耀廷订”

字样，今一并删去。

3. 原书眉批移入正文相应处，前加“［批注］”标明。

4. 凡原书中繁体字、异体字，一律改为规范简化字。

5. 校本与底本有差异，但文义亦通者，出校记说明。底本有误，据改并出校说明。

6. 凡底本中因刻写致误的明显错别字，径改不出校。

7. 原书目录与正文互异者，进行订补和整理，不另出校注说明。

8. 原书中表示文字方位的“左”“右”统一改为“下”“上”，不出校。

9. 底本中“证”与“症”、“畜”与“蓄”等字，多作为异体而混用，其意义与用法皆通，而校本中的用法亦各有不同，因此整理中保留底本原貌，不作改动。

10. 对于目前存在争议的“搏”与“抟（摶）”字，诸本中用法不一，更有难以辨识之处，整理时依据底本原貌，必要时出校记说明。

11. 关于《伤寒论》原文的校注问题：该书所录《伤寒论》原文主要依据成无己《注解伤寒论》，但个别文字与成注本及宋本《伤寒论》存在出入，尤其是药物炮制法和方药煎服法，该书多采用明清时通行之法，并以自己的语言加以叙述，文字差异较大。本次校注时，如果个别虚词不同而文义相同，原则上依据底本原貌，不出校注；如引用原文有明显的讹误，改后出校注说明；但凡有关易造成歧义之处，以及药物剂量、煎服剂量等不同处，一律出校说明。

12. 关于引文的校注问题：凡该书正文中引用的经典原文及医家之语，皆尽量标明其出处。引文基本无差异的注释中用

"语见"表示，引文与原文有明显差异或仅举称大意者用"语本"表示，原文未明确说明出处或出处与作者所示不同者用"语出"表示。此外，原文条文后大段征引的近700条医家注解，该书原皆标明"集某某"，但以叙述其义为主，文字上多有变动，难以一一说明，故不再具体加以考证。其引用的医家和著作说明，统一参见"校注后记"。

序

古有济世利物之书，其可以信今传后者，观其著述，辄可想见其为人。矧①以仁心而行仁术，学有渊源，功参辅翼，不尤为可法可传也哉！瓜渚②熊氏，镇中望族也。代有文人，书香累世，姑祖③伟男公，文行素优，常为名公巨卿所推重，其诗古文辞刊以行世者，至今咸啧啧称之不置。长公青选表叔善承家学，声振胶庠④，慨然于不为良相、必为良医之说，问业于徽郡郑素圃⑤先生，由《难经》《素问》以迄历代医家之有书名世者，悉讲明而切究之，以期得心应手之妙。凡其所眕⑥之脉、所视之病，吉凶生死之间，无不见其⑦神且异。既而叹世之业医者往往师心自用，意见鲜通，议论纠纷，厥中罔执⑧。用是⑨博采群言，折衷一是，自纂为《伤寒论集注》，分为四卷，五易稿⑩而始成。盖其学力之深邃，考索之详明，征验之精熟，质正之勤敏，其于表里阴阳之分，主客标本之辨，无不

① 矧（shěn 审）：何况，况且。

② 瓜渚：扬州的古称之一，亦称“瓜洲”。

③ 姑祖：此前瑞霭堂本与抄本有“而”字。

④ 胶庠：原为周代学校名，胶指大学，庠指小学。后为学校的通称。

⑤ 郑素圃：即清代医家郑重光（1638—1716），字在辛，号素圃，晚号完夫。安徽歙县人，徽州地区名医，著有《伤寒论条辨续注》《伤寒论证辨》《温疫论补注》《素圃医案》等书。

⑥ 眕：原义为视。此处当用作“胗”，同“诊”。

⑦ 其：此后瑞霭堂本及抄本有“效之”二字。

⑧ 厥中罔执：指言行混乱偏执，不符中正之道。与“允执厥中”相反。

⑨ 用是：因此。

⑩ 五易稿：瑞霭堂本及抄本作“阅五载”。

条理分明，了如指掌。斯诚有功前人，足裨后学者也。第藏之箧中，迄今五十余年未付剞劂[①]，而远近之借观是书者踵相接[②]也。今岁春，公之曾孙文焜持其书过予，言曰：此曾王父[③]所手纂者也，久欲公之于世，而有志未逮。近缘殷姑祖母捐赀[④]以备枣梨[⑤]之费，行见是书之及于远也。且以予数世姻亲，昔尝聆其绪论，欲得一言以弁诸简端[⑥]。予自揣幼习儒业，素不知医，几如游、夏之莫赞一辞[⑦]。惟是公之沉潜于此道者历有年所，洵为可法而可传，而后之人复能仰体先志，力图付梓[⑧]，俾当日济世之苦心永垂不朽。予故嘉其事之有成而乐为之述其缘起焉耳。是为序。时

乾隆五十年岁在乙巳夏五[⑨]望日[⑩]愚表侄魏元豳顿首拜撰

① 剞劂：雕版，刻印。

② 踵相接：脚尖与脚跟相接。形容人多如流。

③ 曾王父：即曾祖父。

④ 赀：通“资”，财货。《说文通训定声·履部》：“赀，假借为资。”

⑤ 枣梨：指雕版印刷。旧时多用枣木或梨木雕刻书版，故称。

⑥ 弁诸简端：放在书稿之前。弁，放在前头。简，原指秦汉之前书写用的竹木简，此代指书稿。

⑦ 游、夏之莫赞一辞：语出曹植《与杨德祖书》：“昔尼父之文辞，与人通流。至于制《春秋》，游夏之徒乃不能措一辞。”游、夏，子游（言偃）与子夏（卜商）的并称，均为孔子学生，长于文学。此处既称赞《伤寒论集注》一书的成就，又自谦才学不及，不知医而不敢妄加评论。

⑧ 付梓：付印，刊印。古时雕版刻书以梓木为上，因称书籍刊印为“付梓”。

⑨ 夏五：农历夏季五月。

⑩ 望日：农历每月十五或十六日。

目 录

卷 一

太阳经上 …………………… 一
太阳经中 ………………… 三八

卷 二

太阳经下 ………………… 七六
阳明经上 ……………… 一〇一
阳明经下 ……………… 一二五

卷 三

少阳经 ………………… 一四六
太阴经 ………………… 一六六
少阴经上 ……………… 一七三
少阴经下 ……………… 一八五

卷 四

厥阴经 ………………… 二〇六
合病并病 ……………… 二三二
　合病 ………………… 二三三
　并病 ………………… 二三六
温病 …………………… 二三九
痉湿暍病 ……………… 二四二
霍乱病 ………………… 二五六
痰病 …………………… 二六二
差后病 ………………… 二六四
阴阳易 ………………… 二六八

校注后记 ……………… 二七一

卷　一

太阳经上

太阳者，巨阳也，寒水之经也。为六经之外藩，总经络而统营卫，故外邪得而先袭之，所以病在三阳则有在经在腑之异，而在太阳又有风寒营卫之殊。风则中卫，寒则伤营，风寒兼受，则营卫两伤。三者之病，各分疆界，长沙公特立桂枝汤、麻黄汤、大青龙汤鼎足三纲，大法分治三证，用之恰当，效如桴鼓。设不辨所以为经为腑者，汗下或误施也；不知所以为风为寒者，解肌发汗或错用也。源头一差，末流百出，于是长沙更出种种节目以尽病之变态，虽错综参伍①，以辅三法而行，而按脉切理，原自井井不紊，特未之潜心理会耳。兹于太阳一经分之为三，以风伤卫为上篇，篇中则以经证居先，腑证次之，误治坏证又次之，纲领条目燎②若指掌。至寒伤营、营卫两伤各自为篇，亦如上法。虽条分缕晰，而首尾一贯，俾学者开卷了然，读之无疑义，而施之自无不当矣。

太阳居六经之首，必先辨六经阴阳之大端首节，表里真假之病情二节。若见头项强痛，便是太阳经证，乃为风寒二证之提纲。假脉浮、恶寒、发热，而头不痛、项不强，便非太阳经病。至若经尽而病愈，先烦而汗解，针之使不传，解时自有期，

---

① 参伍：或三或五，形容变化不定。参，即“三”。语出《易·系辞上》：“参伍以变，错综其数。”

② 燎：明白，明了。

皆统风寒言之也三节至六节。自是始专言中风矣七节。缓为中风之定脉，汗出为中风之定症，立桂枝汤为中风解肌之定法八节，且反复详明以释其义也九至十二节。前言太阳病七日以上自愈者，今虽表解而犹不了了，则必再过一经而愈十三节。设或日久不愈而未经传变者，不可按日为可下，而仍宜汗解，舍桂枝汤外无他法十四五节。然桂枝汤亦有三禁焉，不可不知也十六至十八节。若日久不愈而邪热入腑者，则为犯本，从小便利否而定里症，用五苓散以两解之，此太阳中风表里之大法也十九、二十节。然则中风惟有解肌一法，苟不解肌而用他药致变者，名之曰坏病，不独中风为然。然知犯何逆而随宜治之，则亦非尽不治之病也二十一节。第证变无常。如汗漏亡阳、烦满消渴，是不解肌而误汗致逆者廿二至廿九节；胃伤内烦而为小逆，是不解肌而误吐致逆者三十、三一节；气冲、喘汗、胸满、恶寒、结胸、痞气等症是又不解肌而误下致逆者三二至四十七节。既不解肌，已经误下而复汗之，则有致冒、亡液之逆四十八、九节；或误用温针，或水劫，则有清血①、奔豚、烦渴、粟起之逆五十至五十五节。所以太阳病过经十余日不解者，知先其时皆极吐下之误也五十六节。设使当病之初，解肌服桂枝，犯本用五苓，又何致穷极诸变，各设其治以救逆乎？总之，外邪日久不解者，不过是入阴入阳两途，解肌调胃二法必使，阴阳自和则愈。凡病云者，既以结上文之义，亦以起下文之端也五十七至末。

病有发热而恶寒者，发于阳也；无热恶寒者，发于阴也。发于阳者，七日愈；发于阴者，六日愈。阳数七、阴数六故也。

---

① 清血：大便出血。清，厕所，后作“圊”。此处用作动词，指排便。

按：病者，六经风寒病也。发热者，该①已发热、未发热而言。无热者，始终不热也。阳，三阳也；阴，三阴也。非风为阳，寒为阴之谓也。言发热恶寒者，邪在表而里无寒，阳气被郁，故寒热并见，是从三阳经发也；无热恶寒者，邪入里而表无热，寒邪直中，故恶寒独见，是从三阴经发也。此阴阳见症之大端，六经之纲领也。七日，奇数也，阳道常饶②，至七日经气来复，汗出身凉而解；六日③，偶数也，阴道常乏，故六日经气来复，即阳回身暖而愈也。

又按：成无己曰：阳为热也，阴为寒也。有热恶寒者，寒伤阳也；无热恶寒者，寒伤阴也。朱奉议曰：发于阳者宜解表，脉必浮数；发于阴者宜温里，脉必沉细。审此，其不可以风寒分阴阳也益明矣！

病人身大热，反欲得近衣者，热在肌肤④，寒在骨髓也；身大寒，反不欲近衣者，寒在肌肤，热在骨髓也。

〔批注〕次言寒热当辨真假，真假辨而阴阳乃定。

上以寒热辨阴阳表里，诚莫逃矣。然有真热即有假热，有真寒即有假寒，不察乎人之苦欲，无以测人之真寒真热之所在而定阴阳也。病人身大热，反欲得近衣者，沉阴内锢而虚阳外浮，此为表热里寒；身大寒，反不欲近衣者，邪阳内郁而阴寒外凝，此为表寒里热。寒热之在皮肤者为假，寒热之在骨髓者为真也。至病到不愈时候，传变多端，阴阳固无改易，而寒热则难泥定。所以前从外以审内，此复从内以审外，寒热得其真，

---

① 该：包括。

② 阳道常饶：与下文“阴道常乏”皆本自《素问·太阴阳明论》“阳道实，阴道虚”之说。《周易·说卦传》明确提出“阳道常饶，阴道常乏”。饶，多、有余。

③ 六日：原作“阴”，据文义改。

④ 肌肤：宋本《伤寒论》与成注本《伤寒论》作“皮肤”。下同。

而阴阳则始可得而定矣。集程郊倩

太阳之为病，脉浮，头项强痛而恶寒。

〔批注〕此先挈[1]太阳经脉症，统中风伤寒而言。

先挈太阳病之总脉、总症，统中风、伤寒为言也。太阳膀胱经乃六经之首，主皮肤而统营卫，所以为受病之始。集喻嘉言

六经各有提纲，此为太阳经三篇之大纲也。三阳之脉俱浮。三阳俱有头痛症，而太阳独言项强者，阳明、少阳头虽痛，不及于项，项为太阳之会也。三阳俱有恶寒发热证，而太阳独言恶寒者，阳明发热则不寒，少阳则往来寒热，太阳虽发热，其恶寒实甚。故以项强、恶寒为太阳之主证。集程绳玉

太阳病，头痛至七日以上自愈者，以行其经尽故也。若欲再传经[2]者，针足阳明，使经不传则愈。

经云：七日太阳病衰，头痛少愈[3]。亦以行其经尽故也。若七日不愈，则太阳之邪将传阳明。针足阳明者，迎而夺之也，使经不传则愈。集成无己

欲自解者，必当先烦，乃有汗而解。何以知之？脉浮，故知汗出解也。

天地郁蒸而雨作，人身烦闷而汗作，气机之动然也。气机一动，脉必与证相应，故脉浮而邪达于表，才得有汗，而外邪尽从汗解。设脉不浮，则不得作汗，其烦即为内入之候，又在言外矣。集喻嘉言

太阳病欲解时，从巳至未上。

〔批注〕此专言太阳经中风脉证。后凡有中风字、太阳字，即该

---

① 挈：提领。

② 再传经：宋本《伤寒论》与成注本《伤寒论》作“作再经”。

③ 七日太阳病衰，头痛少愈：语见《素问·热论》。

脉症在内。

太阳者，盛阳也，故旺于巳午未。经曰“自得其位而起①”者，此之谓也。上皆统太阳风寒而言。集方中行

太阳病，发热，汗出，恶风，脉缓者，名曰中风。

发热者，风邪干于肌肤而郁热也；汗出者，风伤卫而腠理疏，玄府②开而不固也。风邪郁于卫，故卫逆而恶风。缓即下文“阳浮阴弱”之谓，风性柔，故脉缓也。盖风性属阳，其中人也，从卫而入。风之所以从卫入者，卫为阳，从其类也。集方中行

中风脉症不一，而缓为中风之主脉，汗出为中风之定证。前言“太阳之为病，头项强痛而恶寒”，加以发热、汗出、恶风、脉缓，乃为太阳风伤卫之表证全具，而为中风，故中风证又以此为提纲也。后凡言中风，不独发热、汗出、恶风、脉缓，即头项强痛、恶寒俱括于内。集程绳玉

太阳病，头痛，发热，汗出，恶风者，桂枝汤主之。

〔批注〕此言太阳中风以桂枝汤解肌为定法。

按：头痛是太阳症，发热、汗出、恶风是中风症。此复重互其文而申言之，以示治焉。言太阳中风，见症或殊，而解肌则一，以桂枝汤为主治，曾不因证稍减与否而增损也。下五节皆释解肌之义。

太阳中风，阳浮而阴弱，阳浮者，热自发，阴弱者，汗自出，啬啬恶寒，淅淅恶风，翕翕发热，鼻鸣干呕者，桂枝汤主之。

〔批注〕此下重言申明所以解肌之义。

阳浮者，风邪入卫，脉必外浮，阳主气，气郁则蒸热，阳

---

① 自得其位而起：语见《素问·脏气法时论》。

② 玄府：汗孔。底本作“元府”，瑞霭堂本作“玄府”，均为避康熙帝玄烨讳，今改。

性本热，风又善行，所以发热快捷，不待闭郁自发也。阴弱者，营无邪助，脉必内弱，阴主血，汗者血之液，阴弱不能内守，阳疏不能外固，所以致汗直易，不待覆盖自出也。啬啬恶寒，内气馁也；淅淅恶风，外体疏也。虽寒与风并举，义重恶风，恶风未有不恶寒者。翕，团而合也。翕翕发热者，形容热候之轻微，则气蒸湿润之热，比伤寒之干热不同也。鼻鸣者，阳邪上壅也。干呕者，阳邪上逆也。故取桂枝解散肌表之邪，而与发汗驱出阴寒之法迥乎角立也。集喻嘉言

经言可与某汤，或言不可与者，此设法御病也；宜某汤者，此临证审决也；某汤主之者，乃对证施治也。此三者，用方之义也。集张兼善

桂枝汤

桂枝　芍药酒洗　生姜各三两　甘草二两　大枣十二枚，擘

水七升，微火煮取三升，适寒温，服一升。

桂枝辛甘属阳，固卫而走阴；芍药酸寒下气，收阴而敛液。卫气实则腠理疏，桂枝能固之；营血虚则汗液出，芍药能收之。芍药臣事桂枝，以治中风，则营卫未有不和者；佐以甘草和中，则发热未有不除者。使以大枣益脾，生姜止呕，皆用命之士也。

服已须臾，歠[①]热稀粥一升余，以助药力。温覆令一时许，遍身漐漐[②]微似有汗者益佳，不可令如水流漓，病必不除。若一服汗出病差，停后服，不必尽剂。若不汗，更服依前法；又不汗，后服小促役其间，半日许，令三服尽。若病重者，一日

① 歠（chuò 辍）：饮，喝。原作“欼”，今据宋本《伤寒论》与成注本《伤寒论》改。

② 漐（zhí 执）漐：原作“浆浆”，据宋本《伤寒论》与成注本《伤寒论》改。

一夜服，周时观之，服一剂尽，病症犹在者，更作服。若汗不出者，乃服至三剂。禁生冷、粘滑、肉面、五辛、酒酪、臭恶等物。

妙用全在歠稀热粥以助药力，谷气内充，则邪不得入，而热粥以继药之后，则邪不能留，法中之法如此。世传方书无此四字，骎[①]失初意。更有已透微似之汗，盖覆强逼，致令大汗流漓者，总不知解肌为何义耳。所以服桂枝时，要使周身漐漐然似乎有汗者，无非欲毛窍暂开而邪散也。然恐药力易过，又藉热粥以助其暖。如此一时之久，肌窍不能速闭，则外受之邪尽从外解，允为合法。不识此意，汗时不失之太过，即失之不及。太过则邪未入而先扰其营，甚则汗不止而亡阳；不及则邪欲出而早闭其门，必至病不除而生变矣。集喻嘉言

桂枝，血分药也。汗出，血之液也。苟非以血药直透营分，和营散邪，芍药护营固里，则不但外邪不出，且必内入而为腑患。然后知和卫则邪出，邪出则卫自密，更不必用固表之药而汗自止矣。周禹载

太阳病，发热汗出者，此为营弱卫强，故使汗出。欲救邪风者，桂枝汤主之。

汗者营所主，而固之者卫。今卫受风邪，则营为卫所并而营弱矣。正气夺则虚，故云弱也。卫受风邪，则表不能固密，此亦卫之弱处。何以云强？邪气盛则实，故为强也。营虚而卫强，则津液失其所主与所护，徒随风邪外行，而溢之为汗。然则欲救邪风者，不必另治风，但使甘酸固护其营卫，而大助之以辛，风邪得所御而自去矣。桂枝汤所以主之者，此也。集程

① 骎（qīn 亲）：逐渐。

郊倩

病常自汗出者，此为营气和。营气和者，外不谐，以卫气不共营气和谐故耳。以营行脉中，卫行脉外，复发其汗，营卫和则愈。宜桂枝汤。

此承上文，推原中风病所以卫受风邪，营反汗出之理。见营气本和，以卫受风邪，不能内与营气和谐，故常自汗出。虽是汗出，复宜发汗，使风邪外解，则卫不强而与营和矣，故愈也。集张路玉

病人脏无他病，时发热，自汗出而不愈者，此为卫气不和也。先其时发汗则愈，宜桂枝汤主之。

脏无他病，见里无病，但表中风邪，是卫气不和也。伤寒发热，邪不退不已，从无间断。伤风则有时而作，有时而止，惟其时作时止，故病流连而不愈。服药之法，当于前热既退，后热未来，急与桂枝，所谓先其时也。《素问》曰：当其盛而必毁，因其衰也，事必大昌①。其是之谓与！集王泰宇

太阳病，初服桂枝汤，反烦不解者，先刺风池、风府②，却与桂枝汤则愈。

中风证惟有解肌一法。今云得汤反烦者，必微汗亦未得，肌窍未开，徒以药力引动风邪，漫无出路，势必因热生烦也。刺风池、风府，以泻风热之暴甚，更与桂枝汤引之外出则愈矣。可见解肌当如法也。今不用刺法，当于本汤加羌、辛、藁本以通督脉，即是刺风池、风府之意。集喻嘉言

风家，表解而不了了者，十二日愈。

〔批注〕此言中风愈期。

---

① 当其盛而……事必大昌：语本《素问·疟论》。

② 府：原作“腑”，据瑞霭堂本与抄本改。

风家表解，是服桂枝而已胜其任矣。而不了了者，风为阳邪，卫为阳气，风邪虽去，而阳气之扰攘未得遽宁，即欲治之，无可治也。七日不愈，俟十二日则余邪尽出，正气复理，必自愈矣。见当静养以需，不可喜功生事也。集喻嘉言

太阳病，外证未解，脉浮[1]弱者，当以汗解，宜桂枝汤。

〔批注〕此文设言病仍不解，复申其治而并示其戒。

按：外症未解者，谓日久而头痛、项强、自汗、恶风等证尚在也。脉浮弱者，即阳浮而阴弱也。设言太阳中风不独初病宜桂枝汤，即至日久不愈而未经传变者仍宜汗解，舍桂枝汤外无他法。益见或歠热粥，或先其时，或先用刺，虽多方取汗，而药惟解肌。其不可妄行汗下诸法已跃跃言外矣。

太阳病，外证未解者，不可下也，下之为逆。欲解外者，宜桂枝汤。

按：此承上文而言太阳中风惟宜解肌，而不可妄下，举一以例其余也。下谓攻里也。服桂枝汤，已而日久，外症未解者，恐人按日为可下，而复疑桂枝不可再也。不知证既未解，邪犹在外，在外者，设反而求之内，于证则为逆，逆指结胸等证而言。然则欲解外者，仍无出桂枝一法。经曰：从外而之内者，治其外[2]。此之谓也。

桂枝汤本为解肌，若其人脉浮紧，发热汗不出者，不可与也。常须识此，勿令误也。

〔批注〕桂枝汤有三禁。

卫行脉外，肌肤之分也，桂枝以解释之，故曰“本为解肌”。若脉浮紧、汗不出者，已见寒伤营之脉证，即不可用风伤卫之治法。用之则封闭腠理，邪无出路，留连日久，贻害无穷，

---

① 浮：原作“微”，据宋本《伤寒论》与成注本《伤寒论》改。

② 从外而……治其外：语见《素问·至真要大论》。

故首禁焉。集张路玉

凡服桂枝汤吐者，其后必吐脓血也。

桂枝辛甘，本胃所爱，服之反吐，其人湿热素盛，更服桂枝，则两热相合，势必上逆而吐。吐逆则其热愈淫溢于上焦，蒸为败浊，故必吐脓血。此又一禁也。集喻嘉言

若酒客病，不可与桂枝汤，得汤则呕，以酒客不喜甘故也。

酒为湿热之最，酒客平素湿热搏①结胸中，才挟外邪，必增满逆。所以辛甘之法不可用，则当用辛凉以撤其热、辛苦以消其满，自不待言矣。此三禁也。

中风发热，六七日不解而烦，有表里证，渴欲饮水，水入即吐者，名曰水逆，五苓散主之。多服②暖水，汗出愈。

〔批注〕太阳中风，日久不解，入里犯本，用五苓散两解表里一法。

桂枝之于中风曰解肌，麻黄之于伤寒曰发汗，太阳主此皆为表邪而设。不知太阳一经有标有本，中风发热，标受邪也，不行解肌之法，延至六七日之久，不解而烦，是为犯本，即为入里。有表有里，宜可消水矣。乃渴欲饮水，水入反吐者，缘热邪挟积饮上逆，以故外水格而不入也，名曰水逆。水逆则以导水为主，而导水中须兼散表、和胃二义。五苓散能通调水道，培助土气，复有桂枝宣通卫阳，停水散，表里和，则火热自化，而津液得全，烦与渴不治而自治矣。然犹多服暖水令汗出者，表里分消其水湿也。集程郊倩

多服暖水，犹服桂枝汤歠稀热粥之法也。但热粥以助胃中

---

① 搏：瑞霭堂本作“抟”。

② 服：宋本《伤寒论》与成注本《伤寒论》作“饮”。此句位于五苓散方煎服法后。

营卫之气，而暖水乃助膀胱之津液，膀胱气盛则溺汗俱出，经腑同解。至妙之法也，可不知乎？集沈目南

五苓散

猪苓　茯苓　白术各十八铢　泽泻一两六铢①　桂半两

上五味，为末，白饮和服方寸匕，日三服。

膀胱者，太阳腑也，津液藏焉。五苓，利水者也。水畜②于中而致逆者，固当服之，今惟热郁膀胱，故使液耗，欲令津回而润，非先涤其热不可也。于是茯苓走气分，猪苓走血分，泽泻分理阴阳，白术生津止渴。用桂者，热因热用也，设外症未解，仍从桂枝，乃知此汤为渴而小便不利者设也。又多服暖水者，一以助桂枝而成汗，一以借水之就下而通水道焉耳。

太阳病，小便利者，以饮水多，必心下悸，小便少者，必苦里急也。

〔批注〕又以小便利否而定里症。

渴欲饮水，邪热将入里矣。若因饮水过多，致小便利，而病人心下悸者，是阳虚不能制水而利也。心下不悸而小便利者，无里症也。若饮水多而小便短赤，明是邪热足以消水，故直指为里症已急也。此以小便利否而定中风犯本之症也。合参喻、沈

太阳病三日，已发汗，若吐、若下、若温针，仍不解者，此为坏病，桂枝不中与也。观其脉证，知犯何逆，随症治之。

〔批注〕言太阳中风不解肌而致变者名为坏病，以起下文误治之端。

按：三日而曰太阳病，则知病尚在太阳经也。已发汗、吐、下、温针，而曰仍不解者，谓遍历诸治而犹不愈也。不知六经各有六经之正法，不独太阳中风为然。苟一经误治，则变症多端，难以定拟，遂

---

① 铢：原作“钱”，据宋本《伤寒论》与成注本《伤寒论》改。

② 畜（xù 续）：积聚。后作“蓄”。陆德明《易释文》：“畜，本亦作蓄。”

统名之曰坏病，犹云医坏之病，亦非尽不治之病也，但桂枝之正法而反不中与矣。逆者，谓不当汗而汗，以及吐、下、温针，皆不顺于理，故云逆也。随证治之者，即下文汗、吐、下后或见某证，而用某汤主之之类是也。此句语活而意广，临症者必须细辨其证为何证，脉为何脉，前从何误，今犯何逆，随机应变，毋执成法，斯为善耳。此以下皆言误治之坏病也。王、韩诸家以坏病另作一证，误矣！

太阳病发汗，汗出不解，其人仍发热，心下悸，头眩，身瞤动，振振欲擗地者，真武汤主之。

〔批注〕此下言不解肌而误汗致变者，误汗亡阳。

此承上误汗而言。太阳病不解肌而发汗，或肾阳素虚者，不惟汗出不解，而阳浮在外，失其所依，则仍发热，且触动肾气，以凌其心，心阳不安则悸，阳虚于上则眩。擗，避也。汗出过多，卫气解散，其人似乎全无外廓，故振振然四顾彷徨，无可置身，思欲辟地而避处其内也，亡阳动经乃有此象。用真武汤温中镇水，回阳消翳，以为救法耳。合参喻、程

真武汤 方见《少阴》

真武汤，长沙为少阴水气设，而太阳亦借用者，当解肌而大发其汗，则上焦阳气分驰离散。见心下悸、头眩、身瞤动、振振欲擗地之证，纯是下焦水气上侵，致心神无主也。坎宫[①]火用不宣，则水体失职。法当壮元阳以消阴翳，故用附子；逐留垢以清水道，故用茯苓；崇己土[②]以防水决，故用白术。妙用又在生姜、白芍。本太阳病，邪在肌肉，生姜同附子但能逐横散之性，而不虑其大发；白芍同附子但能成收敛之功，而不虑其微寒。回阳收阴、崇土制水之妙如此，非心细如发者，孰

---

① 坎宫：九宫之一，方位属北，五行属水，此处指肾。

② 己土：此处指脾。己为天干第六位，五行配土，为阴土。

能瞻前顾后，使阴平阳秘也哉！《正传》①

太阳病，发汗，遂漏不止，其人恶风，小便难，四肢微急，难以屈伸者，桂枝加附子汤主之。

〔批注〕误汗表虚。

太阳病，不解肌而发汗，或卫阳不足者，一旦彻去护卫，营无从守，遂漏不止。腠理既开，风无所御，则恶风。小便者，得阳气之施化而津液乃行，今卫气外脱，阳气不复施化于膀胱，故小便难。四肢者，诸阳之本，阳随津液外泄而不能养筋，故四肢微急、难以屈伸也。阳气内虚乃有此象。用桂枝附子汤，固表敛液，益气扶阳，以为救法耳。集程郊倩

按：阳气已经散溢，未有不守定真气而能建功者。故阳气上轶②者，必从下镇；阳气外泄者，必从内敛。此二汤之所以分也。

桂枝加附子汤

桂枝　芍药酒洗　生姜各三两　甘草炙，二两　大枣十二枚　附子一枚，炮③，去皮

上六味，水六升④，微火煮取三升，去渣，适寒温，服一升。若一夜汗止，停后服。

此本桂枝症也，误用麻黄，势必至大汗亡阳，人身津液有几？堪漏无已时耶！夫固表敛液，无出桂枝右矣。而复阳益气，所以有附子之加焉。《三注》⑤

发汗后，身疼痛，脉沉迟者，桂枝加芍药生姜各一两人参

---

① 正传：即虞抟所著《医学正传》的简称。

② 轶：散失。

③ 炮：原作“泡”，据宋本《伤寒论》与成注本《伤寒论》改。

④ 六升：宋本《伤寒论》与成注本《伤寒论》作“七升”。

⑤ 三注：即周扬俊编撰的《伤寒论三注》。

三两新加汤主之。

〔批注〕误汗脉迟身痛。

误汗之变，不但症有异，而脉更有异者。如身疼痛、脉沉迟，全似阴经寒证之象，然得之太阳病发汗后，非属阴寒，乃由真阳外越，营阴内虚。经曰："其脉沉者，营气微也[①]。"又曰："迟者，营中寒。"营主血，血少则经坠[②]窒涩，卫气不得流通，故身疼痛。于桂枝汤中倍芍药、生姜养营血，而从阴分宣阳；加人参三两托里虚，而从阳分长阴。名之曰"新加"者，明为汗后脉沉迟者立法也。集程郊倩

寒邪盛则身疼，营血虚身亦疼。其脉浮紧者，邪盛也；其脉沉迟者，血虚也。集张兼善

新加汤

桂枝　人参各三两　芍药　生姜各四两　甘草炙，二两　大枣十二枚

水七升[③]，微火煮取三升，去渣，适寒温，服一升。

汗出既多，阳气外泄，浮缓之脉变为沉迟，正气虚矣，岂能俾邪外出乎？故加人参扶正，庶解肌有功也。然必加芍药者，以误汗而阳虚邪凑，恐孤阳无偶，和以芍药，自不致散乱也。《三注》

发汗后，腹胀满者，厚朴生姜甘草半夏人参汤主之。

〔批注〕误汗腹满。

发汗后，阳虚于外，遂令阴盛于中。此本桂枝证，误用麻

---

① 其脉沉者，营气微也：语见《伤寒论·辨脉法》。下文"迟者，营中寒"语见《平脉法》。

② 坠：通"隧"，道路，此处指血气津液运行的经脉。

③ 七升：宋本《伤寒论》作"一斗二升"。

黄发汗，津液外泄，脾胃气虚，阴邪内结，壅而为满。知非里实之证，故以益脾和胃、降气涤饮为治也。集张路玉

厚朴生姜甘草半夏人参汤

厚朴去皮，炙　生姜各半斤　甘草炙，二两　半夏半升，洗　人参一两

水一斗，煮取三升，去滓，温服一升，日三服。

发汗腹满，明是阳气外泄、痰饮内搏使。徒以朴、姜疏利其气，半夏消豁其痰，满必不减，盖脾胃之津液耗，而正气无以补之也。故畏寒者，以附子复阳；气虚者，以人参补正。知此而“新加”之义益明。

发汗后，其人脐下悸者，欲作奔豚，茯苓桂枝甘草大枣汤主之。

〔批注〕误汗奔豚。

发汗后，阳虚于上，遂令阴盛于下。汗本心之液，误汗脐下悸者，脾气虚而肾气发动也。明系阴邪留着，欲上凌心，将作奔豚之证。须于将发未发之时，急用茯苓、桂枝直趋肾界，预伐其邪，则中宫始得宁静耳。集张路玉

茯苓桂枝甘草大枣汤

茯苓半斤　桂枝四两　甘草炙，二两　大枣十五枚

上四味，以甘澜水一斗，先煮茯苓，减二升，内诸药，煮取三升，去渣，温服一升，日三服。

作甘澜水法：取水二斗，置大盆内，以杓扬之，水上有珠子五六千颗相逐，取用之。

汗过多而心气馁、阳气惫，肾邪勃勃①，欲侮心火，故脐

① 勃勃：兴盛貌。此指邪气升腾貌。

下先悸。茯苓淡渗，能摄水气；桂枝走阴，可伐肾邪；甘草益气，以补阳虚；大枣培土，以制邪水，则补脾制肾之能事毕矣。而又虑以水煮药恐助水气，用法扬之，取其上之轻活欲走者，疾趋于下，无党恶长祸[①]之患，抑何神与！《三注》

上五节本桂枝证也，因误用麻黄汤发汗，遂同一阳虚矣。乃有不去芍药，有去芍药，又有反加芍药者，其理安在也？发汗，汗出不解者，卫气解散，虽君附子，而必藉芍药以收散失之元阳。发汗，遂漏不止者，固用附子以回阳，然汗为津液，能无恐其劫阴乎？故必用芍药以监营。发汗后，身疼痛，脉沉迟者，是脉已著其虚矣，能不用人参以补之？而又加芍药者，谓无阴则阳无以根也。至于生姜之加，不但使人参宣通，邪气解散，又恐芍药酸收，邪难遽出耳。发汗后，腹胀满者，明系阳虚阴滞，自无取于芍药。发汗后，脐下悸者，是肾邪发动，欲上凌心，尚敢用酸寒以助其阴乎？试观芍药之增减去留，圣人必非无故云。

太阳病，发汗后，大汗出，胃中干，烦躁[②]不得眠。欲得饮水者，少少与饮之，令胃气和则愈。若脉浮，小便不利，微热消渴者，五苓散主之。

〔批注〕误汗消渴。

不解肌而发汗，致令津液内耗，烦躁不眠。尔时里热未深，水入可解，必不使大便燥结，有逆攻脾气之患也。若津液素虚之人，即少少与水，岂遂令和？故虽脉浮，似表证仍在，然膀胱气伤，小便已不利，外热虽微，而里证则已急，又何能不从

① 党恶长祸：结党作恶，增长祸患。
② 躁：原作“燥”，据宋本《伤寒论》与成注本《伤寒论》改。

两解之法乎？凡饮水多而小便少者，谓之消渴。里热既甚，必凭症不凭脉，故导湿清热，惟五苓有全功耳。集喻嘉言

发汗已，脉浮数，烦渴者，五苓散主之。

〔批注〕误汗烦渴。

烦渴，里具也；浮数，表在也。五苓散亦两解之也。

发汗后，水药不得入口为逆。若更发汗，必吐下不止。

〔批注〕误汗格逆。

其人素有痰饮，清阳之气久虚者，误汗则风药挟饮结聚上焦，以致水药格拒不得入。若更发汗，不使津液愈伤，水饮愈逆耶？逆则必吐，吐则必泄，盖上气虚而下窍亦开，肺与大肠为表里也。设使竟服桂枝，何至为逆？后服五苓，又何至吐下不止乎？此上皆误汗而成坏证者。集刘宏璧

〔批注〕此下言不解肌而误吐致变者。

太阳病，当恶寒发热。今①自汗出，不恶寒发热，关上脉细数者，以医吐之过也。一二日吐之者，腹中饥，口不能食。三四日吐之者，不喜糜②粥，欲食冷食，朝食暮吐，以医吐之所致。此为小逆。

〔批注〕误吐伤胃。

此承上误吐而言。关上，脾胃也。细为虚，数为热，误于吐也。一二日，言病之初，犹在太阳也。腹中饥，阳能化食也。口不能食，胃受伤也。三四日，病在阳明也。欲食冷食，阳明恶热也。朝，自寅至辰，少阳未病，故饮食如常；暮，自申至戌，阳明胃伤，故当其时则吐。小逆，言症未甚变，但以吐伤胃气，致防于饮食也。集方中行

---

① 今：原作“令”，据宋本《伤寒论》与成注本《伤寒论》改。
② 糜：原作“麋”，据宋本《伤寒论》与成注本《伤寒论》改。

太阳病，吐之，但太阳病当恶寒，今反不恶寒，不欲近衣，此为吐之内烦也。

〔批注〕误吐内烦。

内烦，不欲近衣，显虚热之证，以吐伤其津液也。可见用吐法时，亦当顾人津液矣。集喻嘉言

常见外感之脉，人迎细弱，而气口连寸反滑数大于人迎者，以曾经涌吐伤胃，胃上乘于肺故也。此上误吐之坏病也。集陶节庵

〔批注〕此下言不解肌而误下致变者。

太阳病，先发汗不解，而复下之，脉浮者不愈。浮为在外，而反下之，故令不愈。今脉浮，故知在外，当须解外则愈，宜桂枝汤。

〔批注〕误下脉浮。

按：中风不解肌而误汗、误吐，既历历言其变矣。若先汗后下，似不为逆，不知脉浮，邪尚在表，则前此之下，自是误下，必令不愈。今已下，脉仍浮，证犹未变，虽日久，当急解外则愈，岂以既下而桂枝汤遂不可主乎？

太阳病，下之，其气上冲者，可与桂枝汤，方用前法。若不上冲者，不可与之。

〔批注〕误下气冲。

按：上既审其脉，此复详之以证。言病在太阳，表邪未去，不解肌而误下，邪必乘虚而入里也。设其气上冲者，是药欲下夺而邪欲上越，则邪仍在表，可与桂枝汤，方用前法，以解其外也。前法，即前服桂枝汤之法也。若不上冲者，是里气虚而邪已入于里，即不可与桂枝汤以攻表矣。此反复申明之意也。方用前法，诸家皆谓以桂枝汤加于前所下药之内，是误而又误也，奚可乎？

太阳病，下之，微喘者，表未解故也，桂枝加厚朴杏仁汤主之。

喘家，作桂枝汤，加厚朴、杏子佳。

〔批注〕误下微喘。

喘之一证，有表有里，不可不辨。下后汗出而喘者，其喘必盛，里热壅逆，下证是也。下后微喘者，汗必不大出，表邪闭遏，此证是也，故仍用桂枝以解表，加厚朴、杏仁以下逆气。而复申言此汤者，谓即非误下而喘，亦可用之无疑。集程郊倩

桂枝加厚朴杏仁汤

桂枝　芍药　生姜各三两　炙草二两　大枣十二枚　厚朴二两　杏仁五十个，去皮、尖

水七升，微火煮取三升，去渣，服一升。若一夜汗出病差，停后服。

厚朴、杏仁为下气散结之圣药。盖误下则引邪入里，既入不复外出，利其下行，散其热结，而喘自止矣。《三注》

太阳病，桂枝证，医反下之，利遂不止，脉促者，表未解也。喘而汗出者，葛根黄连黄芩汤主之。

〔批注〕误下喘汗。

桂枝，表证也。脉促，阳脉也。桂枝症误下，利遂不止者，邪虽未入里，而胃已受伤。设使脉促，则虽下利，而表邪尚在，仍当与桂枝汤，表解而利亦止。只以喘而汗出，则外邪内陷，上侵则喘，下奔则泄，故舍桂枝而用葛根，取其鼓舞胃气，以清散其邪，且即用芩、连，以寒涤其热。盖因脉数而止者，谓之促。不急祛其热，喘汗何由止耶？此太阳经两解表里之变法也。

葛根黄连黄芩汤

葛根半斤　甘草炙　黄芩各二两①　黄连三两

① 二两：宋本《伤寒论》甘草作“二两”，黄芩作“三两”。

水八升，先煮葛根，减二升，内诸药，煮取一升，分温再服。

桂枝证脉本缓，误下而反促，阳气之重可知。邪束于表，阳扰于内，喘而汗出。利遂不止，是暴注下迫，属于热也。故君气轻生发之葛根，以解肌而止利；佐苦寒清肃之芩、连，以除喘而止汗；又加甘草以和中。先煮葛根，后纳诸药者，解肌之力缓，而清中之气锐也。《正传》

太阳病，下之后，脉促、胸满者，桂枝去芍药汤主之。若微恶寒者，去芍药方中加附子汤主之。

〔批注〕误下脉促胸满，或微恶寒。

误下脉促[1]，与上条同，以无下利、汗出等证，但见胸满，则阳邪仍盛于阳位，几与结胸同变。然满而不痛，且诸症未具，胸未结也。故取桂枝，亟散太阳之邪。其去芍药者，酸收二字不足尽之，以误下故不敢用，恐其复领阳邪下入腹中也。设微见恶寒，则阳虚已著，于去芍药方中即加附子以回阳。是虽不言汗出，然由此微恶寒，合前条观之，则脉促、胸满、喘而汗出之内，原伏有阳虚欲脱之机，故长沙于此特以“微恶寒”三字发其义，可见阳虚则恶寒矣。又可见汗不出之恶寒，即非阳虚矣。伤寒症中，多有下后魄汗[2]不止，酿出亡阳之变者，必于此等处参合，庶可进于道耳。集喻嘉言

可见同一脉促，不但主表、主里之不同，抑且主寒、主热之顿异，辨之。可勿辨耶？集程郊倩

① 促：原作“捉”，据瑞霭堂本及抄本改。

② 魄汗：一说为肺经受病所出之汗，因肺藏魄。一说“魄”通“白”，“魄汗”即“白汗”，为邪实于里所致表虚汗出。

桂枝去芍药汤

桂枝[1]　生姜[2]　甘草炙，各二两　大枣十二枚

水七升，微火煮取三升，去渣，服一升。

脉促而胸有所停，阳邪传于阳位。设用芍药几何，不领阳邪下入，胸满者变而为腹满乎？故去之，而使桂枝、生姜之属速进其长，立行表散以去其微结耳。《三注》

桂枝去芍药加附子汤

即前方加附子

水七升，微火煮取三升，服一升。若一服恶寒止，停后服。

脉促、胸满，里气虽虚，犹未陷下。若微恶寒者，则阳虚已为阴所乘。辄防亡阳之渐，故于去芍药方中加附子，不止固表还阴，直欲温经助阳，盖从解表药中根底下焦，变虚为实之法也。乃知汗下所误虽异，而畏寒则同。芍药去法则同，而意则异，前恐引邪下陷，此以寒药非宜也。明乎此，可以进退诸味耳。《三注》

病发于阳，而反下之，热入因作结胸；病发于阴，而反下之，因作痞。所以成结胸者，以下之太早故也。

〔批注〕此节推言所以结胸、痞气之由。

按：结胸与痞，其发阳发阴从来未有定论。或以阴阳即指三阳三阴言，或以阴阳分作风寒言，或又以发阴洵[3]是三阴，但是阳症传入之阴，而非直中之阴也。夫以无热恶寒为阴，即是直中之阴，而阴症安有可下之理？设误下之，不死即危矣，又岂止作痞而已哉！若以风为阳、寒为阴，何以发于阳而误下者未尝无痞，发于阴而误下者亦有

---

① 桂枝：宋本《伤寒论》后有“三两，去皮”。

② 生姜：宋本《伤寒论》后有“三两，切”。

③ 洵：原作“洵”，据瑞霭堂本及抄本改。洵，诚然，确实。

结胸？况经又有伤寒中风而并言者，其不可以风寒分也明矣。至谓是阳经传入之阴，在少、厥固有大小承气法，若在经而下，亦为误下，与三阳在经无异。然细绎痞证诸条，从未有三阴下之而成者。经云：柴胡汤证具，而以他药下之，若心下满而硬痛者，为结胸也；但满而不痛者，此为痞。又云：大下后，复发汗，心下痞，恶寒者，表未解也，不可攻痞。又云：太阳病，外症未除，而数下之，遂利下不止，心下痞硬。其余因下成痞者，亦并非传入三阴之证也。然则"发于阴"者将何指乎？间尝反复思之，惟兼善以表里言者近是，惜未畅明斯旨。因推其义，盖指表为阳，里为阴也。其所谓表者，自是三阳之表；而里者，亦即三阳之里也。经曰"病发于阳"者，犹云病在表也，病在表者，当以汗解，而反下之，胃气空虚，邪热乘入，陷于胸中，故曰"热入因作结胸"。"病发于阴"者，犹云病在里也，病在里者，尚未入腑，而辄下之，里热稍除，客气上逆，凝于心下，故曰"因作痞"。所以无"热入"二字者，缘热已在里也。而复申之曰"所以成结胸者，以下之太早故也"，可见痞症亦未尝非早，但早而不太，痞之所以较轻于结胸。此一节推言结胸与痞之源，而统论之也。

〔批注〕此下八节皆言误下结胸。

太阳病，脉浮而动数①，浮则为风，数则为热，动则为痛，数则为虚。头痛发热，微盗汗出，而反恶寒者，表未解也。医反下之，数动变迟，隔内拒痛，胃中空虚，客气动膈，短气躁烦，心中懊侬，阳气内陷，心下因硬，则为结胸，大陷胸汤主之。若不结胸，但头汗出，余处②无汗，剂颈而还，小便不利，身必发黄也。

下之太早，乃成结胸，请得历言其故：病在太阳，其脉自

① 动数：原作"数动"，据下文及宋本《伤寒论》与成注本《伤寒论》乙正。

② 处：原脱，据宋本《伤寒论》与成注本《伤寒论》补。

浮，乃兼动数之脉，主热，主痛，更主虚。虚则邪持日久，而头痛、发热、汗出、恶寒如故，是表终未解也。医不知其邪，持太阳未传他经，反误下之，于是动数之脉变之为迟，而在表之症变结胸矣。盖动数为欲传之脉①，变迟则力绵势缓而不能传，且有结而难开之象，膈中之气与外入之邪两两相隔，故为拒痛。胃中水谷所生之精悍，因误下而致空虚，则不能藉之以冲开外邪，反为外邪冲动其膈，于是正气往返邪逼之界，觉短气不足以息，更烦躁有加，因之神明不安于方寸之地，无端而生懊侬，凡此皆阳邪内陷所致。阳本亲上，故据高位，而心下硬痛为结胸也，大陷胸汤主之。若不结胸，至末言变之，亦有轻者，谓邪之内陷，不结于胸，则无有定聚。但头汗出，热不能外越也。小便不利，湿不能下行也。湿停热蒸，所以黄发于身也。发黄而不言治者，以有其治，在学者当从其类而求之矣。合参方、喻

大陷胸汤

大黄六两，去皮　芒硝一斤②　甘遂一钱③

水六升，先煮大黄，取二升，去滓，内芒硝，煮一二沸，内甘遂末，服④一升。得快利，止后服。

下早热入，阳结于高位，必陷下以平之，因用大黄苦寒，去热开结也；佐以芒硝之咸，软其坚硬也；甘遂之甘，直达饮所也。使内陷之邪二阴俱去，自不致留滞耳。《三注》

---

① 脉：此前瑞霭堂本及抄本有一“候”字，句读在二字之间。

② 斤：宋本《伤寒论》与成注本《伤寒论》作“升”。

③ 一钱：宋本《伤寒论》作“一钱匕”。

④ 服：原脱，据瑞霭堂本补。宋本《伤寒论》与成注本《伤寒论》作“温服”。

在表而攻里，动数之脉因之变迟，可谓虚矣。且曰胃中空虚，又曰短气躁烦，虚之甚矣。借曰阳气内陷，心下因硬，而可迅攻之乎？况已下者，不可再下，岂大陷胸之力缓于承气乎？惟大实者乃为合法外，此不可轻投。集朱丹溪

此证用理中汤、丸，皆获屡效。然欲破上焦之结，而软其坚，无如王海藏①加黄芩、栝蒌为佳。集崔行功②

结胸者，项亦强，如柔痉③状，下之则和，宜大陷胸丸。

结胸而颈项亦强，证愈笃矣。盖胸间邪结紧实，项势常昂，有似柔痉之状。然痉病身手俱张，此但项强，原非痉也，借此以验胸中十分紧逼耳。但陷胸汤入口，溜下胸膈，不能开破坚垒，乃变汤为丸，连渣服，加白蜜留恋胸膈之间，而破上焦之结，庶几邪去而无余焉耳。合参喻、沈

大陷胸丸

大黄　芒硝④　杏仁去皮、尖，各半斤⑤　葶苈半斤⑥

上四味，捣筛二味，内杏、硝，合研为丸，一枚，别捣甘遂末一钱匕，白蜜二合，水二升，煮一升，服之。一宿乃下，不下更服，取下为效，禁如药法。

观方中大黄、芒硝、甘遂，可谓峻矣，乃再加葶苈、杏仁，以射肺邪，而上行其急，煮时又倍加白蜜，以留恋而润导之，

---

① 王海藏：即王好古，字进之，号海藏，元代医学家，著有《阴证略例》《医垒元戎》《此事难知》等书。

② 集崔行功：此说有误。崔氏为唐代医家，王海藏为元代医家，不可能引其说。该说据黄元御《伤寒悬解》称引自“程氏”，可能出自程郊倩。

③ 痉：宋本《伤寒论》作“痓”。

④ 芒硝：后原衍“甘遂”，据宋本《伤寒论》与成注本《伤寒论》删。

⑤ 各半斤：宋本《伤寒论》与成注本《伤寒论》芒硝、杏仁剂量作“半升”。

⑥ 斤：宋本《伤寒论》与成注本《伤寒论》作“升”。

而下行其缓，皆为散结之品，而葶苈尤专主胸中耳。必识此意，始得用法之妙。《括要》

结胸证具，脉浮大者，不可下。下之则死。

用药如用兵，知可而进，知难而退，此理势之必然也。夫寸浮关沉，乃结胸可下之脉。今脉浮大，浮为在表，大则为虚，虚浮相搏，则表未全尽，里未全实，下之是重虚其虚，令其结而又结也，所以主死。其死也，误不在证而在脉。长沙言此为箴戒①，使毋踵②其弊也。集张兼善

结胸证具，烦躁者亦死。

"亦"字承上，见结胸症全具，更加烦躁，即不下，亦主死。烦躁主死者何？盖邪结于胸，虽藉药力以开之，而所以载药力上行者，胃气也。胃气充溢于津之内，汗之津液一伤，下之津液再伤。至邪热搏③饮，结于当膺，而津液又急奔以应上征，有不尽不已之势。烦躁者，津液已竭，胃气空虚，孤阳独露而无所依附之征也。此陷胸诸法当见几④于早，兢兢⑤以涤饮为先务，饮涤则津液自安，如寇退而百姓复为良民也。噫！微矣！集喻嘉言

太阳病二三日，不得卧，但欲起，心下必结，脉微弱者，此本有寒分也。反下之，若利止，必作结胸。未止者，四日复下之，此作协热利也。

脉症之间，不特不宜误在太阳，既下之后，而正不宜误在

① 箴戒：规劝儆戒。
② 踵（zhǒng 肿）：承继，沿袭。
③ 搏：瑞霭堂本作"抟"。
④ 见几：从事物细微的变化中预见其先兆。
⑤ 兢兢：小心谨慎貌。

太阳。未下之先，缘人之身有病气、有本气，治病辄[①]当顾虑及本。如太阳病二三日，邪尚在表之时，而其人不能卧，但欲起，表症不应有此，所以知其心下必有邪聚结而不散，故气壅盛而不能卧也。但心下痞满属里者，脉必沉实。今脉则微弱，此其人平素本有寒饮积于心胸之间，一见外邪，本症随作，与阳邪陷里而结者不同。医不知从脉微弱上起见，反从心下结上认症，而以攻法下之，表邪乘虚入里，与本分之寒相搏。利止者，邪不下行，必结而益上，乃作寒实结胸。利不止者，里寒挟表热，而下利不止，故于四日复下之，俾阳邪不复上结，亦因势利导之法。但热邪从表解易，从里解难。协热下利，热不尽则利漫无止期，亦危道也。集程郊倩

寒实结胸，无热症者，与三物小陷胸汤。白散亦可服。

此承上素有寒饮者而言。结胸本以误下而成，曰寒实者，知其人胃气素虚，寒痰胶塞，则在外之邪虽入，亦不能转为热症矣。小陷胸汤为涤饮之药，然黄连之苦不宜，故转而为白散耳。集周禹载

小陷胸汤 方见《中篇》

白散

桔梗三分 贝母三分 巴豆一分，去皮，炒黑，研如上法

二味为末，内巴豆，更杵，白饮和服，强人一钱[②]，弱者减之。病在膈上必吐，在膈下必利。不利，进热粥一杯；利过不止，进冷粥一杯。

寒饮内聚，又被水寒，两寒抟结于胸中。梗、贝消饮开膈，

① 辄：原作“辙”，据文义改。

② 一钱：宋本《伤寒论》作“半钱匕”，成注本《伤寒论》作“半钱”。

巴豆佐之，散寒逐水，使邪退而结消，吐利之间有全功也。《三注》

此方为寒结胸而设，惟病甚者不得已而用之。若轻者，《活人》以枳实理中丸[1]与之，应手取效。李士材

太阳病，下之，其脉促，不结胸者，此为欲解也。脉浮者，必结胸也。脉紧者，必咽痛。脉弦者，必两胁拘急。脉细数者，必头痛未止。脉沉紧者，必欲呕。脉沉滑者，协热利。脉浮滑者，必下血。

太阳病，不解肌而误下，变症多端，要皆平脉以为准。如脉促者，为阳邪上盛，反不结胸，则邪阳未陷，可从表出，故为欲解。“欲”之云者，犹俟轻表，非竟解之谓也。脉浮者，即指促脉而申之，见脉促，加之以浮，邪气弥满于阳位，故必结胸也。“浮”字贯下四句：见浮而促，必结胸；若浮而紧，必咽痛；浮而弦，必两胁拘急；浮而细数，必头痛未止。故下文即指[2]出“沉紧”来，正见前“紧”字指浮紧言也。设脉沉紧，方是阳邪入阴，但入而未深，仍欲上逆作呕也。至于滑脉，居浮沉之间，亦与紧脉同推。故沉滑则阳邪入阴，而主下利；浮滑则阳邪正在营分，扰动其血，而主下血也。夫太阳误下之脉，主病皆在阳、在表，即有沉紧、沉滑之殊，亦终不得以里、阴名之。长沙析义之精为何如也！集喻嘉言

太阳病，外证未除，而数下之，遂协热而利，利下不止，心下痞硬，表里不解者，桂枝人参汤主之。

〔批注〕误下痞气。

太阳误下，不独结胸，而亦可作痞。如太阳病外证未除，

---

① 枳实理中丸：出自《类证活人书》卷四，为理中丸（人参、白术、干姜、甘草）加枳实、茯苓组成。

② 指：原作“止”，据瑞霭堂本及抄本改。

而数下之，热乘虚入，变而为利，是曰协热。不止者，里虚不守也。痞硬者，邪实坚满也。以表未除，用桂枝以解之；以里适虚，用理中以和之。表里兼治，总是扶正令邪自却。缘此症无客气上逆动膈之阳邪，辄防阳欲入阴，故不但泻心汤中芩、连不可用，并桂枝汤中芍药亦不可用也。合参喻、程

桂枝人参汤

桂枝　甘草炙，各四两　人参　白术　干姜各三两

先煮四味，后内桂，更煮。日再服①。

外症未解而用桂枝，审矣！但协热而利，何以兼用理中耶？不知干姜温散，可除痞满，况以数下之误，屡经苦寒，虽所陷者热邪，而利不止，则已里虚矣。故加桂枝一味于理中汤内，而更其名，为治虚痞下利之圣法也。煎法先煮四味，后内桂枝，则和中之力饶，而解肌之力锐也。《三注》

本以下之，故心下痞，与泻心汤。痞不解，其人渴而口燥烦，小便不利者，五苓散主之。

泻心诸方，开结、荡热、益虚，可谓备矣。乃服之而痞不解，更加渴而口燥烦、小便不利者，则知下后胃虚，以致水饮内蓄，津液不行，痞无去路，非热结也。五苓散主之，使浊阴出下窍，而清阳走上焦者，自无阻留矣。况五苓宣通气化，兼行表里之邪，心邪不必从心泻，而从小肠泻，又其治也。集程郊倩

泻心所以泻心下热与饮也，五苓所以解膀胱之邪与热也。服泻心不解，而反见渴与烦躁、小便不利，则知不独心下为痞，

① 先煮四味……日再服：宋本《伤寒论》与成注本《伤寒论》作“以水九升，先煮四味，取五升，内桂更煮，取三升，温服一升。日再、夜一服。”

兼之小便亦有热矣。长沙所以改用五苓以泄膀胱之热也，是知五苓虽非解痞之药，而热结一开，上脘为之豁然，然后知理有相因，势所必至，固未可拘执成法，以为一定之模也。集刘宏璧

太阳病，医发汗，遂发热恶寒，因复下之，心下痞，表里俱虚，阴阳气并竭，无阳则阴独，复加烧针，因胸烦，面色青黄，肤瞤者，难治。今色微黄，手足温者，易愈。

此言病多由于误治，而明可愈、不可愈之分。表以误汗言，里以误下言，阳指表，阴指里，无阳以俱虚言也，阴独谓痞也。青黄，脾受克贼①之色；微黄，土见回生之色。手足温，阳气回于四末也。言既经反复之误，又见克贼之色，肌肤瞤动而不宁，则脾家之真阴败而难治。今则土见回生之色，四末得温，胃家之真阳复，故为易愈也。然则均误也，如彼变则难，如此变则易，是故君子慎其初。

此为痞中危证。前症误下，阳邪内陷；此症不独误下，先已误汗，故一经发汗，遂发热恶寒。则知未汗前或未必甚热，即热亦未必恶寒，明是汗多亡阳矣。既亡阳而复下之，则又因下而亡阴矣，故曰表里俱虚，犹恐未明，复曰阴阳气俱绝②，岂不昭然可见。然又云无阳则阴独者，所以申明恶寒一语也。正见阴独无阳，则治痞寒下之药必不可用，而可用者，庶几附子泻心汤乎？若使复加烧针，不但心下为痞，因增胸中之烦，其阴阳错杂，有难拟议。观其外见之候，面杂青色，阳气外脱者，自为危笃；使其色微黄，则脾气尚存，手足温，则阳气犹在，是以尚易为力也。此上皆误下之坏病也。集周禹载

---

① 克贼：损害。贼，破坏，伤害。

② 绝：抄本作“竭”。

太阳中风，下利呕逆，表解者乃可攻之。其人漐漐汗出，发作有时，头痛，心下痞硬满，引胁下痛，干呕短气，汗出不恶寒者，此表解里未和也，十枣汤主之。

〔批注〕此一节又不因误下，而寒饮素积成痞者。

痞有误下之痞，有素有之痞。误下之痞，阳邪陷入而结；素有之痞，寒饮积内而成。如太阳中风，呕利痞满，与结胸颇同。但结胸者，邪结于胸，其位高；此在心下及胁，其位卑。然必表解乃可攻之，亦与结胸之戒不殊也。其人漐漐汗出，发作有时，而非昼夜俱笃，即此便是表解之征。虽有头痛及短气诸症，不得以表名之，故复申其义。见汗出不恶寒，便可从不恶寒上认证，纵有头痛，亦属外邪挟饮上攻，非关表也。攻药取十枣汤者，正与结胸之陷胸汤相仿。但伤寒种种下法，多为胃实而设，胃实者，邪热燥烁津液，肠胃俱结，不得不用苦寒以荡涤之。今证在胸胁而不在胃，则胃中津液未经热耗，而荡涤肠胃苦寒之药无所取矣，故取蠲饮逐水于胸胁之间，以为下法也。集喻嘉言

干呕胁痛，小柴胡、十枣汤皆有之，一和解，一攻伐，何也？盖小柴胡证邪在半表里，外有寒热往来，内有干呕诸症，所以不可攻下，宜和解，散表里之邪。夫十枣汤证外无寒热，其人漐漐汗出，此表已解也，但头痛、心痞、胁痛、干呕、短气者，邪热内蓄而有伏饮，是里未和也，与十枣汤，以下热逐饮。总之，二证当从表证以决之：有表症而干呕、胁痛者，乃柴胡汤症也；无表症而干呕、胁痛者，十枣汤症也。上文所言头痛者，饮家多有此症。今后学见其头痛，以为表不解而不敢用，所以述此，以示辨也。此又不由误下而痞者，因类以并及之。集张兼善

十枣汤

芫[1]花醋熬　甘遂面煨　大戟水浸，各等分　大枣十枚

各捣为散，水升半，先煮枣，取八合，去渣，内药末。强人服一钱匕，羸者服半钱匕。平旦温服。若下少，病不除者，明日更服，加半钱。得快利后，糜粥自养。

心下痞硬满，胁下痛，水饮迫处上中二焦。卫气不固，正气阻逆，故呕、汗、短气、不恶寒所由来也。于是以芫花消胃中痰水者为主，甘遂、大戟主五水、十二水者为臣，大枣之佐使十二经者为佐。既和药性，复补中气，使所积之饮席卷而下，岂虑有胶滞之患耶?《三注》

里未和者，痰与燥气壅于中焦，故头痛、短气、干呕、汗出，是痰隔也，非十枣不治。但此汤不宜轻用，恐误人于倏忽也。集杜壬

太阳病，下之而不愈，因复发汗，以此表里俱虚，其人因致冒，冒家汗出自愈。所以然者，汗出表和故也。得里未和，然后下之。

〔批注〕误下复汗因致冒。

不解肌而误下之，下之而不愈，因复发汗，以此里因妄下而虚，表因妄汗而虚，其人重伤津液，则神识不清而致冒。冒者，似有物萌[2]蔽其外也。其所以必须得汗者，俾外邪先从外彻，然后辨其二便利否，再一分解其邪则可矣。然而表里俱虚之证，其两解之法宜轻而且活，所以说“汗出自愈”，未尝指定服药也；又说“得里未和，然后下之”，但示其意，并未出方。

---

① 芫：原作“莞”，据宋本《伤寒论》与成注本《伤寒论》及文义改。
② 萌：用同“蒙”。

后人孰察《内经》“虚者责之[①]”之意乎？合参喻、程

按：冒者，清阳之气不能上彻于头目也。汗者，阳气之所酿。汗出，知阳气复还于表，故愈。

大[②]下之后，复发汗，小便不利者，亡[③]津液故也。勿治之，得小便利，必自愈。

〔批注〕误下复汗亡津液。

大下之后，复发汗，津液之存于膀胱者有几？此而小便不利，非热结者比，以重亡津液故也。夫膀胱为津液之腑，腑已告匮，只宜添入，岂容减出？虽具五苓散症，亦宜以不治治之。惟充其津液，得小便利，必自愈。此上又下后复汗之坏病也。集程郊倩

太阳中风，以火劫发汗，邪气被火热，血气流溢，失其常度，两阳相熏灼，其身发黄。阳盛则欲衄，阴虚则小便难，阴阳俱虚竭，身体则枯燥，但头汗出，剂颈而还，腹满而喘，口干咽[④]烂，或不大便，久则谵语，甚者至哕，手足躁扰，捻衣摸床。小便利者，其人可治。

〔批注〕此言不解肌而误火劫、针灸致变者。火劫发汗辨阴未尽亡。

至若火劫之误，其变更有甚焉者，风阳也。火亦阳也，风邪更被火热助之，则血气沸腾，所以失其常度，蒸身为黄。然阳邪盛于阳位，尚可或从衄解，或从汗解。至于阳邪深入阴分，势必劫尽津液，所以剂颈以下不得汗，口干咽燥[⑤]，肺焦喘促，

---

① 虚者责之：语见《素问·至真要大论》。

② 大：原作“太”，据宋本《伤寒论》与成注本《伤寒论》改。

③ 亡：原作“忘”，据宋本《伤寒论》与成注本《伤寒论》改。

④ 咽：原作“烟”，据瑞霭堂本及抄本改。

⑤ 燥：原作“躁”，据瑞霭堂本改。《尚论篇》卷一《太阳经上篇》作“烂”。

身体枯燥，小便难，大便秘，手足扰动，谵妄哕逆，乃火邪内炽、真阴立尽之象，非药力所能胜。必其人小便自利，阴未尽伤，始得以行驱阳救阴之法也。集喻嘉言

长沙以小便利否辨真阴亡与未尽亡最细。盖水出高源，小便利则津液未全枯，肺气不逆也；肾以膀胱为腑，小便利则膀胱之气化行，肾水不竭也。急行驱阳救阴之法，则庶几其可乎？集程绳玉

太阳病二日，反躁，反[①]熨其背而大汗出，大热入胃，胃中水竭，躁烦，必发谵语。十余日，振栗[②]，自下利者，此为欲解也。故其汗从腰以下不得汗，欲小便不得，反呕，欲失溲，足下恶风，大便硬，小便当数而反不数。及多[③]大便已，头卓然而痛，其人足心必热，谷气下流故也。

〔批注〕火熨[④]躁烦，辨邪所由解。

此节分五段看："太阳病"句，是言病证；"反熨其背"至"谵语"，是误治后变证；"十余日"三句，是推原日久病势所必至；"故其汗"至"反不数"，是推原欲解不解，余邪未散，正气未复光景；"及多"至末，是料定正气稍复，欲愈病轻之状。然此必强壮之人始能经此种种危候。文中不言脉理，意可想悟，倘遇素虚尺迟者，安能保其生乎？集刘宏璧

按：太阳病二日，邪方在表，不当发躁，而反躁者，阳邪重极可

---

① 反：宋本《伤寒论》与成注本《伤寒论》均作"凡"。但从下文看，"反"字义长。

② 栗：原作"慄"，据宋本《伤寒论》与成注本《伤寒论》及文义改。

③ 及多：宋本《伤寒论》与成注本《伤寒论》作"及不多"，且断句在"及不多"三字后。但据作者之义，当作"及多"，且断句在"及多"之前，义长。

④ 熨：原作"尉"，据宋本《伤寒论》与成注本《伤寒论》改。

知也。医者不知表散，反熨其背以取汗，助阳夺阴，逼液外亡，遂大汗出。汗既外越，火复内攻，劫尽津液，所以烦躁而谵语。使尔时急以苦寒下之，救其津液，岂不涣然而解。乃迁延至十余日，火势渐衰，正气欲复，忽振栗者，邪正争而欲汗出也。自下利者，邪不能容，而欲从大肠下奔也。其候本为欲解，然而不能解者，以火势炎上，汗至身半而止，而腰以下不得也。欲小便者，邪欲从下走也。反呕者，邪欲从上越也；"欲失溲"三字，形容小便不得之状。足下恶风者，阳邪浮于上也。大便硬者，津液竭于下也。小便当数而反不数者，言邪衰，渐有津回之理，而津耗难有遽复之势，所以欲解而仍不能解也。迨至小便多，则津回肠润，而久积之大便必尽出矣。夫然后身半以下之阴气得升而头反痛，身半以上之阳气得降而足心必热，以谷气下流，无复阻遏故也。火邪为害如此，可不知所戒乎！

合二症观之，上言病源在血气流溢，失其常度，邪尚在经，故当以利小便治之；此言病源在火热入胃，胃中水竭，邪已入腑，故当以通大便去之。从来未经指出，必欲待小便自利、大便自多，岂有火邪炽盛之时，而能小便自利、大便自多也哉？此郊倩又一说也，存参。

太阳病，以火熏之，不得汗，其人必躁，到经不解，必清血，名为火邪。

〔批注〕误火熏，必清血。

时俗用烧坑铺陈，洒水取气，卧病人熏之，徒躁扰而反不得解。清血，便血也。汗为血之液，血得热则行，火性大热，既不得汗，则血必横溢也。集方中行

申之曰火邪，示人治火邪而不治其血也。喻嘉言

微数之脉，慎不可灸。因火为邪，则为烦逆，追虚逐实，血散脉中，火气虽微，内攻有力，焦骨伤筋，血难复也。

〔批注〕脉数不可灸①。

微而数，阴虚血热之征也。此而灸之，则虚者益虚，热者益热，不至伤残不止矣。凡病皆然，不独伤寒宜戒也，针灸家亦识此义否？集喻嘉言

烧针令其汗，针处被寒，核起而赤者，必发奔豚。气从少②腹上冲心者，灸其核上各一壮，与桂枝加桂汤，更加桂③。

〔批注〕误烧针发奔豚。

针性冷，先烧使之温，而后用也。被寒，言寒从针处而袭入也。核起，谓针处红肿如核也。盖其人素有肾积者，因针寒入，其积遂发，则气自少腹上逆而冲心，状若奔豚也。灸其核，所以散其寒也。与桂枝汤者，解其欲自解之肌也。加桂者，桂走阴而能伐肾邪，然所加者桂，非枝也。此以上，皆误针灸之坏病也。集方中行

桂枝加桂汤

桂枝五两④　芍药　生姜各三两　甘草炙　肉桂各二两　大枣十二枚

水七升，煮取三升，去渣，服一升。

即其人素有肾邪，而针处受寒，与肾何与？而发奔豚，盖太阳与少阴表里也。桂发肾邪，能散寒降逆，故于桂枝汤加桂，更加则表里俱服耳。《三注》

病在阳，应以汗解之，反以冷水潠⑤之，若灌之，其热被

---

① 灸：原作“炙”，据宋本《伤寒论》与成注本《伤寒论》及文义改。

② 少：原作“小”，据宋本《伤寒论》与成注本《伤寒论》改。

③ 更加桂：此后宋本《伤寒论》与成注本《伤寒论》有“二两”二字。

④ 五两：原作“三两”，据宋本《伤寒论》与成注本《伤寒论》改。

⑤ 潠：原作“噀”，据宋本《伤寒论》与成注本《伤寒论》改。

劫不得去，弥更益烦，肉上粟起，意欲饮水，反不渴者，服文蛤散。若不差者，与五苓散。

〔批注〕此言不解肌而误水劫致变者。

病在阳，邪在表也。法当汗出而解，反以冷水潠灌，热被水激，外不得出，则反攻其里，弥更益烦，肉上粟起，是寒水之气客于皮肤间也。意欲饮水者，里有热也。反不渴者，寒在表也。与文蛤散，以散表中寒水之气。若不差者，是水热相搏，欲传于里，则当与五苓散，表里两解之也。此又误以水劫而成坏病者。集成无已

文蛤散

文蛤五两

一味为散，以沸汤五合，和一方寸匕[1]服。

身热当以汗解，反以冷水潠灌，复逼使之内入，则增烦、粟起，热邪传里也。故与文蛤之咸寒走肾，以润阴泻阳，直趋少阴，专任之而有全功耳。《三注》

太阳病，过经十余日，心下温温欲吐，而胸中痛，大便反溏，腹微满，郁郁微烦。先其时极吐下者，与调胃承气汤。若不尔者，不可与。但欲呕，胸中痛，微溏者，此非柴胡证，以呕故知极吐下也。

〔批注〕又言太阳病过经不解者，知皆极吐下之误。

此段始终止是一意，反复明[2]呕为吐下所致之呕也。过经十余日，医极吐下之矣。温温欲吐，而胸中痛，郁郁微烦，此胃气受伤之候也。大便反溏，腹微满，此邪乘虚入之候也。将错就错，故用调胃承气，以和中去邪。若非吐下所伤，则呕吐

---

① 方寸匕：成注本《伤寒论》作“钱匕”。

② 明：此后瑞霭堂本有“其”字。

痛满尚在太阳高位，调胃承气不可与，即柴胡亦不可用，谓徒治阳明、少阳无益也。集刘宏璧

太阳病未解，脉阴阳俱停，必先振栗汗出而解。但阳脉微者，先汗出而解；但阴脉微者，下之而解。若欲下之，宜调胃承气汤。

〔批注〕此二节通结上篇之义，亦以起下文之端也。

此总大义而申言之。凡病日久，外邪不解者，不过是入阴、入阳两途。停者，停匀也。阴阳，犹言浮取、沉取也。若阴阳俱停，则两无偏胜，此即自和欲愈之兆也。而犹必先振栗者，盖邪气虽衰，正气大弱，非振栗则不能汗出也。然其不能为振汗，而邪无出机者，则辨脉用治要与初病不同。盖初病邪气胜则实，久病正气夺则虚，所以最虚之处即是邪乘之处。故但阳脉微者，邪乘其阳也。经曰：阳虚阴盛，汗出而解①。但阴脉微者，邪乘其阴也。经曰：阳盛阴虚，下之而愈②。邪去则正自复，不补虚而自补耳。而复申之曰："若欲下之，宜调胃承气汤。"意甚轻活，惟取其微和胃气而已，其无事于大汗、大下俱在言外矣。集喻嘉言

凡病若发汗，若吐，若下，若亡血、亡津液，阴阳自和者，必自愈。

无论中风、伤寒，凡病若发汗，若吐，若下，若亡血、亡津液者，阴阳之气一和，则必自愈。不可喜功而生事也。此一节通结上文之意。集张路玉

---

① 阳虚阴盛，汗出而解：语本《伤寒论·伤寒例》及《难经·五十八难》。

② 阳盛阴虚，下之而愈：语本《伤寒论·伤寒例》及《难经·五十八难》。

太阳经中

太阳一经，而必分营与卫为二者，非分营卫也，分风寒也。寒何以伤营？营，阴也，寒亦阴，从其类也。夫风伤卫证，用桂枝汤解肌，但治其卫，而不欲大汗以扰其营，每常失之不及，不及则邪不尽去，而势必入里，故两解表里之法居多。寒伤营症，用麻黄汤发汗，乃亟驱其邪尽从表出，又多失之太过，太过则未免伤正，而虚候易生，故两解表里之法差少。设或邪有未尽者，亦不敢再汗，惟和其营卫，以俟津回自汗而解。总之，太阳根于少阴。太阳病脉紧者，必无汗。虽太阳卫外以为固，亦赖少阴能藏精而为守。表实而里亦实者，然后可用麻黄汤而无患。若阴阳脉俱紧，而反汗出者，是阳不固而阴不守也，能无亡阳之虑乎？而麻黄汤可轻试乎？所以圣人重严伤寒之辨。辨既晰，则发汗者弗疑，而不应发汗者亦弗疑矣。

太阳统摄之营卫，乃风寒初入之分途，故有太阳统见之脉证，即有风寒分见之脉证。中风之脉证既详于上篇，而伤寒之脉症即特著于中篇之首。伤寒之脉证既辨，即当辨伤寒传经、不传经之脉证，脉之静与急数二节，阳明、少阳证之见、不见是也三节。夫紧为伤寒之定脉，无汗为伤寒之定证，又重举脉证而申明之，遂出麻黄汤为伤寒发汗之定法也四节至六节。麻黄既为伤寒之定法，而又更用桂枝汤者，因汗解后而复烦，营虚不能再任麻黄汤故也七节。然则伤寒法惟汗解矣，不知伤寒之脉症亦有不可汗者，如脉沉、迟、微，以及心悸诸宿疾之类，皆不可以不辨也八节至十七节。若辨之不明，设当发汗而不汗，则热壅于上，为衄血，邪犯其标十八节至廿一节；热结于下，为畜血，邪犯其本廿二节至廿五节。即或汗之不如法与汗之或过者，亦可致变，如冒心、耳聋、恶寒、恶热、发喘、发黄皆是也廿六节至三十五节。夫发汗后之所生病者犹且如此，而况误治乎？故伤寒坏病亦如中风，若误下三六节至五二节，若误吐五十三节，若复误汗五十四节至五十七节，若误温针火劫，证变不一，必审其所犯何逆，临机应变，而随宜治之，则庶乎其可矣五十八节至六十一节！苟治不得宜，而过经不解，复迁延不治，日久脉结代者，皆危候也。学者可不慎乎末二节！

太阳病，或已发热，或未发热，必恶寒，体痛，呕逆，脉阴阳俱紧者，名曰伤寒。

〔批注〕首言太阳伤寒之脉症。后凡有“太阳”字、“伤寒”字，俱括此脉症在内。

寒为阴，阴不热，以其客于阳经，郁而与阳争，蒸而为发热也。已发热者，时至而蒸也；未发热者，初受之时，郁而未争也。恶寒曰“必”者，言发热早晚不一，而恶寒则必定见也。体痛者，寒主坚凝而伤营，营实而强，则血涩；卫虚而弱，则气滞，故痛也。呕逆，胃口畏寒而里气不利也。阴谓关后，阳谓关前。俱紧者，三关通度而疾急，寒性坚劲而然也。脉与证与中风迥乎不同，然后乃得正其名曰此，其病在太阳，才是伤寒之病，而非中风所能混耳。集方中行

伤寒一日，太阳受之，脉若静者，为不传；颇欲吐，若躁烦，脉数急者，为传也。

〔批注〕辨脉之传、不传。

中风脉缓，伤寒脉紧，然未有不兼浮者。若脉浮缓者一于缓，浮紧者一于紧，总无躁动之脉相乘，此之谓静。静则不传。颇欲吐，经逆则气逆，待吐而不吐，盖呕逆未全止也。如外邪内搏，身躁不宁，脉数而疾，寒邪变热，为必欲传也。传则无

有定衡矣。合参方、喻

伤寒二三日，阳明、少阳症不见者，为不传也。

〔批注〕辨症之传、不传。

不传有二：一则不传而自愈，一则不传而犹或未解，始终一经者有之，要皆以脉症所见为准。若止拘日以论经，则去道远矣。集方中行

太阳病，头痛，发热，身疼，腰痛，骨节疼痛，恶风，无汗而喘者，麻黄汤主之。

〔批注〕此节以症言，下二节以脉言，总以麻黄汤为主治。

无汗对上篇有汗而言，以见彼此相反，所以为风寒之辨别。血为营，营强则腠理闭密，虽热，汗不出也。卫主气，卫弱则气泛，呼吸不利而声息不遂也。主之以麻黄汤，乃亟驱其邪尽从表出，可见发汗与解肌迥乎角立也。集周禹载

麻黄汤

麻黄去节　桂枝各三两①　甘草一两，炙　杏仁七十个，去皮、尖

四味，水九升，先煮麻黄，减二升，去上沫，内诸药，煮取二升②。温服八合。覆取微似汗，不须啜粥。余如桂枝法将息。

津液为汗，汗即血也，在营则为血，在卫则为汗。寒伤营，营血不能外通于卫，卫气闭固，故无汗、发热而增③寒；风伤卫，卫气不能内护于营，营气不固，故有汗、发热而恶风。是麻黄汤虽太阳发汗重剂，实为发散肺经火郁之药；桂枝汤虽太

---

① 各三两：宋本《伤寒论》与成注本《伤寒论》桂枝作“二两”。

② 二升：宋本《伤寒论》与成注本《伤寒论》作“二升半”。

③ 增：通“憎”。厌恶。《墨子·非命下》：“我闻有夏人矫天命，于下帝式是增，用爽厥师。”孙诒让《墨子间诂》引江声云：“增当读为憎。”

阳解肌轻剂，实为理脾救肺之药也。《括要》

麻黄者，突阵擒敌之大将也；桂枝者，运筹帷幄之参军也。故委之以麻黄，必胜之算也；监之以桂枝，节制之妙也。甘草和中而除热，杏仁下气而定喘。惟麻黄有专功之能，故不须啜粥之助。《三注》

脉浮者，病在表，可发汗，宜麻黄汤。

伤寒之脉，阴阳俱紧。其脉但浮而不兼紧，似不在发汗之例，不知寒既伤营，舍麻黄汤定法，别非他药可代。故长沙重申其义，谓脉紧者固当用麻黄汤，即脉浮不紧者，乘其邪方在表，亦当用麻黄汤托出其邪，使不得内入也。集喻嘉言

但见恶寒，即为在表。王肯堂

脉浮而数者，可发汗，宜麻黄汤。

不但脉浮，即浮数而不紧者，乘其势正欲传，亦当用麻黄汤，击其半渡①，而驱之使出也。集喻嘉言

但浮不紧，何以知其寒耶？以无汗，故可发也。脉数，何以知其未入里耶？以其浮，故可汗也。集刘宏璧

伤寒发汗解，半日许复烦，脉浮数者，可更发汗，宜桂枝汤。

〔批注〕伤寒发汗解后复烦，有改用桂枝汤一法。

按：发汗者，已服麻黄汤得汗也。病解半日许而复烦，数如故者，邪未尽也，否则汗后表虚而风邪袭入也。更，改也，言可改前法，不用麻黄而用桂枝。非不当用也，以一汗再汗，营虚不能复任麻黄也。

桂枝、麻黄，虽风寒对待之方，而桂枝主实表，表实则卫

---

① 击其半渡：古代兵法的一种战术。《吴子·料敌》有“涉水半渡可击”之说。此指当外邪有传变透发趋势时，及时用麻黄汤辛温发汗，祛邪外出。

阳固，而营阴亦和；麻黄主发表，表虚则营阴泄，而卫阳亦疏。所以主桂枝之意，惟恐失之不及；主麻黄之意，惟恐失之太过。裒[①]益之间，务令固护多于宣泄，此长沙之大旨也。集程郊倩

〔批注〕伤寒法当汗解，而亦有脉与症不可发者，不可不辨。

病发热头痛，脉反沉，若不差，身体疼痛，当救其里，宜四逆汤。

〔批注〕脉沉不可汗。

麻黄之治伤寒，诚为主方矣。然往往有脉不可汗与证不可汗者，又不可不辨。如发热、头痛，太阳表证也；而脉反沉，阴经里脉也。阳病见阴脉，由其人里气虚寒，邪虽外侵，正难内御，切不可妄从表治，当静以俟其自差。若不差，而更加身体疼痛，知寒从内转，此时不温其里，日久必成厥逆亡阳之变，温之无及矣。故舍证从脉，用四逆汤以救里。不当因发热头痛而犹迟疑瞻顾也。集程郊倩

此症与少阴发热、脉沉相同。然少阴表邪浮浅，发热反为轻；太阳正气衰微，脉沉反为重。可见熟附配麻黄，发中有补；生附配干姜，补中有发。四逆汤所以较重于麻黄附子细辛也。集赵嗣真

此凭脉不凭症之大旨。或以为若不差，必曾服汗药矣。脉沉本虚，设复汗之，发热变为身疼，若不用四逆，则身痛必如被杖，阴躁必致，厥逆势所必致。其曰“当救”云者，可想而知也。集周禹载

脉浮紧者，法当身疼痛，宜以汗解之。假令尺中迟者，不可发汗。何以知之？以营气不足，血少故也。

---

① 裒（póu 抔）：减少。

〔批注〕脉迟不可汗。

不唯此也。如脉紧身痛，乃伤寒正病，亟当发汗以驱其邪。然欲攻邪者，必先顾其正。设尺中一迟，便知寒邪自盛，营血自虚。汗为血之液，而营主之。麻黄之发汗，只因营血壅闭，从其有余者夺之。今营气不足而血少，尚可再夺之伤其液乎？所谓当汗而不可汗者，此其一也。合参喻、程

尺中脉迟，不可用麻黄发汗，当频与小建中汤和之，和之邪解，不须复汗。设不解，不妨多与。俟尺中有力，乃与麻黄汗之可也。集李东垣

脉浮数者，法当汗出而愈。若下之，而身重心悸者，不可发汗，当自汗出乃解。所以然者，尺中脉微，此里虚，须表里实，津液自和，便自汗出乃愈。

〔批注〕脉微不可汗。

不唯此也。又如脉浮数者，亦当汗解。若下之而身重心悸者，不唯损其胃气，虚其津液，而营血亏乏可知，其人尺中之脉必微。夫寸主表，尺主里。脉虽浮数，而尺中则微，是为表实里虚，麻黄之伐营为表里俱实者设，岂可再用之以虚其里乎？须用和表实里之法治之，使表里两实，则津液自和，而邪无所容，不须发汗而自汗出愈矣。所谓当汗而不可汗者，又其一也。集程郊倩

人之有尺，如树之有根。肾为血脉之源，未有肾气虚而营血反足者。长沙不拘浮紧、浮数，而必据尺脉以审谛其虚实，无非相人津液之义。毋执乎麻黄汤为伤寒定法，而遂径[1]情率意也耶。

---

① 径情：任意。

伤寒二三日，心中悸而烦者，小建中汤主之。呕家不可与建中汤，以甜故也①。

〔批注〕又言当汗不可汗，则惟有先用小建中汤一法。

按：此为当汗而不可汗者立法。言伤寒二三日，表仍在也。而阳气内虚而心悸，阴气内虚而心烦。里虚表实，攻之不可，补又不能，惟宜于桂枝汤中倍芍药以益营，入胶饴以养正，而且不减姜、桂，兼以驱邪，但使中气建立，不受外忤，则津液自和。有不自汗出而愈者乎？而于尺迟、尺微者可以悟矣！

小建中汤

桂枝　生姜切，各三两　芍药六两，酒洗　甘草二两②，炙　大枣十二枚　胶饴一升

上六味，以水七升，煮取三升，去渣，内胶饴，更上火消烊。温服一升，日三服。

小建中者，桂枝汤倍芍药而加胶饴也。悸为阳气素虚，烦为阴血不足。盖血者，心之液也，中气既虚，可复汗之乎？倍芍药，酸以收阴；加胶饴，甘以培土。使中气建立，不为振撼，则外袭之邪不攻自撤。谓君有仁人之言三而灾星退度③，自然之理也。然后知圣人之立法，邪胜者散邪为主，正虚者益正为先，但补正必兼散邪，用味轻活，必不如后人以小柴胡汤必去人参反为谨慎耳。《三注》

〔批注〕诸宿疾不可汗。

咽喉干燥者，不可发汗。

---

① 呕家不可与建中汤，以甜故也：宋本《伤寒论》与成注本《伤寒论》此句位于小建中汤方煎服法后。

② 二两：成注本《伤寒论》与《金匮玉函经》作“三两”。

③ 退度：退避。

咽中干燥，其人平日津液素亏可知，故不可发汗，以重夺其津液也。集喻嘉言

淋家，不可发汗，发汗必便血。

淋者，膀胱热蓄，气化不行。更汗，则愈扰其血，故从溺出也。集张路玉

疮家，虽身疼痛，不可发汗，发汗则痉。

身疼痛，寒伤营也，本当发汗。然疮家肌表素虚，营血暗耗，更发其汗，则外风袭虚，内血不荣，必致痉也。集喻嘉言

衄家，不可发汗。汗出必额上陷脉紧急①，目直视不能眴，不得眠。

此言久惯衄血之人戒发汗，以虚其虚也。目得血而视，汗为血液。衄血之人，清阳素虚，更发其汗，则两额之动脉必陷，乃上焦枯竭之征。诸脉皆系于目，筋脉紧急则目上瞪而不能合，目不合则不能眠也。集张洁古

亡血家，不可发汗，发汗则寒栗而振。

亡血即亡阴，阴亡则阳无所依，更汗之以夺其液，则阳从汗脱，所以不发热而寒栗，是为阴阳两竭也。集程郊倩

汗家，重发汗，必恍惚心乱，小便已阴痛②，与禹余粮丸。

心主血，心与小肠为表里也。平素多汗，复发其汗，则心藏之血伤，而精神恍惚；膀胱之水竭，而溺已阴痛。此上皆伤寒禁用麻黄汤诸症。陶节庵

伤寒脉浮紧，不发汗，因致衄者，麻黄汤主之。

〔批注〕伤寒当汗失汗，热壅于上，因致衄，邪在标也。

---

① 紧急：宋本《伤寒论》与成注本《伤寒论》作“急紧”。
② 痛：宋本《伤寒论》与成注本《伤寒论》作“疼”。

按：麻黄汤为伤寒之主治，而又所禁多端，将令后人何所措手乎？不知太阳伤寒，脉既浮紧，自当汗解。设当汗不汗，则邪无出路，势必热壅于经，迫血外溢，是衄因不汗之所致也。可知脉浮紧、无汗，便当以麻黄汤汗之，则热邪必解散，而不衄矣，非谓衄后仍用麻黄汤也。观下文"自衄者愈"可见。

太阳病，脉浮紧，无汗，发热，身疼痛，八九日不解，表症仍在，此当发其汗。服药已微除，其人发烦，目瞑，剧者必衄，衄乃解。所以然者，阳气重故也。麻黄汤主之。

按：不但不汗致衄，更有已药微除而仍衄者，何也？太阳病，发热，身痛，其脉浮紧，其外无汗，的是麻黄汤症，不可须臾稍缓。乃迁延至八九日，而表证如故者，此当用麻黄汤发其汗也。及服药已，病虽微除，而其人忽发烦、目瞑，甚至于衄者，盖以热邪并于血分，相持日久，伤经实深。经曰：阳络伤则血外溢，而为衄也①。然其所以致衄而后乃解者，只因其人之阳气重故也。

伤寒，不大便六七日，头痛有热者，与承气汤。其小便清者，知不在里，仍在表也，当须发汗。若头痛者，必衄，宜桂枝汤。

伤寒，阳气重而衄，又有阳气轻而亦衄者。如伤寒不大便，宜属里矣，而其人却头痛。欲攻里，则有头痛之表证在；欲解表，则有不大便之里证在。表里之间何从辨之？以小便辨之而已。若小便赤者，有热可知，热已入里，头痛止属热壅，若欲下之，与承气汤，大便通而头痛可止；其小便清者，无热可知，邪仍在表，不大便只属风秘，仍当发汗，宜桂枝汤，头痛止而大便亦通。但头痛在六七日上，阳邪上郁已久，势必致衄，然无身疼、目瞑，知阳气较前稍轻也。而曰与承气汤者，其意原

① 阳络伤则血外溢，而为衄也：语本《灵枢·百病始生》。

不谓当下，不过借以审有无里证耳。合参程、张

太阳病，脉浮紧，发热，身无汗，自衄者愈。

按：上二节是倒装文法。前节“麻黄汤主之”，即在“当发其汗”句下；次节“宜桂枝汤”，在“若头痛”句上。皆当汗而失汗，以致八九日、六七日表仍不解也，故重则与麻黄汤，轻则与桂枝汤。若既已衄矣，阳邪遂解矣，夺血安得复有汗乎？又安能复任麻黄、桂枝汤乎？长沙恐人于既衄之后轻用表药，以伤其阴，故特申之曰“自衄者愈”，叮咛告戒，示人不可造次之意也。

太阳病不解，热结膀胱，其人如狂，血自下，下者愈。其外不解者，尚未可攻，当先解其外。外解已，但少腹急结者，乃可攻之，宜桃仁①承气汤。

〔批注〕伤寒当汗失汗，热结于下而成畜血者，邪犯本也。

伤寒当汗不汗，热壅于上，有衄血症。设热结于下，又有畜血一证，亦名之曰犯本。而乃主用桃仁承气，何耶？不知太阳犯本之症，原有气分、血分之不同。何谓气分？膀胱主津液是也。何谓血分？膀胱为多血之经，下连血海是也。如②太阳病不解，热必随经入里，搏于下而不化，是为热结膀胱。其人不能宁静，必如狂。如狂而小便不利者，是气分受邪，水得热沸而上侮心火使然；如狂而小便自利者，是血分受邪，津液被耗而心火莫制使然。倘血已自下，则热随血出而愈。夫愈，因于血下。若血不下，而表未解者，则邪热未尽入里，攻之早而营伤热陷，变生莫测，所以解表攻里复有次第。必外解已，但小腹急结者，热已归并下焦，此时行逐瘀软坚之法，方不犯上中二焦气分耳。然则桃仁承气汤与五苓散同为太阳犯本之药，

---

① 仁：宋本《伤寒论》与成注本《伤寒论》作“核”。
② 如：原作“于”，据瑞霭堂本与抄本改。

而一从前利，一从后攻，固气分、血分之所由辨，亦伤卫、伤营之所由分也。集程郊倩

桃核承气汤

桃仁五十个，去皮、尖　桂枝三两①　甘草二两　大黄四两，酒浸　芒硝一两②

上四味，水煮③，去渣，内芒硝，更上火微沸。先食温服五合，日三服。当微利。

血结少腹之里，欲攻之从膀胱而出，非用芒硝之苦寒软坚者同苦寒之大黄极推行之力，则邪热必不能荡涤。知用芒硝、大黄，而无桃仁之苦甘润燥者以破其血，则血结不行，而热亦不能尽除。至此犹用桂枝者，桂枝本膀胱经药，用为血导，可以直达血所。又同甘草，佐桃仁以建去瘀生新之功。不特膀胱之邪去，并在表之邪亦无纤悉之或留也。先食，谓先服汤，而饮食则续进也。《正传》

太阳病六七日，表证仍在，脉微而沉，反不结胸，其人发狂者，以热在下焦，少腹当硬满，小便自利者，下血乃愈。所以然者，以太阳随经，瘀热在里故也，抵当汤主之。

此证较前症更重。六七日，表证仍在，曷为不先解其表耶？又曷为攻药中不兼加桂枝耶？以脉微而沉，反不结胸，知邪不在上焦而在下焦矣。若少腹硬满，小便自利，其人之发狂者，为血畜下焦无疑矣，自非大下其血不愈。所以然者，以太阳之邪在经时，当汗失汗，否则不当利小便而误利，因随经而瘀热在里故

① 三两：宋本《伤寒论》与成注本《伤寒论》作“二两”。

② 一两：宋本《伤寒论》与成注本《伤寒论》作“二两”。

③ 水煮：宋本《伤寒论》与成注本《伤寒论》作“以水七升，煮取二升半”。

也。夫畜血而至发狂，则热势攻心，桃仁承气不足以动其血，桂枝不足以散其邪，非用单刀直入之将不能斩关取胜，故名其汤为抵当。抵者，至也，乃至当不易之良法也。设非此法，则少腹所结之血既不附气而行，更有何药可破其坚垒也哉？集喻嘉言

寒伤营血，未经表散，因结下焦，则为畜血。轻者其人如狂，则以外证为先，此解表攻里不易之常法也；重者其人发狂，脉微沉，虽表证仍在，当以里症为急，此先里后表一时之变法也。长沙以“狂”字包括正多，复加“如”、“发”二字，分别甚细，一病情愦愦①，一邪势猖獗②，学者潜心体认，譬之撮米为图，则山川形险历历如画矣。集周禹载

抵当汤

水蛭三十个，猪脂熬黑。即蚂蝗也　虻虫三十个，去翅、足，猪脂熬。即牛马身上大苍蝇也　桃仁三十个③，去皮、尖　大黄三两，酒洗

上四味，为末，以水四升④，煮取三升，去渣，温服一升。不下，再服。

在里有阳明腑与膀胱腑之辨，下焦有气结与血结之分。惟血病遂使主血之心扰乱不宁，病势较重，自非桃仁足以胜任，故取水蛭、虻虫之善食血者，一以攻坚而不移，一以破血而无定。桃仁润滞，大黄荡热，惟恐其畜之不去也。然此为至峻之剂，其见于脉与证者必如是，始可用之。苟妄投此汤，杀人顷刻，可不慎哉！《三注》

太阳病，身黄，脉沉结，少腹硬，小便不利者，为无血也。

① 愦愦：纷乱。
② 獗：原作“撅”，据文义改。
③ 三十个：宋本《伤寒论》与成注本《伤寒论》作“二十个”。
④ 四升：宋本《伤寒论》与成注本《伤寒论》作“五升”。

小便自利，如狂者，血证谛也，抵当汤主之。

此乃法中之法也。以见血证为重症，抵当为重药，恐人辨认不真，不当用而误用，与夫当用而不敢用，故重申其义。言身黄、脉沉结、少腹硬三者本为下焦畜血之证，然只现此，尚与发黄相邻，必如前症之其人如狂、小便自利，则血证无疑，法惟抵当矣。盖小便不利，乃热结膀胱，无形之气病，为发黄之候也；小便自利，膀胱之气化行，然后少腹满者，允为有形之畜血也。谛，审也。言如此则血症审矣，抵当汤主之。勉人勿贰[①]、勿轻之意也。集喻嘉言

伤寒有热，少腹满，应小便不利，今反利者，为有血也。当下之，不可余药，宜抵当丸。

伤寒有热者，其人营室素有其热，则本之犯也，不必随经而始见少腹满矣。夫满因热入气分，而畜及津液者，应小便不利，今反利者，则知所畜非津液也，而血也。血当下之[②]，但有热之血较随经而入所畜者更为凝滞。随经之血，热气所过而遗也；有热之血，热气所聚而结也。故桃仁承气及抵当汤皆属余药，力不胜也，宜从抵当汤变而为丸，煮而连滓服之，使之直达血所，化而始下，旧热荡尽，新瘀乃除根耳。总数节观之，血证固宜攻矣，初则曰“外不解者，尚未可攻”，继则曰“小便不利者，为无血也”，终则曰“不可余药”，诚恐攻不如法，故三条辨症总不脱小便字，是教人详慎从其显然者是察也。集程郊倩

此上皆太阳伤寒当汗不汗而致变者。

---

① 贰：怀疑，不信任。

② 之：原作“血”，据抄本改。

抵当圆

水蛭二十个，猪脂熬黑　虻虫二十五个，去足，熬，猪脂熬　大黄三两　桃仁二十个，去皮、尖

上四味，杵，分为四丸，以水一升，煮一丸，取七合服之。晬时①当下血，若不下者，更服。

汤者，荡也；丸者，缓也。汤中水蛭、虻虫俱用三十，丸则共减去十五，药本轻矣，轻则恐其邪不服，而连滓服之，所以求功于必胜也，故曰“不可余药”，与大陷胸圆同意。

发汗后，不可更行桂枝汤。汗出而喘，无大热者，可与麻黄杏仁甘草石膏汤主之。

〔批注〕伤寒汗后不解变见诸症。汗后发喘。

上篇言中风当解肌。若发汗，若吐，若下，若温针，而不解者，名为坏病。伤寒亦然，但伤寒本当发汗，或汗不如法与汗之太过，皆能为逆。试以发汗后之证言之。此节前注家皆云：误用桂枝汤固卫，寒不得泄，气逆变喘，不可更行桂枝汤，一误不可再误也。余谓不然：此数句乃倒装文法。长沙良法，用麻黄汤发汗后，本当用桂枝汤，惟汗出而喘、无大热者，可与麻杏石甘汤，不可更行桂枝汤也。盖用麻黄汤发汗而汗出，皮毛肌肉之寒热解散，所以身无大热，而热壅于肺，喘而不止，故用麻黄通肺窍，杏仁下肺气，甘草缓肺急，石膏清肺热。倘误行桂枝，宁不肺愈热而愈壅塞乎？故曰“不可更行桂枝汤”也。集程绳玉

① 晬（zuì 最）时：周十二个时辰，即二十四小时。

麻黄杏仁甘草石膏汤①

麻黄四两，去节　杏仁五十个，去皮、尖　甘草二两，炙　石膏半斤

上四味，水七升，先煮麻黄，减二升，去上沫，内诸药，煮取二升，去渣，温服一升。

麻黄汤本有桂枝以监之，若服之而汗出而喘者，明明误在桂枝矣，安得复用耶！至杏仁喘所必用，何为反减？长沙意中盖谓桂枝辛温，能助肺热，是以作喘；杏仁虽可降气止喘，而非辛凉升散者，不足以散伏邪、清实热也。然则石膏为本汤之君也。邪既内伏，则表邪亦不易撤，故去桂枝，更加麻黄。外散内凉合为经营，复加甘草之数，又恐石膏寒伤胃气也。

发汗后，饮水多者必喘，以水灌之亦喘。

发汗后，阳气微而津液少，其人必渴、必燥。渴或饮水多，燥或以水灌，皆令作喘。肺虚不能通调水道，寒水上逆使然也。集程郊倩

发汗过多，其人叉手自②冒心，心下悸，欲得按者，桂枝甘草汤③主之。

〔批注〕汗后冒心，心悸。

不唯妄汗不可，即当汗而失其分数亦不可。盖汗为心液，汗去心虚而失所毓④则为悸。叉手自冒、欲得按者，按则定，不按则不定也。桂枝敛液宅心⑤，能固疏慢之表；甘草和中益气，能调不足之阳。主此者，欲其载还上焦，使回旋于心分耳。

---

① 汤：原脱，据宋本《伤寒论》与成注本《伤寒论》补。
② 自：原脱，据宋本《伤寒论》与成注本《伤寒论》补。
③ 汤：原脱，据宋本《伤寒论》与成注本《伤寒论》补。
④ 毓（yù 育）：养育。
⑤ 宅心：归心。

合参许、程

桂枝甘草汤

桂枝四两　甘草二两，炙

水三升，煮取一升，去渣，温服。

汗多亡阳，则胃中气怯，故叉手冒心。心悸欲得按者，虚故喜按也。止用桂枝二、甘草一，固表和中，两相绾①合，而悸可定矣。《括要》

桂枝本营分药，而其用各有不同：得麻黄、生姜，则令营气外发而为汗，从辛也；得芍药，则收敛营气而止汗，从酸也；本方得甘草，则补营气而养血，从甘也。桂枝为君，甘草为臣，用以扶心之阳，汗虽多，而不至于亡阳。甘温相得，斯气血和而悸自平，与治心中烦、心下有水气而悸者迴别矣，乃补心之峻剂也。《正传》

未持脉时，其②人叉手③自冒心。师因教试令咳，而不咳者，此必两耳聋无闻也。所以然者，以重发汗，虚故如此。

〔批注〕汗后耳聋。

叉手自冒心，特阳虚之外候也。令咳以试之，则阳虚之内候并得之于耳聋矣。所以然者，诸阳受气于胸中，而精气则上通于耳。今以重发汗而虚其阳，阳气所不到之处，精气亦不复注而通之，故耳聋无闻也。阳气既虚，自宜亟固其阳，与少阳邪胜耳聋迴别。集程郊倩

发汗后④不解，反恶寒者，虚故也，芍药甘草附子汤主之。

---

① 绾（wǎn 晚）：联结，贯通。

② 其：宋本《伤寒论》与成注本《伤寒论》作“病”。

③ 叉手：宋本《伤寒论》与成注本《伤寒论》作“手叉”。

④ 后：宋本《伤寒论》与成注本《伤寒论》作“病”。

〔批注〕汗后恶寒。

既当汗而表不解，发热仍如故，而恶寒独曰“反”，比前有加也。不因汗解，而反有加，岂表因发而更甚乎？其为阳虚无疑矣。本是伤寒，发汗不为误汗，身热当解而不解者，并知其营气素虚之人不宜径行发汗。若早用建中而后汗，岂至此哉！合参周、陈

芍药甘草附子汤

芍药　甘草炙，各三两　附子一枚，炮，去皮，切

水煮，升半[①]，分温再服。

其人素虚，应建中而用麻黄，汗多为阳虚，而阴又素弱。补阴当用芍药，回阳当用附子，势不得不芍、附兼资。然又惧一阴一阳两不相和，于是以甘草和之，庶几阴阳谐而能事毕矣。《三注》

发汗后，恶寒者，虚故也。不恶寒，但热者，实也。当和胃气，与调胃承气汤。

〔批注〕汗后恶热。

发汗后只恶寒者，为虚，虚乃表虚；发汗后只恶热者，为实，实乃里实。只恶寒者，是发其汗或汗出太过，所谓阳微则恶寒，宜芍药甘草附子汤以温之；只发热者，是表已解而里不消，所谓阴微则发热，宜调胃承气汤以和之。集戴元礼

发汗而反加热，知热为胃实，津液外出，胃中干矣，与调胃承气以和之。长沙恐人疑为外邪未尽，再一汗之，将内实者不至于谵语躁烦乎？然承气而曰“与”，似大有酌量，其不当率意攻下以虚津液可知矣。合参刘、张

---

① 水煮，升半：宋本《伤寒论》与成注本《伤寒论》作“以水五升，煮取一升五合”。

伤寒发汗已，身目为黄，所以然者，以寒湿在里不解故也。以为不可下也，于寒湿中求之。

〔批注〕汗后发黄。

此推原致黄之由，以起下三节之义。湿以发汗不对言，里以黄言。伤寒发汗已，热邪解矣，不当身目皆黄。所以然者，以其人素有湿邪在里，表寒虽经发汗，而其为阴湿所持者终在里而无从解散也。里者，在内之通称，适在肌肉之间，非深入里之谓，故以为不可下也。而于寒湿中求之者，即下文之三治法也。合参方、张

伤寒瘀热在里，身必黄，麻黄连轺[①]赤小豆汤主之。

所谓“于寒湿中求之”者，何也？盖伤寒之邪得湿而不行，所以热瘀于中而发黄，故用外解之法。设泥[②]认“里”字，岂既在里而反治其表之理哉？集喻嘉言

此亦两解表里之法也，故用外汗之药，必兼渗湿之味。伤寒发黄者，必其人脾家素有湿热，更兼寒邪未散，两热相合，遂使蒸身为黄，故必利小便以去湿热，表汗以散寒湿，不可缺一。然后知太阳发黄正兼膀胱，乃与阳明发黄属胃者不同。故前节揭云“不可下”句，便是通身手眼[③]。

麻黄连轺赤小豆汤

麻黄二两，去节　连轺二两，即连翘根　赤小豆一升　杏仁四十个，去皮、尖　甘草炙　生姜各二两　生梓白皮一升　大枣十二枚

---

① 连轺（yáo 摇）：连翘根。今多用连翘代替。

② 泥：拘泥，固执。

③ 通身手眼：佛教用语，出自《五灯会元》及《碧岩录》，指浑身是手、浑身是眼。此指经典医籍处处可融会贯通，句句皆是可遵循的典范。

以潦水①一斗，先煮麻黄，再沸，去上沫，内诸药，取三升，分三服，半日服尽。

凡素有湿之人，一感外邪，两相夹持，则在外之邪不散，而在里之热转增，不能越而为汗，因瘀为黄。表热汗以麻黄，里热涤以轺、梓，湿不去则热不可得而解也，因复以小豆之甘平渗之，加杏仁以利肺气，使表里之热分消，而极黄极赤之便行，周身之湿尽矣。《三注》

伤寒七八日，身黄如橘子色，小便不利，腹微满者，茵陈蒿汤主之。

前证以瘀热尚在表半边，故所治如此。若伤寒七八日，瘀极矣，极则寒与湿俱从热化。身黄如橘子色，视寒湿之薰黄，明与暗有异矣。且小便不利，腹微满，瘀热甚于内，而津液不得下行也。故只从里一边开结导热，利便驱湿，并以建功，茵陈蒿汤主之可也。集程郊倩

茵陈蒿汤

茵陈蒿六两　栀子十四枚，破　大黄二两

水一斗②，先煮茵陈蒿，减六升，内二味，煮取三升，分三服。

茵陈去黄疸及通身发黄，性微寒，则热为之解，走前阴则湿为之渗。且臣以栀子，苦寒能涤太阳之大热；佐以大黄，益使之疾雷不及。若谓大黄走阳明而不走膀胱，岂知君茵陈以三倍，则大黄亦惟命是听矣。外内交病，圣人固不敢缓视之也。《三注》

---

① 潦（lǎo 老）水：大雨后的积水。
② 一斗：宋本《伤寒论》作“一斗二升”。

热因湿郁而气不化，故身黄如橘子色，小便不利，腹微满。茵陈禀北方之色，经冬不凋，傲霜凌雪，偏[1]受大寒之气，故能除热邪留结。栀子之性能曲曲下行，其色黄，形色之病仍假形色之物以通之。大黄之性速入血分，能解散气郁之热蒸，同茵陈、栀子，能宣湿化热，以利小便，非下也。小便一利，则黄色自退，腹满自减，而肠胃无伤矣。《正传》

伤寒身黄、发热者，栀子蘗皮汤主之。

热已发出于外，自与内瘀不同，正当随热势清解其黄，使不留于肌表间也。盖寒湿之症难于得热，热则其势外出而不内入矣。所谓“于寒湿中求之”，不尽泥伤寒定法，此非一征欤？以上皆伤寒发汗后之变症也。集喻嘉言

风湿中有阳邪，而证则无热；寒湿中纯阴邪，而症则无寒。寒极能生热，则知热极自能生寒。世人见寒治寒，见热治热，须于此等处参求。集朱奉议

栀子蘗皮汤

山栀子十五枚，破　蘗皮一两[2]　甘草一两

水三升[3]，煮升半，分温再服。

栀子清肌表，解五种黄；蘗皮泻膀胱，疗肤间热。内外分消，有不立效者乎？故无取乎发汗、利小便也。

下后不可更行桂枝汤，若汗出而喘，无大热者，可与麻黄杏仁甘草石膏汤。

〔批注〕伤寒误下坏症。下后发喘。

---

① 偏：通“遍”。《墨子·非儒》：“远施周偏。”孙诒让《墨子闲诂》：“偏，与遍同。”

② 蘗皮一两：宋本《伤寒论》与成注本《伤寒论》作“黄蘗二两”。

③ 三升：宋本《伤寒论》与成注本《伤寒论》作“四升”。

若夫伤寒误下之坏病则何如？前易桂枝以石膏，少变麻黄之法，以治汗后而喘者，当矣！乃误下而喘，亦以桂枝为戒，而不越此方者，何耶？盖太阳中风与太阳伤寒，一从桂枝，一从麻黄，分途异治。由中风之误下而喘者，用厚朴、杏仁加入桂枝汤中观之，则伤寒之误下而喘者，用石膏加入麻黄汤中，乃天造地设两不移易之定法。长沙所以谆谆告戒者，正恐人以已得汗之伤寒认为有汗之中风，而误用桂枝，故特出汗下两条，以示同归麻黄一治之要。益见营卫分途，成法不可混施矣。集喻嘉言

伤寒六七日，结胸热实，脉沉紧，心下痛，按之石硬者，大陷胸汤主之。

〔批注〕误下结胸。

经言：所以成结胸者，以下之太早故也。此不言“下后”，而言“伤寒六七日，结胸热实”，则或不因下早，而自为结胸者也。夫下早结胸，事之常；热实结胸，事之变。或其人本虚，或曾经吐下，而里气弱，外邪因入，此乃法之关防不尽者，故长沙述其症，以注方于其下也。于此可见古人用心曲尽其妙。然所入之因不同，其证治则一理而已。集张兼善

伤寒六七日，有竟成结胸者，必其人胸有燥邪，以失汗而表热合之，遂成里实而填塞在胸也。脉沉紧，心下痛，按之如石硬者，大陷胸汤主之。此不必有邪液之聚，而亦从清阳之分一下其热，则结气自开，是其法也。要知此处之紧脉从痛得之，不作寒断。集程郊倩

此明指伤寒结胸，则知病发于阴者，非分指寒邪矣。“热实”二字形容结胸之情甚悉，故下即言“脉沉紧”以应之。盖沉为里，紧为实，热实于里，故心痛、石硬，不可于脉沉知正虚，脉紧知邪盛哉！集周禹载

小结胸症[1]，正在心下，按之则痛，脉浮滑者，小陷胸汤主之。

正在心下，不似大结胸之高而在上也；按之则痛，又比不按亦痛则较轻也；浮则浅于沉，滑则缓于紧。可见其人外邪陷入原微，但痰饮素盛，挟邪热而内结，所以脉见浮滑也。此结胸所以有大小之分也。集刘宏璧

小陷胸汤

黄连一两　半夏半升，洗　栝蒌实一枚[2]

水六升，先煮栝蒌，取三升，去渣，内诸药，煮取二升，去渣，分温三服。

大结胸者，不按亦痛；小结胸者，按之则痛，病轻于前，故曰“小”也。黄连苦寒以泄热也，半夏辛温以散结也。栝蒌苦寒而润，苦而益苦，则致热于易泄；润以益辛，则散结于无难开也。先煮栝蒌，分温三服，又皆缓治之法。集李士材

伤寒十余日，热结在里，复往来寒热者，与大柴胡汤；但结胸，无大热者，此为水结在胸胁也，但头微汗出者，大陷胸汤主之。

结胸之证，已离于表，未入乎里，邪只在胸胁间，而胸胁之分，则太阳、少阳所分主也。疑似之间，辨症不可或差。少阳热结在里，亦见胸胁硬痛之症，然复往来寒热，则半表之邪自在，阳未全陷也，可与大柴胡汤。若结胸无大热者，非热结也，缘胸分为清阳所主，邪结于此，则津液不复流布，而反凝而为水，水得热搏则成邪液，清变为浊，填实于胸胁之间，是

① 症：宋本《伤寒论》与成注本《伤寒论》作“病”。

② 一枚：此前宋本《伤寒论》与成注本《伤寒论》有“大者”二字。

为水结胸也。其人即周身汗出，水饮亦得外散而解，无奈头有微汗，余处无汗，乃阳气不能下达，而水气反得上蒸，则亦主以大陷胸汤，从高达下为合法，与大柴胡汤两解表里之法迥殊。可见逐水彻热不得混施也。合参成、程

热实与热结浑然相似。但热结者是无形之邪在于半表半里，特指出往来寒热，使人知用大柴胡汤下无形之热，不得过用大陷胸也；热实是有形之邪在于胸中，特指出无大热、头有微汗出，使人知用大陷胸汤下有形之水，而不必复多其疑虑也。其教人深切著明为何如！集程绳玉

伤寒汗出解之后，胃中不和，心下痞硬，干噫食臭，胁下有水气，腹中雷鸣，下利者，生姜泻心汤主之。

〔批注〕汗后痞气。

痞气亦因下早而成。然胃为津液之主，阳气之根，关系最重，不知照料，表病以汗出而得解者，胃中以汗出而不和矣。何也？汗致津液外亡，胃中空虚，阴邪上逆，故其人心下痞硬，阴阳格拒、不能宣豁使然。是痞气不独成于下后，而成于汗后矣。干噫食臭者，胃虚不能消谷也；腹鸣下利者，土弱不能胜水也。可见痞结由于胃虚，汗解后且能致此，所当于未解时预虑胃气，则汗非误汗。推之，下亦非误下矣。生姜泻心汤主之。盖阳得阴则滞于阴，阴得阳则附于阳，破其滞则附者亦宣，是泻心之义也。合参李、程

生姜泻心汤

生姜四两　甘草炙　人参　黄芩各三两　黄连　干姜各一两　半夏半升　大枣十二枚

水一斗，煮六升，去渣，再煎，取三升，温服一升。日三服。

结痞每因误下，此则因发汗有伤胃气而成者。胃伤，故用人参补中养胃，而以甘草、大枣佐之。用半夏者，以辛燥而能破结痰也；用芩、连者，以味苦之性能下降也；用干姜者，能温胃破结，性亦下行，且同芩、连相济为美，不寒不热，有破结之功，而无伤胃之患。又君生姜者何？横散之力大，而就下之势利也。集《正传》

伤寒大下后，复发汗，心下痞，恶寒者，表未解也。不可攻痞，当先①解表，表解乃可攻痞。解表宜桂枝汤，攻痞宜大黄黄连泻心汤。

〔批注〕误下痞气。

设大下之后复发汗，先里后表，颠倒差误，究竟已散之邪虽痞结心下，而症兼恶寒，表邪不为汗衰，即不可更攻其痞。当用桂枝解肌之法，先解其外，外解已，后乃以大黄黄连泻心汤攻去其心下之痞可也。集喻嘉言

大黄黄连泻心汤

大黄二两　黄连一两

上二味，以麻沸汤②渍之，须臾绞去渣，分温再服。

汗下倒施，一误再误，正虚至矣，攻痞之法，岂可反用大黄？乃长沙竟以大苦寒者叠用，不入一味扶胃涤饮药者，因无呕利等症，止有热结，是以利其速走也。且以麻沸汤渍之，不久即去，其气味之出轻而且活，以大力之体为轻清之用，非圣人其孰能之？集《三注》

脉浮而紧，而复下之，紧反入里，则作痞，按之自濡，但

① 先：原脱，据宋本《伤寒论》与成注本《伤寒论》补。

② 麻沸汤：此后宋本《伤寒论》与成注本《伤寒论》有“二升”二字。

气痞耳。心下痞，按之濡，其脉关上浮者，大黄黄连泻心汤主之。心下痞，而复恶寒汗出者，附子泻心汤主之。

浮紧之脉，阳邪正炽，当以汗解，而反下之，阳邪转下、转深成痞，当亦不浅，且无痰饮搏结，故按之濡，而为气痞也。阳邪深陷，安得不用大黄泻之乎？申之曰“按之濡”，知非痰饮搏聚，故无取于半夏、生姜也。紧去单浮，正照合“紧反入里”句，入里为痞，故显单浮，若复恶寒、汗出，则阳虚已著，邪非寒下不去，阳非附子不挽也。然前症恶寒先解表，此症恶寒则加附子，是以无汗、有汗分也。集周禹载

按：复恶寒，“复”字宜看，症从此辨。同一恶寒症，前何以主桂枝解表？此何以主附子回阳？缘前发汗而汗不出，则原来之恶寒未罢，故属之表；此发汗而汗出，是前此之恶寒已罢，而复恶寒汗出，故属于虚。

附子泻心汤

大黄二两　黄连　黄芩各一两　附子一枚，炮，去皮，切，另煮取汁

将三黄以麻沸汤渍之，须臾绞去渣，内附子汁，分温再服。

附子泻心汤，君附子者也。君附子者，不特恶寒，兼之汗出，此中伏阳微危机。心下痞，舍三黄别无涤热之法，则邪热非此不祛；而阳虚有欲亡之渐，又非附子不固。于是以附子加入其间，使痞开而汗自收，里热消而外寒去，岂不神乎？集《三注》

按：三黄只用汤渍，独附子别煮取汁，其意重在扶阳也。

伤寒服汤药，下利不止，心下痞硬，服泻心汤已，复以他药下之，利不止。医以理中与之，利益甚。理中者，理中焦。此利在下焦，赤石脂禹余粮汤主之。复利不止者，当利其小便。

“服泻心汤已”以上，承上而再言之也。“复以他药下之，利不止”，言再治之误。“理中与之，利益甚”，言愈误也。以下乃申明其所以误，而出其治。集方中行

汤药者，下药也。误下而下利不止，心下痞硬，服泻心为合法矣。乃复以他药下之，下之又下，纵表热稍除，里虚愈甚，是以关闸尽撤，而奔迫无休矣。及用理中开痞止利，而利反益甚者，何也？缘利有中焦，有下焦。前者以下而利，以利而痞，中焦虚寒，故犹可用理中。今也因痞再下，因下益利，则中焦虚寒更移为下焦之虚脱矣。上结下脱，无由交通，所以利益甚也。故用赤石脂禹余粮而固下焦之脱，以重修其关闸。倘更不止，复通支河水道，以杀奔急之势，庶水谷分，下利自止耳。合参喻、程

赤石脂禹余粮汤

赤石脂半斤①，碎　禹余粮一斤，碎

水六升，煮二升，去渣，三服。

甘、姜、参、术可以补中宫元气之虚，而不足固下焦脂膏之脱。赤脂甘、酸、辛，大温，主下利赤白，能治大肠寒滑，则收之中有散也；余粮甘、寒，亦主利赤白，疗小肠结痛，则降之中有分也。一寒一温，两相协济，去邪固脱兼而有之，又石性本沉，兼可去心下之痞硬也。集《三注》

伤寒发汗，若吐，若下，解后心下痞硬，噫气不除者，旋覆代赭石汤主之。

从前治症诸法俱在未解之前，故功专去邪。若既解而复见痞症，此是伏饮为逆者。但因汗、吐、下后，自必胃气亏损，

① 半斤：宋本《伤寒论》与成注本《伤寒论》作“一斤”。

故法用养正，而兼散余邪，大意重在噫气不除上。既心下痞硬，更加噫气不除，则胃气上逆，全不下行，有升无降，所谓弦绝者其声嘶，土败者其声哕也。故用代赭领人参纳气归元，以镇安其逆，微加散邪涤饮，而痞自开耳。此又塞因塞用之法也。合参喻、程

旋覆代赭石汤

旋覆花三两　人参二两　甘草三两，炙　半夏半升，洗　代赭石煅，蜜水淬出火，一两　生姜五两　大枣十二枚

水一斗，煮取①六升，去渣，再煎取三升，温服一升，日三服。

旋覆花消痰结，软痞，治噫气；代赭止反胃，健脾，除五脏血脉中热。乃痞而噫气者用之，谁曰不宜？于是佐生姜开结，半夏逐饮，甘、枣益脾。每借之以治反胃、噎食、气逆不降者，靡不神效。《三注》

伤寒五六日，大下之后，身热不去，心下②结痛者，未欲解也，栀子豉汤主之。

〔批注〕误下结痛。

痛而云“结”，殊类结胸。但结胸身无大热，知热已尽归于里，为实邪。此则身热不去，则所结者，客热烦蒸所致，而热之散漫者尚连及表，故云“未欲解也”。香豉主寒热、恶寒、烦躁、满闷，只以栀子合之，便可解散。无满可泄，无中可温，此主表不及里、治上不及中之法也。

① 取：原作“去”，据宋本《伤寒论》与成注本《伤寒论》改。
② 心下：宋本《伤寒论》与成注本《伤寒论》作“心中”。

栀子豉汤

栀子十四枚，破　香豉四合

水四升，煮栀子，得二升半，内豉，煮取升半，去滓，分二服，温进一服。得吐者，止后服。

伤寒误下，则在表之邪乘虚内陷，此结痛之所由来也。今以栀子涌吐，设无香豉佐之，则虽吐，而在表之邪不解，故本草称其主烦闷、头痛、温毒发斑，得葱则汗，入盐则吐，得酒则治风，得薤则治利，得蒜则止血，生用发散，炒用止汗，为足太阳表药。虽有散邪之力，终为五谷之属，非若他药专主散表、毫无裨[1]益者比，故长沙以治误下、汗、吐后表药，其意良深也。《三注》

发汗，若下之，而烦热、胸中窒者，栀子豉汤主之。发汗吐下后，虚烦不得眠，若剧者，必反复颠倒，心中懊憹者，栀子豉汤主之。若少气者，栀子甘草豉汤主之。若呕者，栀子生姜豉汤主之。

〔批注〕误下胸窒。

〔批注〕误下虚烦懊憹，少气，呕逆。

凡汗、下之后，烦有虚实之分。胸中窒塞，即名实烦，比胸中结痛较轻也。若身外不热，胸不窒塞，即名虚烦。虚烦不得眠，亦即起卧不安之互词。剧，极也。反复颠倒，胸中懊憹，热势内逼，无法可除，故用栀子豉以涌其余热。乃因汗、吐、下后，胸中阳气不足，最虚之处便是容邪之处，正宜因其高而越之耳。若前症之内，有热邪伤气而少气者，加甘草以益之；热搏气逆而多呕者，加生姜以散之。合参喻、刘

① 裨：原作“稗”，据文义改。

栀子甘草豉汤

即栀豉汤加甘草二两，服同前法。

少气则加甘草以和中，人皆知之。然既少气，谓是误后中虚，虽邪气未退，敢用栀豉以[①]涌吐之乎？乃知此症之少气缘外邪内陷，洵为热伤元气，而不与但内弱者比，此甘草所以不炙而用也。

栀子生姜豉汤

即栀豉汤加生姜五两，服同前法。

痰饮搏聚，不能不呕，则涌吐正其所宜。加生姜，则挟邪之饮必出，故生姜为去呕之圣药也。《三注》

凡用栀子汤，病人旧微溏，不可与服之。

旧微溏，里气本虚而脏腑寒也。里虚则易涌，内寒则易泄，故以示禁。集周禹载

凡治上焦之病者，辄当顾虑中下。栀子为苦寒之品，虽去得上焦之邪，而寒气攻动脏腑，坐生他变，困辄难支。凡用栀子汤者，俱不可不守此禁，非独虚烦一证也。

人皆曰汗多亡阳，不知下多亦亡阳也。以亡阴中之阳，故曰亡阴耳。表症未罢而误下，是为诛伐太[②]过，下焦之阳未有不伤者。其间惟有中风误下、气上冲一症，阴中之阳不为下药所伏；其余则皆阳虚而阴胜，遂有下利不止、汗出恶寒之症。阴胜必自下而逆上，以致表中陷入之邪壅留，扰乱于上焦，不为结胸、心下痞，即为虚烦、心下懊侬矣。其有微喘、胸满、咽痛、两胁拘急、头痛欲呕等症，皆阳邪壅留于高分所作。治

① 以：原作“已”，据瑞霭堂本与抄本改。
② 太：原作“无”，据瑞霭堂本与抄本改。

法虽有在上、在中、在下之不同，要不过破上焦之阳，使得行于下焦，则表邪不遏，而阴中之阳自复，此救误下之大旨也。程郊倩

伤寒下后，心烦，腹满，卧起不安者，栀子厚朴汤主之。

〔批注〕误下烦满不安。

心烦者，邪入而壅于高分也。热壅于高分，则心以下之气不得宣通，遂有腹满、卧起不安之症。治法虽宜顾虑中焦，然胸邪壅塞，以致胃中生满，但于涌剂中稍为降气平土，烦去而满自消，此栀子厚朴汤之所由设也。集程郊倩

栀子厚朴汤

栀子十四枚，擘　厚朴四两，姜炙　枳实四枚，炒

水三升半，煮取升半，去渣，分二服，温进一服。得吐者，止后服。

心烦、腹满乃在下后，明明引热入内，正气既虚，邪热方炽也。若治之而专使上越，则中者不出；概使下行，则上者不降。圣人于是以栀子苦寒者吐之，务令上者已不得留，则烦可去；复多用朴、实之苦下者以泄其滞，则满可消。抑何神耶！

伤寒，医以丸药大下之，身热不去，微烦者，栀子干姜汤主之。

〔批注〕误下身热微烦。

至于丸药之下，胃已受伤。身热不去、微烦者，阳虚而不安于内也。阳不内安，由高分容邪，气不上达。但于涌剂内稍为温中助阳，烦去而热自回，此栀子干姜汤之所以由立也。集程郊倩

栀子干姜汤

栀子十四枚　干姜二两

水煮[①]，温进一服。得吐者，止后服。

邪未入里，丸药大下，邪应内陷，今身热不去，犹未陷也。然云“微烦”，即所入无几，而但上干阳位。用栀子涌其邪，使之即散也。至于亡阴，与阳何与而用干姜？正以热未结胃，忽然而以苦寒下之，伤阳益甚，以热佐栀子之寒，辛散误下之滞也。《三注》

伤寒八九日，下之，胸满，烦惊，小便不利，谵语，一身尽重，不可转侧者，柴胡加龙骨牡蛎汤主之。

〔批注〕误下胸满烦惊。

实以去邪，虚以养正，凡病皆然，而况在胸次[②]之分，逼近宫城[③]，犹为紧要。故不特结胸与痞治之有法，而胸满、心烦亦须审虚实，以随症施治。如伤寒表未解，纵八九日尚在太阳，不发汗而误下之，遂致外热乘虚内扰，挟饮而上搏于膈。心藏神而居膈，热壅胸满，君主因之不宁，故烦惊者，神不能安也。小便不利者，液不能布也；谵语者，邪实于胃也；身重不可转侧者，邪阻其营坠也。正虚邪实，最难着手。长沙因胸居表里之间，即从枢机为解散，故借柴胡君之而名汤；而必辅以桂枝者，谓邪本自太阳来，桂枝能通营卫之气也。盖意在和解，而攻补兼施，其于“养正去邪”四字，不知几为经营、几为布置者也！集程郊倩

① 水煮：宋本《伤寒论》与成注本《伤寒论》作“以水三升半，煮取一升半，去滓，分二服”。

② 胸次：胸间。

③ 宫城：此指心脏。

柴胡加龙骨牡蛎汤

柴胡四两　半夏二合[1]，洗　大黄二两　桂枝　人参　茯苓　生姜　牡蛎煅，各一两半　龙骨煅，一两[2]　大枣六枚　丹铅水飞，一两[3]

水六升[4]，煮取四升，内大黄，切如棋子大[5]，更煮一、二沸，去渣，分温服一升。

下后里虚，外热陷入，血涩液耗，正虚邪实，此里症之最重者。但本太阳误下，当主桂枝，而不见少阳一症，何为以柴胡为君耶？不知烦惊虽属于心，未有不兼之胆，何者？将军之官失荣，则多畏也。故与柴胡汤，以散胸膈之满，除郁热之烦；加龙骨、牡蛎、丹铅敛神气，以疗惊悸；加茯苓行津液，以利小便；加大黄逐胃热，以止谵语；加桂枝通阳气，以解身重。而错杂之邪，斯无不愈者矣！《括要》

伤寒，医下之，续得下利清谷不止，身疼痛者，急当救里；后身疼痛，清便自调者，急当救表。救里宜四逆汤，救表宜桂枝汤。

〔批注〕误下下利身疼。

“续得”者，其人本不利，因误下而后利也。清谷不止，利甚，身疼痛，此表寒未去，复为里阴所搏也，则当急救其里。若小便清，大便调，里气和矣；而身体疼痛者，此卫不外固，

---

① 二合：宋本《伤寒论》作“二合半”。合（gě 舸），古代容量单位，一合约为 20 毫升。

② 一两：宋本《伤寒论》与成注本《伤寒论》作“一两半”。

③ 一两：宋本《伤寒论》与成注本《伤寒论》作“一两半”。

④ 六升：宋本《伤寒论》与成注本《伤寒论》作“八升”。

⑤ 棋子大：宋本《伤寒论》与成注本《伤寒论》无“大”字。据出土的汉代棋子，小者三至五平方厘米，大者约二十平方厘米。

而不与营和也，则当急救其表。救里宜四逆汤者，复阳以收阴也；救表宜桂枝汤者，固卫以和营也。此救表、救里之所以有先后缓急之法也。集方中行

身疼痛者，伤寒之本证；下利清谷者，为医误下之续症。救急之宜，只是先医药、后医病，病只伤人于外，药已伤人于里。清便自调者，药邪去而里气和，乃从外邪治病。集程郊倩

伤寒，本自寒下，医复吐下之，寒格更逆吐下，若食入口即吐，干姜黄连黄芩人参[1]汤主之。

〔批注〕误吐下寒格吐逆。

本自寒下，是其人之平素胃寒下利也。才病伤寒，即不可妄行吐下，与病人旧微溏不可服栀子汤同意。医不揣其本，而复吐下之，以平素之寒原格于下，今更遭吐下之逆治，损其胃中阳气，以致食入即吐，则格拒极矣。故用干姜、人参以温其胃；黄芩、黄连之苦以下逆气，而解入里之热也。合参喻、程

长沙之意，以本因寒下，医复吐下，遂成寒格吐症。经云："格则吐逆[2]。"若更吐下，治之为逆。故用干姜温里，人参补正，芩、连反佐以取之也。《活人》乃云：关脉迟，故用此药也[3]。不知脉迟固为胃中虚冷而吐，更有脉数亦为胃中虚冷而吐者。长沙尝言之矣：病人脉数，数为客热，当消谷引食，而反吐者，此以发汗，令阳气微，膈气虚，脉乃数也。数为客热，不能消谷，以胃中虚冷，故吐也。今以脉异症同，故引此以为诊视之别。集赵嗣真

---

① 人参：原脱，据宋本《伤寒论》与成注本《伤寒论》补。下同。

② 格则吐逆：语见《伤寒论·平脉法》。

③ 关脉迟，故用此药也：语本朱肱《类证活人书》卷第十《问吐》："曾经汗下，关脉迟，胃中虚冷而吐，干姜黄芩黄连。"

干姜黄连黄芩人参汤

干姜　黄连　黄芩　人参各一两[①]

水六升，煮取二升，去渣，分温再服。

寒格更逆吐下，是谓重虚。故用干姜散逆气而调其阳，辛以散之也；芩、连通寒格而调其阴，苦以泄之也；人参益胃气而调其中，甘以缓之也。

伤寒大吐大下之，极虚，复极汗出者，以其人外气拂郁[②]，复与之水，以发其汗，因得哕，所以然者，胃中虚冷[③]故也。

〔批注〕误吐下，复汗，胃冷致哕。

哕之一证，有虚有实。虚自胃冷得之，缘大吐大下后，阴虚阳无所依，因见面赤。医见面赤，遂以为未得汗，热气拂郁，复与水以发其汗，殊不知阳从外泄而里虚，水从内搏而寒格，胃气虚竭，安得不哕？点出“胃中虚冷”四字，是亦吴萸汤之法也。集程郊倩

伤寒哕而腹满，视其前后，知何部不利，利之则愈。

若夫实者则何如？腹满，即寒生䐜胀[④]也。前后，谓二便也。哕而腹满，乃下焦壅闭、逆气上冲之所致。故视前后二便，而疏泄之也。合参喻、程

按：腹满固里症具，而哕则外邪未尽也。乃云“视前后，何部不利，利之愈”，岂圣人置表于不问耶？不知利前不过五苓散，利后不外大柴胡汤，桂枝、柴胡仍解外者也。若以承气为解，大失立言之旨。

---

① 一两：宋本《伤寒论》与成注本《伤寒论》作“三两”。

② 拂郁：宋本《伤寒论》与成注本《伤寒论》作“怫郁”。拂，通“怫”。

③ 虚冷：宋本《伤寒论》与成注本《伤寒论》作“寒冷”。

④ 寒生䐜（chēn 嗔）胀：语出《灵枢·百病始生》。䐜，胀起，胀大。

下之后，复发汗，必振寒，脉微细。所以然者，以内外俱虚故也。

〔批注〕误下复汗，脉细振寒。

下后复汗，则卫外之阳必虚，故振寒；而守内之阳亦弱，故脉微细。能明其所以然，则虽有[①]虚热症相兼而来，只补虚为主。良工于汗下之际稍失治于其初，辄不可不慎持于其后。脉证之间各有标本，万不可因标误本也。集程郊倩

下之后，复发汗，昼日烦躁不得眠，夜而安静，不呕，不渴，无表症，脉沉微，身无大热者，干姜附子汤主之。

〔批注〕误下复汗，昼烦夜静。

下后复发汗，真阳欲脱矣。所以虚阳扰于阳分，昼则烦躁不得眠；阳虚不得入于阴，故脉沉微而夜静。凡阴虚之极，阳必厥；阳虚之极，阴必燥。干姜、附子，阳中阳也，用以固阳配阴。又生用则力更锐，不加甘草，则势更猛矣，有不阴平阳秘者乎？已上皆误下及复汗、吐、下之坏症也。合参二程

干姜附子汤

干姜一两　附子一枚[②]，去皮，切八片

水三升，煮取一升，去渣，顿服。

下后复汗，误在汗矣。盖汗多则阳虚，阳虚则烦躁于昼，于夜则安。自宜以甘辛大热、纯于阳者以救其偏。

太阳伤寒者，加温针则[③]惊也。

〔批注〕伤寒误针灸坏病。

若温针之坏症，又可类推之矣。温针欲以攻寒，孰知针用

---

① 有：此后原衍“一”字，据瑞霭堂本删。

② 一枚：此后宋本《伤寒论》与成注本《伤寒论》有“生用”二字。

③ 则：宋本《伤寒论》与成注本《伤寒论》作“必”。

火温，营血得之反增其热，营气通于心，引热邪以内逼神明，必致惊惶神乱也。集喻嘉言

营气微者，加温针则血流不行，更发热而烦躁也①。

营血微者，尺中必迟，已戒不可发汗，况烧针乎？火气内盛，劫耗阴血，上升则必致于为吐、为衄，下奔则为圊、为脓矣。全非阴行自然之度，故曰“血流不行”。如是则前热者愈热，先烦者加躁也。集周禹载

脉浮热甚，反灸之，此为实，实以虚治，因热②而动，必咽燥③唾血。

热甚则为实。灸以去寒，是为“虚治”。邪因火动，势不致劫尽津液，而咽燥唾血不止也。集程绳玉

脉浮宜以汗解。用火灸之，邪无从出，因火而盛，病从腰以下必重而痹，名火逆也。

火劫津液，无从有汗，反因火势驾邪上逆，而下之所存者皆阴气也，故从腰以下重而痹也。然则上冲则必躁妄不宁，而下重则必阴凝作痛矣。火邪为害可胜道哉？集刘宏璧

伤寒，脉结代，心动悸④，炙甘草汤主之。

脉按之来缓，而时一止复来者，名曰结；又脉来动而中止，更来小数⑤，中有还者反动，名曰结，阴也。脉来动而中止，不能自还，因而复动，名曰代，阴也。得此脉者必难治。

〔批注〕伤寒日久，脉代结，为难治。

---

① 营气微者……而烦躁也：语见《伤寒论·辨脉法》。“烦躁”作“躁烦”。
② 热：宋本《伤寒论》与成注本《伤寒论》作“火”。
③ 燥：原作“躁”，据宋本《伤寒论》与成注本《伤寒论》改。下同。
④ 动悸：原作“悸动”，据宋本《伤寒论》与成注本《伤寒论》乙正。
⑤ 小数：后原衍一“中”字，据宋本《伤寒论》与成注本《伤寒论》删。

此言伤寒不独误治有变，即因循不治，亦有变也。如伤寒日久，而至脉结代、心悸动，真阴已亡，微邪搏聚者，欲散不散。故立炙甘草汤补胃生津润燥，以复其脉，少加桂枝以和营卫，更加清酒以助药力，使之内充胃气，外达肌表，不驱邪而邪自无可容矣。集喻嘉言

炙甘草汤 一名复脉汤

炙草四两 桂枝三两 人参二两 地黄一两① 麦冬去心 麻仁研，各半斤② 阿胶二两 生姜三两 大枣十二枚

清酒七升③，先煮八味，取三升，去渣，内胶烊消，温服一升，日三服。

伤寒正气既虚，邪虽未净，则补正居多。今脉结代、心悸动，既无阳以宣其气，更无阴以养其心，故益中气以甘草、人参，助营血以地黄、阿胶。加桂枝、麦冬、麻仁者，本文中不云恶寒，则身热未尽除也；不言大便自调及小便自利，则热之入里可知也。故以桂枝和营散邪；生地、麻仁养营，涤大肠之热；麦冬滋肺，去小肠、膀胱之火；姜、枣健脾胃；清酒助药力。彼此兼资，使脉不久自复。然后知古人有行一法而三善自备之道，无执一味而胶柱鼓瑟④之理。

伤寒十三日，过经不解⑤，谵语者，以有热也，当以汤下

---

① 地黄一两：宋本《伤寒论》与成注本《伤寒论》作“生地黄一斤”。

② 斤（觔）：原作“解”，据瑞霭堂本与抄本改。宋本《伤寒论》与成注本《伤寒论》作“升”。

③ 七升：此后宋本《伤寒论》与成注本《伤寒论》有“水八升”三字。

④ 胶柱鼓瑟：语出《史记·廉颇蔺相如列传》。鼓瑟时胶住瑟上的弦柱，就无法调节音的高低。比喻固执拘泥，不知变通。

⑤ 伤寒十三日，过经不解：成注本《伤寒论》作“伤寒十三日不解，过经”，宋本《伤寒论》无“不解”二字。

之。若小便利者，大便当硬，而反下利，脉调和者，知医以丸药下之，非其治也。若自下利者，脉当微厥，今反和者，此为内实也，调胃承气汤和之[①]。

〔批注〕伤寒过经不解。

反和，以不厥言，非直谓和平也。集方中行

无表证，有微热，而反下利者，固因圆药误下而变，然其脉仍和，即为内实，当以调胃承气汤和之。夫伤寒以七日为一候，至十三日不解者，名曰过经。然未可以《内经》"十二日厥阴病衰[②]"为准，盖厥阴两阴交尽，岂有于里复出皮毛，再入太阳之理耶？所以过经不解，惟辨其邪在何经而取之也。

长沙下法屡以用圆药为戒，惟治太阳阳明之脾约乃用麻仁圆。因其人平素津枯肠结，必俟邪入阳明而后下之，恐无救于津液，故虽邪在太阳，即用圆药之缓下润其肠，俾外邪不因峻攻而内陷也。此等处亦须体会。集喻嘉言

① 和之：宋本《伤寒论》与成注本《伤寒论》作"主之"。

② 十二日厥阴病衰：语见《素问·热论》。

卷 二

太阳经下

太阳中风，卫病也；太阳伤寒，营病也。风寒两袭，营卫交病，则热势孔①炽，其机关全在不汗出而烦躁症，何也？风伤则有汗，寒伤则无汗，二气交错，阴外闭而阳内郁，纵使肤腠间勃勃欲汗，而自不得透越于肌表，则烦躁生矣。是烦躁非病之故，而不汗出之故也。然则此病非汗之不可，而②又非麻、桂二汤之能汗，此大青龙之所由设也。但青龙，神物也，最难驾驭，未易轻投，即使症候相当，亦必本原胜任，须从烦躁、渴、热处辨及真假，辨及虚实，必审其人无少阴症，然后用之而无患。奈何于脉弱、恶风而汗出者，一妄试之耶！长沙复立真武汤为救灾一法，乃收拾分驰离散之阴阳，归根于北方坎宫之位，庶不致飞越而亡阳耳。可见烦躁一证，阴阳互关，能不于汗出、不汗出一细审乎？

风为阳，寒为阴，风寒两感，则阴阳交错，故治风不可遗寒，而治寒不可遗风也。但风寒之伤有多少，而治亦因之有异。故首言风寒两感，而寒多风少者，长沙特立大青龙汤为定法。设误服之，则有惕瞤、亡阳之患，故次即申之曰“无少阴证者”，方可以大青龙汤发之也。何也？大青龙为发汗之重剂也。如桂麻各半三节、桂枝二越婢一四节、桂枝二麻黄一者五节，是

---

① 孔：大，甚。
② 而：此后瑞霭堂本有“此病”二字。

皆寓发汗于不发之中，而为风多寒少之变法也。若风寒不解，则又有寒热之辨。心下有水气，而用小青龙者，是两解表内外之寒六、七二节。脉浮滑，而用白虎汤者，是两解表里之热八节。然白虎汤可以解热，而不能解表，所以复言：有烦渴而无表症者，始可以白虎加人参汤主之也九节至十一节。至若里寒、里热者，则从渴与不渴以辨之十二节。上热下寒者，则从呕吐、腹痛以别之十三节。总之，治风必兼寒，治寒必兼风，以及治表而亦必兼里。苟治一遗一，则各有变也十四节至十七节。且不宁惟是，如痞气是误下之变也十八节，烦躁是误汗复下之变也十九节，热结烦渴是误吐复下之变也二十节，动经身摇、眩冒、动惕则误吐下复汗之变二十一节、二十二节，谵语、发热、惊狂、烦躁则又误火劫烧针之变二十三节至二十五节。种种变态，莫知何逆，亦如上、中篇治误之坏病也。至于风湿与寒气相搏，则又当从脉症审重轻、相缓急，随宜以施治，庶几其无或失矣乎二十六节至末！

太阳中风，脉浮紧，发热恶寒，身疼痛，不汗出而烦躁者，大青龙汤主之。若脉微弱，汗出恶风者，不可服。服之而厥逆，筋惕肉瞤，此为逆也，以真武汤救之①。

〔批注〕伤寒风寒两感并寒多风少者，以大青龙汤为定法。

天地郁蒸，得雨则和；人身烦躁，得汗则解。太阳无汗，因有烦躁一证兼见，则非大青龙汤不解。究竟本方原于无汗者取微似汗，若有汗之烦躁，全非郁蒸者比，其不藉汗解明甚。加以恶风、脉微弱，则是少阴亡阳之症。若脉浮弱、汗出恶风，而不烦躁，即是太阳中风之证。皆与此汤不相涉也。误服此汤，

① 以真武汤救之：宋本《伤寒论》与成注本《伤寒论》皆无此六字。

宁不致厥逆、惕眴而速其阳之亡耶！长沙不能必用法尽如其法，更立真武一汤以救其误。学者能识其意，即百用不致一误矣！集喻嘉言

误服青龙亡阳，当急用四逆以回阳，乃置而不问，更推重真武一汤以救之者，其义何居？盖龙性藉水方能变化，而水者，真武之所司也。设真武不与之以水，青龙不能奋然升天可知矣。故方中用苓、术、芍、附，行水收阴、醒脾崇土之功多于回阳，名之曰真武汤，乃收拾分驰离绝之阴阳，互镇于少阴北方之位，全在收拾其水，使龙潜而不能见也。设有一毫水气上逆，龙即得遂其升腾变化，纵独用附子、干姜以回阳，其如魄汗不止何哉？可见人身阳根于阴，急须镇摄归根，阴必翕然[①]从之，阴从则水不逆矣，阴从则阳不孤矣，岂更至于飞越乎？故舍天人一致之理以言医者，非其至也。集喻嘉言

长沙制方之意，本是加石膏于麻黄汤中，名曰“大青龙”，使辛热之剂变为辛凉，则寒得麻黄之辛热而外出，热得石膏之甘寒而内解，龙升雨降，郁热顿除。然此汤非为烦躁设，为不汗出之烦躁设也。若脉微弱、汗出恶风者，虽有烦躁症，乃少阴亡阳之象，设误服之，遂有厥逆、惕眴之变，故复立真武一汤救之，特为大青龙汤对峙。一则救不汗出之烦躁，兴云致雨，为阳亢者立；一则救汗不收之烦躁，燥土制水，为阴盛者立。烦躁一证，阴阳分途，不可不辨及毫厘也。集程郊倩

大青龙汤

麻黄六两，去节　桂枝二两　杏仁四十个，去皮、尖　石膏如鸡子大，碎　甘草炙，二两　生姜三两，切　大枣十二枚，擘

① 翕（xī 西）然：一致貌。

水九升，先煮麻黄，减二升，内诸药，煮取三升，去渣，温服一升。取微似汗，汗出多者，温粉粉之。一服汗出，停后服。

风寒二治，不外桂枝、麻黄二汤。然桂枝汤中忌麻黄，而麻黄汤中反用桂枝，此其中深微奥义，要在人心领神会耳。大青龙者，桂枝、麻黄二汤合剂之变制也，故为并中风寒之主治。然青龙以桂枝、麻黄得石膏之辛甘，而有青龙之名；其白虎亦以知母、粳米得石膏之辛寒，而有白虎之名。一物二用，得君而成功名于异世，神变于时者也。夫所谓青龙、白虎者：青乃木色，龙乃木神，木主春，春热而烦躁，雷雨解而致和焉，人之汗以天地之雨名之，龙兴而云雨至，发烦躁之汗而营卫以和，汤之所以为青龙也；白乃金色，虎乃金神，金主秋，秋热而躁渴，金风解而荐凉焉，人之气以天地之疾风名之，虎啸而谷风生，解躁渴之热而表里以凉，汤之所以为白虎也。其不汗出而烦躁者，则知其证欲作微汗，不能透出，故生烦躁。于此可见其兼有风邪，而脉见浮紧，是风见寒脉，加以恶风寒①、身疼，知寒重于风，所以不得不倍用麻黄。其去芍药而加石膏者，以其汗既不能透出，原无藉于护营，热既郁于心包，则解烦诚不可缓。明乎此，则不独大青龙之法可解，大青龙之汤亦可用也。

观长沙制方之义，本是桂枝、麻黄二汤合用。易芍药以石膏者，辛以散风，甘以散寒，寒以胜热，一药而三善俱备。然而去芍药之酸收，增石膏之辛散，外攻之力猛而难制，在寒多风少及风寒两停者，则用当而通神。其有风无寒之证及微弱之脉，若不知辨，有厥逆、惕瞤而亡阳耳。长沙于风多寒少之证

① 恶风寒：抄本作“恶寒”，义胜。

而见微弱之脉，有麻桂各半汤，桂枝全方不去芍药，全是不欲发汗之意；复改各半汤为桂枝二越婢一者，略用麻黄、石膏二物，示微发于不发之中耳。《尚论》

伤寒脉浮缓，身不痛但重，乍有轻时，无少阴症者，大青龙汤发之。

〔批注〕又言风寒两感必无少阴脉症者，始可以大青龙汤为主治。按：前脉浮紧、身疼、不汗出皆寒伤营之候，惟烦则为风伤卫，是伤寒兼风也；此脉浮缓、身不疼皆风伤卫之证，惟重则为寒伤营，是伤风兼寒也。而又乍有轻时，则既不似伤寒之身重；而骨节烦疼，复不若少阴之欲寐而昼夜俱重也。所以特申之曰“无少阴症者”，乃可以大青龙汤发之也。然不曰“主之”而曰“发之”者，正以示大青龙为发汗之重剂，而临症者不可以妄投而轻用之也。

合观两节文意，风寒脉症错见，反复互明，总以见无少阴症者乃可以大青龙为主治。若一见脉弱、汗出恶风，即是少阴证，则内顾不暇，发云乎哉！张、程本俱作“小青龙”，未确。

太阳病，得之八九日，如疟状，发热恶寒，热多寒少，其人不呕，清便欲自可，一日二三度发，脉微缓者，为欲愈也。脉微而恶寒者，此阴阳俱虚，不可更发汗、更下、更吐也。面色反有热色者，未欲解也，以其不能得小汗出，身必痒，宜桂枝麻黄各半汤。

〔批注〕风多寒少，面有热色者，宜桂麻各半汤。

长沙之意，盖以“得病八九日”四句为自初至今之证，下文乃拟病防变之词，当分作三段看。“其人不呕”五句，乃里和无病，而脉微缓，微者，邪气微，缓者，阴阳同等，脉证皆向安之兆，可不待汗而自愈也。“脉微而恶寒”三句，是宜温之。“面色反有热色”至末，言表邪未尽，必待小汗而解，故宜各半

汤，麻黄发，桂枝止，一发一止，则汗不得大出矣。集赵嗣真

首段颇似小柴胡症，故以不呕、清便自调别之。次段虽脉微、恶寒，止宜小建中汤加黄芪以温分肉、司开阖，原非温经之谓。后段面反有热色，言表邪未尽，故宜桂麻各半汤，不可与面合赤色比类而观也。集王泰宇

"如疟状"，谓往来寒热也。"发热恶寒，热多寒少"者，风寒俱有，而寒少风多也。不呕、渴，清便，邪之往来未彻表，亦未及里也。"二三度发"，乃邪居浅近，易及而频数，故脉亦微缓，而为欲愈也。若脉既微矣，而又恶寒，与脉浮紧、恶寒者不同，此表里俱虚，以致邪恋不去，只宜养正助阳，故禁攻也。不可汗，已过表也；不可吐、下，未见有里也。面反有热色者，阳浮外薄①，阴寒抟之不散，所以小汗亦不得出，郁而痒也。桂麻各半者，总风寒而两解之也。集方中行

桂枝麻黄各半汤

桂枝一两十六铢　芍药酒洗　甘草炙　生姜　麻黄去节，各一两　大枣四枚　杏仁二十四个，去皮、尖及两仁者

水五升，先煮麻黄二沸，去上沫，内诸药，煮一升八合，去渣，温服六合。

风寒两受，即所感或轻，而邪之郁于肌表者，岂得自散？故面热、身痒有由来也。于是立各半汤，减去分两，使之小汗，岂非以邪微而正亦衰乎？《三注》

太阳病，发热恶寒，热多寒少，脉微弱者，此无阳也，不可复发其汗②，宜桂枝二越婢一汤。

① 薄：迫近，接近。

② 复发其汗：宋本《伤寒论》与成注本《伤寒论》作"发汗"。

〔批注〕风多寒少，脉微弱者，宜桂枝二越婢一汤。

前脉微缓，面有热色、身痒，以桂麻各半汤小汗之者，犹未弱也。此微而加弱焉，则又虚于前症矣，虽小汗亦不宜，故云不可更汗，决词也。然病在太阳，表邪未罢，桂枝辛散之药终不可无，但不令汗而已。集王泰宇

此亦风多寒少之证。"无阳"乃亡津液之通称，故以不可更服大青龙发之为戒也。然风寒非汗终不解，惟取桂枝二以治风，越婢一以治寒。越婢者，取石膏之辛凉也，胃得之则热化而津生①。前用之佐麻黄，而为邪阳驱烦热者；今更用之佐桂枝，而为正阳保津液。驱遣唯吾而左右供职，是以女奴畜之，故曰"越婢"也。合参喻、程

桂枝二越婢一汤

桂枝　芍药酒洗　甘草炙　麻黄各十六铢②　生姜一两二铢　大枣四枚　石膏十四铢③，碎

水五升，先煮麻黄，去沫，内诸药，煮二升，去渣，温服一升。

是汤也，乃大青龙以芍药易杏仁之变制耳。去杏仁者，恶其从阳而主气也；用芍药者，以其走阴而酸收也。以彼易此，而曰"桂枝二"，则主之不发散可知。而"越婢一"者，乃麻黄、石膏二物，则是寓微发于不发之中，亦可识也。《三注》

服桂枝汤，大汗出，脉洪大，与桂枝汤如前法。若形如疟，日再发者，汗出必解，宜桂枝二麻黄一汤。

〔批注〕风多寒少，形如疟者，宜桂枝二麻黄一汤。

① 津生：瑞霭堂本后有"矣"字。
② 十六铢：宋本《伤寒论》与成注本《伤寒论》作"十八铢"。
③ 十四铢：宋本《伤寒论》与成注本《伤寒论》作"二十四铢"。

风多寒少，肌腠稍疏，即不似伤风有汗，亦必不与不汗烦躁者等。误服桂枝，有由来矣。然服桂枝汤，汗虽大出，病仍不解，而脉反洪大，邪已半入阳明。宜乘此阳明欲进未实之际，复与桂枝汤如前法，使邪仍从太阳而解。其不用麻黄者，以汗后不胜故也。若形如疟，日再发，则邪本欲散，其所以不散者，终为微寒所持[①]，故必用桂枝二麻黄一汤，略兼治寒，而汗出乃解也。集沈目南

桂枝二麻黄一汤

桂枝一两十六铢[②]　芍药酒洗　生姜切，各一两六铢　甘草炙，一两二铢　麻黄去节，十六铢　大枣五枚　杏仁十六个，去皮、尖

水五升，先煮麻黄二沸，去沫，内诸药，煮二升，服一升，日再服。

此汤与各半品味不异，而分两则殊。以风多寒少，故再服桂枝。若邪不尽解，是终为微寒所持也，乃略用麻黄，而寒自解矣。然芍药较各半反多六铢者，以大汗之后，脉反洪大，欲藉此以敛之也。可见长沙于差多、差少之间分毫不苟也。《三注》

伤寒表不解，心下有水气，干呕，发热而咳，或渴，或利，或噎[③]，或小便不利、少腹满，或喘者，小青龙汤主之。

〔批注〕风寒不解，心下有水气，用小青龙汤两解内外之寒。

设风寒不解，而心下有水气，水即饮也，水饮内搏，必伤其肺，致有或为诸症。以水流行不一，或上或下，或冷或热，各不相同，而肺为总司，但有一二症见，即为水逆之应也。于散风寒、涤水饮药中，加干姜之辛，以散肺气之满；加五味之

① 持：控制，约束。

② 十六铢：宋本《伤寒论》与成注本《伤寒论》作“十七铢”。

③ 噎：原作“噫”，据宋本《伤寒论》与成注本《伤寒论》改。

酸，以收肺气之逆。名曰小青龙汤，盖取其翻波逐浪以归江海，不欲其兴云升天而为淫雨之意也。集喻嘉言

小青龙汤

麻黄三两，去节　桂枝　芍药　甘草炙　细辛各三两　干姜二两[①]　半夏　五味子各半升

水一斗，煮麻黄减二升，去上沫，内诸药，煮取三升，去渣，温服一升。

小青龙汤原为涤饮收阴、散结分邪之妙用也。惟于麻桂方中，倍加半夏、五味以涤饮收阴，加干姜、细辛以散结[②]分邪，合而用之，令药力适在痰邪绾结之处，攻击片时，则无形之感从肌肤出，有形之痰从水道出，顷刻分解无余，膺胸空旷矣。若减去麻黄不用，则不成其龙，将何恃以为翻波逐浪之具乎？集喻嘉言

素有痰饮之人，一感外邪，伤皮毛，蔽肺气，停于心下，而上下之气不利焉，喘、满、咳、呕相因而见。于是以五味收金，干姜散阴，半夏祛饮，而尤妙在用细辛为少阴经表药，且能走水。人之水气，大抵发源于肾，故少腹满、小便不利，因而作喘，安知少阴不为遗害？乃以细辛搜豁伏邪，走而不留，而后以上主散之药皆灵动也。《三注》

若微利者，去麻黄，加芫花[③]如鸡子大，熬令赤色。

利，水横行也。麻黄发汗，利则不宜。加芫花导水也。

若渴者，去半夏，加栝蒌根三两。

去半夏，以其燥津液也。加蒌根，以其撤热生津也。

① 二两：宋本《伤寒论》与成注本《伤寒论》作“三两”。
② 结：原作“给”，据瑞霭堂本与抄本改。
③ 芫花：宋本《伤寒论》与成注本《伤寒论》作“荛花”，即黄芫花。

若噎者，去麻黄，加附子一两[①]，炮。

噎，寒塞气窒也。附子者，利气而散水寒也。

若小便不利，少腹满，去麻黄，加茯苓四两。

茯苓淡渗，故能通窍而利水道也。

若喘者，去麻黄，加杏仁半升，去皮、尖。

喘者，水气射肺而声息不利也。加杏仁，润肺以下气也。《三注》

伤寒，心下有水气，咳而微喘，发热不渴。服汤已渴者，此寒去欲解也。小青龙汤主之。

其人痰饮素积，一感风寒，挟之上逆，水停心下，肺受邪而喘咳。外邪既盛，势必发热，然热未入腑，寒饮内溢，故为咳而不为渴。服汤已反发渴者，是寒气欲解，而未解者独水气也。主以小青龙，不治渴而治水，水去而渴亦自解矣。集刘宏璧

两青龙皆治有表里证，皆用两解法。大青龙是里热，小青龙是里寒，故发表之药相同，而治里之药则殊也。此与五苓散治表不解、而心下有水气者不同，在五苓治水之畜而不行，故大利其水，而微发其汗，"水郁折之[②]"也。本方治水之动而不居，故备举辛温以散水，并用酸苦以安肺，培其化源也。长沙发表利水诸法精义入神矣！集张兼善

伤寒，脉浮滑，此表有热，里有寒也，白虎汤主之。

〔批注〕风寒不解，脉浮而滑，用白虎汤两解表里之热。

浮者，风也，言不独伤于寒也。滑为里热。滑而且浮，知热不独在里也，故直指之曰"此表有热"。乃又云"里有寒"

---

① 一两：宋本《伤寒论》与成注本《伤寒论》作"一枚"。

② 水郁折之：语出《素问·六元正纪大论》。

者，伤寒之热本寒因也，里有寒者，推[1]热之所以然者言也。实表里俱热也，故主以白虎汤而两解之也。集方中行

白虎汤

知母六两　石膏一斤　甘草二两，炙　粳米六合

水二斗，煮米熟汤成，去渣，内三味，再煮，减八分，去渣，温服一升，日三服。

白虎者，西方之金神，司秋之阴兽也。金风动而炎暑消，解热诚莫如白虎。石膏、知母辛甘而寒，辛者，金之味，寒者，金之性，辛甘且寒，得白虎之体焉；甘草、粳米甘平而温，甘取其缓，温取其和，缓而且和，得伏虎之用焉。抑[2]尝合大、小青龙、真武而论之：四物者，四方之通神也，而以命名，盖以化裁四时，神妙万世，名义两符，实自然而然者也。立方至此，可谓圣矣！《三注》

伤寒无大热，口燥渴，心烦，背微恶寒者，白虎加人参汤主之。

〔批注〕烦渴、背恶寒，宜白虎加人参汤。

无大热者，谓身无大热也。口燥渴、心烦，颇似阳明病。以背微恶寒为表未全罢，所以属太阳也。背为阳，背恶寒而口中和者，又为少阴病。今口燥而渴，背虽恶寒，则里热已炽，所以恶寒亦不至甚，故云"微恶寒"。急与白虎汤和表散热，迟则热深津竭矣；加人参者，止渴以生津也。集成无己

白虎加人参汤

即前方四味，加人参三两[3]。煮服同法。

---

① 推：瑞霭堂本后有"夫"字。
② 抑：犹"又""再"。
③ 三两：宋本《伤寒论》作"二两"。

口干舌燥，无津液极矣。能生津液而神速者，莫若人参，故加之，且可协甘草、粳米之补，制石膏、知母之寒。泻火而土不伤，诚操万全之术者也。《三注》

寒与风俱伤，宜从辛甘发散矣；而表与里又俱热，则温热为不可用。欲并风寒表里之热而两解之，不亦难乎？故立白虎汤一法，以辅青龙之不逮，譬之酷热之时，忽遇金风①荐爽，则暑毒全消矣。但里热已极，津液垂亡，元气所存无几，而领石膏、知母西方肃杀者以入胃中，能无虑乎？于是以甘草之甘缓和其猛性，而入米同煮以助胃中水谷之气，虚者更加人参以助胃中天真之气，乃可用之而无患。设在表之风寒未深，当用青龙而反用白虎；在里之热渴已逼，当用白虎而反用青龙，则用者之误，竟与倒行逆施者同类，宁不败乃事乎？《尚论》

服桂枝汤，大汗出后，大烦渴不解，脉洪大者，白虎加人参汤主之。

〔批注〕烦渴、脉洪大，亦宜白虎加人参汤。

此与前服桂枝汤症同，而多“大烦渴”。盖汗出过多，津液外亡，而表里之燥热更甚，且不复如疟状，青龙不中与矣。惟有白虎汤可以两解表里之热，更加人参润燥以止渴也。集刘宏璧

伤寒脉浮，发热无汗，其表不解者，不可与白虎汤。渴欲饮水，无表证者，白虎加人参汤主之。

〔批注〕又申言必渴欲饮水、无表症者，始可以白虎加人参汤为主治。

按：此承上三节而申明之，谓伤寒脉浮、发热无汗，症兼头疼身痛，则虽内外俱热，而在表之邪浑②未退，白虎汤即不可与。盖白虎汤

---

① 金风：即秋风。

② 浑：犹“皆”、“都”，表示范围的副词。

但能解热，不能解表也。必其人恶寒、头项强痛诸表症皆罢，惟热渴而求救于水者，方可与白虎汤加人参主之。长沙谆谆戒人不可轻用白虎汤者，正所以示人知用白虎之法也。

伤寒汗出而渴者，五苓散主之；不渴者，茯苓甘草汤主之。

〔批注〕风寒犯本，从渴与不渴辨表里之风热。

伤寒本无汗，汗出则兼风可知。但汗出而渴，明是热邪入里，则五苓两解表里之法在所必用。若汗出而并不渴，则里症本轻，故用桂枝汤之三、五苓散之一，少示三表一里之意也。

按：二证俱有小便不利，但热畜膀胱与寒畜膀胱虚实不同，则惟从渴、不渴辨之。

茯苓甘草汤

桂枝　茯苓　甘草炙，各二两①　生姜三两，切

水四升，煮取二升，去渣，分温三服。

汗出而渴，即表症仍在，而膀胱热入，已劫津液，故为渴，而其气不化则水道不利，意在言外矣。五苓，涤热者也。假使汗出不渴，故无取于猪、泽之咸寒，白术之生津止渴矣。盖腑邪十之二三，表邪十之六七，因于桂枝汤中减桂枝、去芍药，内外两解，轻而且活。总之，里证多者里药胜，非五苓不为功；表症多者表药胜，并芍药亦可去。去取之间，圣人有深意于其间矣。《三注》

伤寒胸中有热，胃中有邪气，腹中痛，欲呕吐者，黄连汤主之。

〔批注〕风寒不解，从腹痛、呕吐辨上下之寒热。

胸中有热，风邪在上也；胃中有邪气，寒邪在中也；腹中痛，阳邪欲下而不得下也；欲呕吐，阴邪欲上而不得上也。此

① 二两：宋本《伤寒论》与成注本《伤寒论》甘草作“一两”。

所以知其热邪中上，寒邪中下，阴阳各不相入，失其升降之恒，故用黄连汤以分理阴阳而和解之也。尝因此法而推及脏结之症，舌上有胎者，又为寒反在上，热反在下，阴阳悖逆，既成危候，长沙但戒以不可攻，未言治法，然非先之以和解，将立视其危而死乎！学者当于黄连汤着眼。集喻嘉言

黄连汤

黄连　干姜　桂枝　甘草炙，各三两　人参二两　半夏半升，洗　大枣十二枚

水一斗，煮六升，温服一升，日三服，夜一服①。

邪气传经而胃中受邪，则阴阳不交，阴不得升而独治于下，为下寒而腹痛；阳不得降而独治于上，为上热而呕吐。上热者，泄之以苦，黄连之职也；下寒者，散之以辛，姜、桂、半夏之任也；脾欲缓，急食甘以缓之，人参、甘、枣之用其在斯乎。集成无己

服桂枝汤，或下之，仍头项强痛，翕翕发热，无汗，心下满微痛，小便不利者，桂枝去桂加茯苓白术汤主之。

〔批注〕风寒两感，治风遗寒之变。

此治风遗寒，所以不解而症变，是在表之风寒未除，而在里之水饮已逆。故变五苓而用白术、茯苓为主治，使在内之邪下渗，而在外之邪不复乘虚遽入，庶几安内即为攘外耳，故曰“小便利则愈”。使学者不体此意，乃遵先表之法，再一汗之，则阴阳两亡，虚其虚者，为变乌可胜道哉？合参张、周

按：心下满微痛，颇似结胸。所以辨为太阳表症尚在者，全从“翕翕发热”上看出；所以知为水饮上逆者，又从“小便不利”上看出。

---

① 日三服，夜一服：宋本《伤寒论》与成注本《伤寒论》作“昼三夜二”。

桂枝去桂加茯苓白术汤

芍药酒洗　生姜切　茯苓　白术各三两　甘草炙，二两①　大枣十二枚

微火煮取三升，服一升②。若小便利，则愈。

治风遗寒，自不得解，乃复误下，更耗其阴，而外症仍在，反增满痛、不利。不利者，水不下行也。欲利小便者，不得更发汗，故去桂枝，而君苓、术，则姜、芍即散邪③利水之佐，甘、枣效培土制水之功，非复辛甘发散矣。此水结中焦，可利而不可散，所以与小青龙、五苓不同法，但得膀胱水去，而太阳表里之症悉除。此病浑似五苓散，少一“渴”字，故立本方。

伤寒发热，汗出不解，心下痞硬，呕吐而下利者，大柴胡汤主之。

〔批注〕风寒两感，治寒遗风之变。

治风既不可遗寒，而治寒亦不可遗风。如伤寒本无汗，得汗出则解，而不解者，以有风而偏于攻寒，热反入内，所以症变痞硬、呕吐而下利也。大柴胡汤者，合表里两解之法也。集方中行

伤寒脉浮，自汗出，小便数，心烦，微恶寒，脚挛急，反与桂枝汤欲攻其表，此误也。得之便厥，咽中干，烦躁，吐逆者，作甘草干姜汤与之，以复其阳；若厥愈足温者，更作甘草芍药汤与之，其脚即伸；若胃气不和，谵语者，少与调胃承气汤；若重发汗，复加烧针者，四逆汤主之。

〔批注〕风寒两感，治风遗寒、治表遗里之变。

---

① 二两：原脱，据宋本《伤寒论》与成注本《伤寒论》补。

② 微火煮取三升，服一升：宋本《伤寒论》作“以水八升，煮取三升，去滓，温服一升”。

③ 散邪：瑞霭堂本作“散水邪”。

脚挛急者，足经始终，于足寒则拘挛也。以上言风寒俱有表里症，故谓与桂枝汤为“反”，盖桂枝是中风之主治也。厥逆、咽干、烦躁、吐逆者，误汗损阳，阳虚阴独盛也。甘草益气，干姜助阳，厥愈足温，阳气复也。芍药用白，酸能敛阴而主血也；甘草用炙，甘能补中而健脾也。脚即伸，阴血行也。盖以一误治而表里俱伤，故必求阴阳。如此次第而后，复胃不和而谵语者，亡津液而胃实也。承气而曰“调胃”者，以胃属阳而主里，故用甘草和阴阳而缓中也。重发汗而复加烧针，阳大损矣，故用偏于助阳之四逆，以救其阳也。集方中行

此为真阳素虚之人，营卫俱伤，治风遗寒，治表遗里，因而致变者立法也。脉浮、自汗，风在表也；便数、心烦，邪又在里也；微恶寒、脚挛急，则内虚而兼外寒矣。使尔时以建中和之，不几表里俱解乎？不知者乃以桂枝汤攻其表，则汗愈出而阳愈虚，所以“得之便厥”也。今咽干、躁、逆，一一显阴寒之象，似与少阴为邻，长沙则专以胃寒为治者，盖以脚挛因属下虚，而得汤便厥者，胃之津液伤也，故与甘草干姜复阳散寒，则厥愈足温矣。嘉言谓：厥愈足温，不但不必治寒，且虑前之辛热有伤其阴，而脚挛转锢，故随与芍药甘草汤以和其阴，而脚即伸，此诚甲己化土①，而胃中之液庶几渐复。设不复而致谵语，则少与调胃承气汤，胃和而病自愈矣。若不知此症之误于攻表，而更发其汗，复加烧针，则汗大出，而阳虚者必造于亡阳，阴之无制者必至犯上无等，安得不以四逆为回阳之治乎！观于此，而长沙之治法神也！集周禹载

---

① 甲己化土：运气学术语，指逢甲己为土运。语出《素问·天元纪大论》：“甲己之岁，土运统之。”此处引申指芍药入肝、甘草入脾，肝脾同治可使脾胃运化功能恢复正常。

甘草干姜汤

甘草炙，四两　干姜炮，二两

水三升，煮取升半，分温再服。

桂枝非冷药也，何以得之便厥？本风多寒少之症，乃自汗以至挛急，虚候种种，尽属阳虚，可复攻其表乎？遂一一显无阳之里症也。而咽干、吐逆，阴亦伤矣，然中州大虚，非细故也。作甘草干姜汤者，正以甘温之应，不致劫阴，而阳自复，岂非厥速而温亦易乎？《三注》

芍药甘草汤

芍药[1]酒洗，四两　甘草炙，四两

水三升，煮取升半，分温再服。

足既温矣，而挛急者如故也。夫诸寒皆伤于足经，乃足之得寒而挛急者，必由脾阴不足，亦因肝不能养筋。于是以芍药敛阴入肝，甘草补脾益胃，阳复之后，又得益阴，营卫之正一复，而脚有不伸者乎？《三注》

问曰：证象阳旦[2]，按法治之而增剧，厥逆，咽中干，两胫拘急而谵语。师云：夜半手足当温，两脚当伸。后如师言。何以知此？答曰：寸口脉浮而大，浮则为风，大则为虚，风则生微热，虚则两胫挛，病证象桂枝，因加附子参其间，增桂令汗出，附子温经，亡阳故也。厥逆、咽中干、烦躁，阳明内结，谵语烦乱，更饮甘草干姜汤；夜半阳气回[3]，两足当热，胫尚

---

① 芍药：宋本《伤寒论》与成注本《伤寒论》作“白芍药”。

② 阳旦：一般认为，此指桂枝汤证。

③ 回：宋本《伤寒论》与成注本《伤寒论》作“还”。

微拘急，更[①]与芍药甘草汤；尔乃两[②]胫伸，以承气汤微溏，则止其谵语，故知其[③]病可愈。

长沙之圆机活法，妙在只一桂枝汤，遇时令温热，则加黄芩，名阳旦汤；遇时令寒凉，则加桂枝，名阴旦汤。此证既象阳旦，又曰“按法治之”，即是用桂枝加黄芩之法也，所以病人得之便厥，明明误在黄芩助其阴寒。若单服桂枝汤，即误，当不至是。故长沙即行阴旦之法以救其失，观“增桂令汗出”一语，岂不昭昭然耶？阴旦不足，更加附子温经，即咽中干、阳明内结、谵语烦乱，浑不为意，且重饮甘草干姜汤，以俟夜半阳回足热。后果如其言，岂非有所试乎？惟黄芩入口而便厥，未几即以附子、干姜尾其后，固知其厥必不久，所以可断云“夜半手足当温”，况咽干、谵语，热症相错，则非重阴沍[④]寒可知，故才得足温，即便以和阴为务，何其审哉！集喻嘉言

前证误在桂枝，桂枝用而汗泄矣，汗泄而阳去矣，而阴亦衰矣。甘草干姜，复其阳也；芍药甘草，救其阴也。此证之误在黄芩，病似冬温，误投寒药，则桂枝得芩即不复汗出，而病得芩则为厥更深，故加逆也，岂甘草干姜足以疗乎？故即桂枝汤加附子，且增桂使之汗出。须知使之汗出者，非正法汗解之比也。要使寒邪、寒药并驱退舍，内之正气得以外达，则不求汗而汗自出耳。不然，前之不可汗者，今忽可汗耶？寒气既去，治与前同。长沙设为问答，以明取效甚速，主治无疑。即内结、谵语、烦躁、咽干浑不介意者，不但于证可必，于脉更可必也。

---

① 更：宋本《伤寒论》与成注本《伤寒论》作“重”。

② 两：宋本《伤寒论》与成注本《伤寒论》无此字。

③ 其：宋本《伤寒论》与成注本《伤寒论》无此字。

④ 沍（hù 互）：冻解。《张衡·西京赋》：“涸阴沍寒。”

此反复申明之，而前节之义益了然矣。集刘宏璧

〔批注〕此下皆误治之坏病。

伤寒中风，医反下之，其人下利日数十行，谷不化，腹中雷鸣，心下痞硬而满，干呕心烦不得安。医见心下痞，谓病不尽，复下之，其痞益甚。此非热结，但以胃气虚，客气上逆，故使硬也，甘草泻心汤主之。

〔批注〕误下作痞。

此节文理，次第读之自解，其间手眼只在“此非热结”句。既非结热，何以复用芩、连？不知所结于心下者非热，而其阳邪因下入里者终在也。其心下之痞满，长沙既自下注脚为“胃虚上逆”，又何以反去人参？抑知前伤寒不由误下而痞者，因素虚，非人参不足以为助；此风寒由两误下而痞者，因新虚，且证见上逆，正恐人参反助邪气。故只须甘草和中，干姜散结，芩、连除热，半夏涤饮，为合法耳。集周禹载①

甘草泻心汤

甘草四两　干姜　黄芩各三两　黄连一两　半夏半升　大枣十二枚

水一斗，煮取六升，去渣，再煎取三升，温服一升，日三服。

按：申明此非结热，乃因客气上逆之故，则其去人参以此，而所以君甘草者亦以此，何也？胃中虽虚，设无客气，亦不硬也，故无取乎人参之补虚，而惟君之以甘草，缓其下利之急迫，和其客气之上逆，温其中气之不调，补其心烦之不安，较之人参更有恰当之妙也。至若芩、连、半、枣，不过偏裨②耳。主将得人，而三军有不效命者哉！

---

① 禹载：二字诸本原缺，据文义补。

② 偏裨：原指偏将和裨将，为将佐的统称。在此比喻辅佐性的药物。

发汗，若下之，病仍不解，烦躁者，茯苓四逆汤主之。

〔批注〕汗后复下，不解，烦躁。

先汗后下，似乎于法为顺，而表不解，转增烦躁，则真阳有欲亡之机，而风寒之邪在所不计。惟主以茯苓四逆汤，温补兼行，以安镇其欲越之阳，俾虚热自退，烦躁自止，乃为合法。设因烦躁更加散邪，则立毙矣！夫不汗出之烦躁与发汗后之烦躁毫厘千里，不汗出之烦躁，不辨脉而误投大青龙，尚有亡阳之变，则知发汗后之烦躁，即不误在药，已误在汗矣。此长沙所为见微知著，仿真武之例，更加人参之补，以嘿杜[①]其危。可见下后之烦躁与未下之烦躁亦殊。集柯韵伯

茯苓四逆汤

茯苓六两[②]　人参一两　干姜一两半　附子一枚[③]　甘草二两，炙

水五升，煮取三升，去渣，温服七合，日三服[④]。

汗下两误，而未见厥逆等症，乃决计用四逆汤以回阳者，何欤？正谓过汗之烦躁，有真阳欲越之机，故即用姜、附以固阳，而又必倍加茯苓以为君者，真武汤止用其半，尚能收已散之阳，镇摄而还于阴，况在烦躁之际，欲越未越者哉？加人参者，以其有补阳益阴之妙。一切滋润之味所不敢用，岂非谓阳虚者即已阴偏胜乎？然后知汗后烦躁，势必更自作汗，而一缕之阳必至外脱，故茯苓淡渗，摄水归源，俾汗不出，则阳终不患其越也，庶几回阳诸药得以奏其功效矣。《三注》

---

① 嘿杜：暗暗杜绝。嘿：同“默”。《玉篇·口部》：“嘿，与默同。”

② 六两：宋本《伤寒论》作“四两”。

③ 一枚：宋本《伤寒论》与成注本《伤寒论》后有“生用，去皮，破八片”。

④ 日三服：宋本《伤寒论》作“日二服”。

伤寒病，若吐若下后，七八日不解，热结在里，表里俱热，时时恶风，大渴，舌上干燥而烦，欲饮水数升者，白虎加人参汤主之。

〔批注〕误吐复下，热结烦渴。

吐下之后，病仍不解，津液既伤，转增烦躁，然犹有恶风之表邪在，何以即用白虎耶？本文“热结在里”二句已自酌量，惟热结在里，所以表热不除，况加大渴饮水，安得不以清里为急务耶？集喻嘉言

伤寒若吐若下后，心下逆满，气上冲胸，起则头眩，脉沉紧，发汗则动经，身为振振摇者，茯苓桂枝白术甘草汤主之。

〔批注〕吐下复汗，动经身摇。

吐、下，津液一伤，更发其汗，津液再伤，坐令筋脉失养，身为振摇，遗害深矣。遇此等症候，必一方之中涤饮与散邪并施，乃克[①]有济。故以桂枝加入制饮药内，俾饮中留结之外邪尽散，津液得以四布而滋养其经脉。千百年来，孰解此批郤导窾[②]之微旨欤！集喻嘉言

不先发汗，而用吐下，则阳气外越，津液内伤，升降之气不能自如，所以心下逆满；少阴是太阳之底板，阳弱则阴凑之，所以脉见沉紧，气上冲胸，起则头眩。此时即有表邪，亦万万不可发汗，若再发汗，则经失所养，而身为振振摇者。计惟用茯苓、桂枝为君，以伐肾邪；白术、甘草为佐，补土以制水；而桂枝一味，且可以御太阳表邪也。集程郊倩

---

① 克：能够。

② 批郤导窾：亦作“批隙导窾”。语出《庄子·养生主》：“批大郤，导大窾”，即庖丁解牛之典故。谓在骨节空隙处运刀，使牛体自然迎刃而分解。比喻处理事情善从关键处着手，因而能够顺利解决。

茯苓白术桂枝甘草汤

茯苓四两　桂枝①　白术各三两②　甘草炙，一两③

水六升，煮取三升，去渣，分温三服。

茯苓收摄，防其汗越，白术、甘草和胃生津，加桂枝和中固表，庶几津生气和，汗止阳复也。若泥桂枝为散邪之用，曷为反去生姜？况本文并无“身热不去”字样。学者尤当于无字处着眼。《三注》

伤寒吐下后，发汗，虚烦，脉甚微，八九日心下痞硬，胁下痛，气上冲咽喉，眩冒，筋脉动惕者，久而成痿。

〔批注〕吐下复汗，眩冒动惕，久而成痿。

上节“脉沉紧”，以未发汗言也；此节“脉甚微”，以已发汗言也。动惕，即振振摇也。失于不治，则津液内亡，湿淫内渍，必致痹而成痿。痿者，两足痿软不相及也。集方中行

前示人吐下后不可发汗，此再示人复发汗之害以垂戒也。前未发汗，心下止见逆满，此则心下痞硬；前止气上冲胸、起则头眩，此则气上冲咽喉、眩冒；前止脉沉紧，此则加甚微，更心烦、经脉动惕。是上下内外津液尽竭，势必久而成痿。先表后里之次第，可或忽也哉？集程绳玉

形作伤寒，其脉不浮紧④而弱。弱者必渴，被火者必谵语。弱者发热脉浮，解之当汗出愈。

〔批注〕误火劫，谵语发热。

形作伤寒，凡发热恶寒、身疼无汗之症备具也。脉不浮紧

---

① 桂枝：宋本《伤寒论》与成注本《伤寒论》后有“三两，去皮”。

② 各三两：宋本《伤寒论》与成注本《伤寒论》作“二两”。

③ 一两：宋本《伤寒论》与成注本《伤寒论》作“二两”。

④ 浮紧：宋本《伤寒论》与成注本《伤寒论》作“弦紧”。

而弱，弱即阳浮阴弱之谓，是伤寒见风脉也。弱者必渴，营气素虚，津液必少，而不胜邪也。又以火劫之，乱其神明则谵语，夺其阴血则发热。被火后，脉不数急而反浮，知邪未入里。长沙虑人以谵语而疑为阳明内实，故示以汗解，要当于养营药中行升阳散火之法耳。合参方、柯

伤寒脉浮，医以火逼劫之，亡阳，必惊狂，起卧①不安者，桂枝去芍药加蜀漆龙骨牡蛎②救逆汤主之。

〔批注〕火劫惊狂，起卧不安。

伤寒脉浮，宜发汗矣。以火迫劫之，致方寸之元神不能自主，而惊狂、起卧不安者，急以桂枝去芍药加龙骨牡蛎汤救之。盖元神飞越，少缓即散，故用通阳之桂枝以为向导，轻扬之蜀漆协往同追，又以龙骨、牡蛎之收涩固脱者，于归宅后不使外亡，庶几哉元神复位也。或曰：芍药亦收敛之性，去之何为？曰：芍药之阴亦足以胜阳，若不去之，则不得疾趋以达于阳位，犹造次颠沛之顷③，多一因循人④，亦足以败乃公事也。集程绳玉

救逆汤

桂枝　蜀漆洗去腥　生姜各三两　白龙骨煅，水飞，四两　牡蛎煅，五两　甘草炙，二两　大枣十二枚

上为末，水一斗二升，先煮蜀漆，减二升，内诸药，煮取三升，温服一升。

亡阳散乱，当求之于阳。桂枝汤，阳药也，然必去芍药之

---

① 起卧：宋本《伤寒论》与成注本《伤寒论》作“卧起”。

② 龙骨牡蛎：宋本《伤寒论》与成注本《伤寒论》作“牡蛎龙骨”。

③ 造次颠沛之顷：语出《论语·里仁》：“造次必于是，颠沛必于是。”形容事情紧急与困难的关头。造次，慌忙、仓促；颠沛，困顿、挫折。顷，短时间内。

④ 因循人：保守、怠惰之人。此处形容药性收敛、缓急的芍药。

阴，加蜀漆之速。缘蜀漆之性最急，丹溪谓“能飞补者”是也。更以龙骨、牡蛎有形之骨属，一阴一阳，为之舟楫，以载神而返其宅，使君主之官急安，而后以徐图其效耳。《尚论》

火逆下之，因烧针烦躁者，桂枝甘草龙骨牡蛎汤主之。

〔批注〕烧针烦躁。

此症误而又误，虽无惊狂等证，然烦躁则外邪未尽之候，亦真阳欲亡之机，故但用桂枝以解其外，龙骨、牡蛎以安其内。不用蜀漆者，以元神未至飞越，无取急追以滋扰也。集喻嘉言

桂枝甘草龙骨牡蛎汤

桂枝一两　甘草炙　龙骨煅　牡蛎煅，各二两

水五升，煮取二升半，去渣，温服八合，日三服。

此证较前稍轻，固宜龙、蛎分两减，乃姜、枣已去。而桂枝亦减者，因无表邪，则无取乎解肌也。《三注》

伤寒八九日，风湿相搏，身体烦疼①，不能自转侧，不呕，不渴，脉浮虚而涩者，与②桂枝附子汤主之。

〔批注〕伤寒风湿相搏，辨脉症治法。

伤寒至八九日，既不传经，复不入里者，因风湿持之也。烦痛者，风也；不能转侧者，湿也；不呕者，表无邪也；不渴者，里无热也；其脉虚浮而涩，正与相应。然后知风湿之邪在肌肉，而不在筋骨，故以桂枝表之；不发热为阳气素虚，故以附子温之。两相绾合，不但风湿不能留，而寒亦自解矣。集刘宏璧

桂枝附子汤

桂枝四两　附子三枚，炮，去皮，切　甘草炙，二两　生姜三两

---

① 烦疼：宋本《伤寒论》与成注本《伤寒论》作“疼烦”。下同。

② 与：宋本《伤寒论》与成注本《伤寒论》无此字。

大枣十二枚

水六升，煮二升，去渣，分温，日三服。

《金匮》之治风寒湿者多矣，未尝遽用附子，独于伤寒兼风湿三方俱用附，其理安在？盖伤寒热症也，加以风湿瘀里，势必易热，乃至八九日之久，而不言身热，知其人原阳虚矣。阳虚者，邪凑于里，内入则易，而外解极难，何者？无元气以复之也。故长沙用桂枝解外，必赖附子以温经，且用三枚者，欲使经络肌肉间无处不到，无邪不驱矣。《三注》

若其人大便硬，小便自利者，去桂枝加白术汤主之。

经谓：伤于湿者，必小便不利，大便反快[①]。今此症相反，则知膀胱之气化无伤，而胃腑之津液已耗也，又安取于桂枝之散表乎？故加白术以培土胜湿，一举而两得矣。集周禹载

白术附子汤

即前方中去桂枝，加白术四两

邪入里，当去表药也。君白术者，可以益胃驱湿。而体痛不能转侧，邪留经络者，仍非附子不除。生姜助附子，甘、枣助白术，诚不易之道耳。《三注》

风湿相搏，骨节烦疼，掣痛不得屈伸，近之则痛剧，汗出短气，小便不利，恶风不欲去衣，或身微肿者，甘草附子汤主之。

风淫则掣，湿淫则痛，风湿之邪注经络、流关节、渗骨髓，四体所以烦疼掣痛而不利也。近之则痛剧者，外邪客于内，忤之则逆也。短气者，汗多亡阳而气伤也。恶风不欲去衣者，以重伤故恶甚也。身微肿，湿外薄也，不外薄则不肿，故曰“或”

① 伤于湿者……大便反快：语本《伤寒论·辨痉湿暍脉证并治》。

也。集方中行

甘草附子汤

甘草炙，三两① 附子二枚，炮，去皮，切 白术二两 桂枝四两

水六升，煮取三升，温服一升，日三服。初服得微汗则解。能食，汗出复烦者，服五合。恐一升多者，宜服六七合妙。

此节方是风行于皮毛关节之间，湿流于腠理筋骨之际，阻遏正气，不令宣通，遂至痛不可近。汗出短气、恶风不欲去衣者，邪风袭入，而卫中之正气俱虚也。小便不利、身微肿者，中外为湿所搏，而膀胱之化不行也。安得不以白术、甘草燥土和中，附子、桂枝祛风散湿耶？然此症较前更重，且里已受伤，曷为附子反减耶？前症风湿尚在外，在外者利其速去；此症风湿半入里，入里者妙在缓攻。长沙正恐附子多则性猛急，筋节未必骤开，风湿岂能托出？徒使大汗，而邪不尽耳。君甘草者，欲其缓也，和中之力短，恋药之用长也。所以前症附子用三枚者，分三服；此止二枚者，初服五合，恐一升为多，宜服五六合，全是不欲尽剂之意。学者于理有未得，即于本文中求之，自解矣！

阳明经上

阳明经，胃也。阳明以胃实为正，胃实则方为可下之证也，故有经腑之分焉。第②视经证之罢与不罢，方可定胃家之实与不实。稍有不实，纵潮热盗汗，便非可攻之阳明矣。矧阳明之脉行身之前，邪入其经，则有前后相传之次第。其来路则由太

① 三两：宋本《伤寒论》与成注本《伤寒论》作“二两”。
② 第：犹“但”“只”，表示转折。

阳，凡阳明证具，而太阳证尚见一二，仍从太阳而不从阳明，泄其从入之途，一汗而自解也；其去路则趋少阳，凡阳明证具，而少阳症略见一二，即从少阳而不从阳明，和其表里之半，汗下两无用也。惟风寒之邪已离太阳，更罢少阳，恰在阳明界内，始可用下。长沙所以约法三章，以大、小、调胃三承气分应三阳明腑证，而不容丝发紊也。若胃不实，而下证不具者，则病仍在阳明之经，而非阳明之腑也。其在经者，固以能食、不能食辨外入之风寒，而邪犯中焦，营卫犹可以不论；其在腑者，必以能食、不能食辨胃气之强弱，而里未尽实，攻下卒难以例施。况食谷欲呕、下利清谷、胃中虚冷者，温补且所不禁，益见世人按日求腑、据热议攻之误也。兹以阳明经腑疏为二篇，其分之有法①，而施之自有次第矣。

阳明有经腑之分。上篇疏经也，下篇疏腑也。然上篇前十七节仍统经腑而言，原文本如是也。首挈阳明为病，以胃实、脉大为提纲。其或传自太阳，受自阳明，莫不有风寒表里之辨，辨之审而愈期可必矣三节至十节。其辨维何？以能食、不能食者辨风寒，而又举风寒中之能食、不能食者，以卜胃气之强弱。强则胃实，弱则胃不实也十一节至十七节。嗣后始专言经病矣，脉证并举，互申以明在经之为病十八节。其论证也，则分太阳、阳明、少阳三证，皆为阳明经之表证。表则仍用解肌、发汗、和解之法，而反复详论，以明其义十九至廿六节。义明，自不可攻下，故特谆谆示戒焉二十七至二十九节。其论治也，则又分上、中、下三焦之大法三十节。其或有咽痛者，有头痛及衄血者，热攻上焦也；有发黄者，热郁中焦也；有蓄血及便脓血者，

① 有法：瑞霭堂本作“有二法”。

热陷下焦也。治之各有法要，皆不可以攻下。若误攻之，则有懊侬、痞结。更误火之，则为身黄矣。种种坏病，可不慎乎！

阳明之为病，胃家实也。

〔批注〕首挈阳明病以胃实为正。

阳明者，胃脉也。首揭“胃家实”为阳明病提纲，正见邪到本经。或来自太阳，去入少阳，未入腑而成胃实之证，皆不得谓之正阳阳明。不然，阳明病胃家不实者多矣，于义安取乎？集喻嘉言

阳明以里症为主。虽有表证，长沙意不在表，谓有诸中而形之外也；或兼经病，长沙意不在经，谓标在经而根于胃也。故提纲独以胃实为主。胃实不是指燥屎坚结，只对下利言，下利是胃家不实矣。盖阳明、太阴同为仓廪之官，而所司各别。胃司纳，故阳明主实；脾司输，故太阴主利。同一胃腑，而分治如此，是二经所由分也。集柯韵伯

伤寒三日，阳明脉大。

〔批注〕次言阳明脉以大为正。

伤寒三日，该中风而约言之也。大为阳盛之诊，伤寒三日见此，邪已去表入里，而脉从阳热化气，知正阳当令，必以脉大为准。不言阴阳者，该及浮沉，具有“实”字之意。凡下文言脉弱，脉迟，脉滑而疾，脉沉，脉浮而芤、而啬①等类，皆贯此“大”字在内，只从有力、无力上讨分晓。集程郊倩

“阳明脉大”四字，是彻始彻终眼目。凡错举他脉，或违或合，皆是照拂②此“大”字也。大者，大而实也。

〔批注〕以下七节统论传自太阳，受自阳明，辨风寒表里之法。

---

① 啬：犹“涩”。即往来不流利的脉象。

② 照拂：照顾，照料。

问曰：缘何[1]得阳明病？答曰：太阳病，若发汗，若下，若利小便，此亡津液，胃中干燥，因转属阳明。不更衣，内实，大便难者，此名阳明也。

阳明之为病，于何得之？盖缘太阳病治不合法，外邪不解，徒亡津液，及邪入内而燥结转甚，因转属阳明也。若治法得当，则在经者立解矣，何致内实便难哉？集周禹载

问曰：阳明病外证云何？答曰：身热，汗自出，不恶寒，反恶热也。

外证云何？以里症而言也。邪结于内，汗出于外，里热甚也。不可复认为中风自汗也。集《三注》

因内有胃家实之病根，故外见不恶寒、反恶热之病证。集程绳玉

按：病因在内，病症在外。外证云何？欲从外以征内也。虽阳明潮热、谵语等证不必尽见，然未有不全此数证而得为阳明病者。

问曰：病有得之一日[2]，不发热而恶寒者，何也？答曰：虽得之一日，恶寒将自罢，即自汗出而恶热也。

阳明恶寒，终是带表。至于腑病，不唯不恶寒，且恶热。表罢不罢，须于此验之，故从反诘以辨出。然曰"虽得之一日，恶寒将自罢"，则已该夫阳明之不必转得者。又云：初得阳明，表气被阻，亦有不发热而恶寒证，须臾即化热矣。邪不关表故也。程郊倩

问曰：恶寒何故自罢？答曰：阳明居中，土也，万物所归，无所复传。始虽恶寒，二日自止，此为阳明病也。

---

① 缘何：宋本《伤寒论》与成注本《伤寒论》作"何缘"。

② 得之一日：原作"一日得之"，据宋本《伤寒论》与成注本《伤寒论》乙正。

六经虽分阴阳，而宰[1]之者胃，五脏六腑皆朝宗而禀命焉。一有燥热，无论三阳传来之表寒从而归热，即三阴转属之阴寒亦归而变热，纯阳无阴，故曰“万物所归，无所复传”。“始虽恶寒，二日自止”末句亦非泛结，正见阳明关系之重。阳明以下法为正，必五脏六腑之邪皆归结于此，别无去路，方是下证之阳明。若恶寒未罢，胃无由实，岂算得阳明？等闲莫教错了。集程郊倩

金木水火虽各有所生，要皆本于土，故经邪入胃，无所复传矣。邪入胃腑，安有不热？故曰“恶寒自止”也。集刘宏璧

此言阳明所以不恶寒而恶热之故，乃正阳阳明第二日之表证。前注谓“症兼太阳”者，非也。程绳玉

本太阳病初得时[2]，发其汗，汗先出不彻，因转属阳明也。

彻者，透也。汗出不透，邪未尽出，因转属阳明。此复推言太阳解肌发汗不如法，所以致病入胃之大意，以结上文。集《三注》

阳脉微而汗出少者，为自和也；汗出多者，为太过。

此承上而言。汗出不彻，固转属阳明，而汗出太过，亦得因以转属也。微，以中风之缓言，中风本自汗，故言“出少为自和”，谓未至太过耳，非真谓和平也。太过者，以其失于不治，与凡治之不合致汗出不已者言也。集方中行

阳脉实，因发其汗，出多者，亦为太过。太过为阳绝于里，亡津液，大便因硬也。

实，以伤寒之紧言。伤寒本无汗，因发其汗而出之过多，则与自出过多者同一致，故曰“亦为太过”。下乃总结上文，以

① 宰：犹“主”。

② 病初得时：宋本《伤寒论》与成注本《伤寒论》作“初得病时”。

申其义。盖汗者血之液，本不自出，所以出者，阳气之动鼓之也，故汗多则阳绝。岂惟阳绝？亡津液即亡阴也。读者最宜究识。方中行

伤寒发太阳膀胱之汗，即当顾虑阳气，以膀胱主气化故也；发阳明胃中之汗，即当顾虑阴津，以胃中藏津液故也。所以阳明多热越之证，谓胃中津液随热而尽越于外，故汗出不止耳。然则阳明证无论中风伤寒、脉微脉实，俱以汗出少为自和，汗出多为太过。阳绝于里者，谓孤阳独治，无阴液以和之，大便因硬，而成内实之证者，亡津液故也。是谁之咎欤？合参喻、程

此上数节皆辨论阳明风寒表里之法，统经腑而言也。

阳明病欲解时，从申至戌上。

〔批注〕阳明愈期。

土所畏者，木也。得申酉之金，子以复母仇，而戌更旺，故解。集成无已

阳明病，能食者为中风，不能食者为中寒。

〔批注〕阳明病以能食、不能食为风寒之辨。

阳明主水谷。风能食，风为阳，阳能化谷也；寒不能食，寒为阴，阴不能杀谷①也。大意推原风寒传太阳而来，其辨验如此。集成无已

阳明一经，独以能食、不能食分营卫。至于少阳以后，更不申营卫之辨，何也？盖邪气始先中卫，其传经必不转中于营；始先中营，其传经必不转中于卫。然则能食、不能食自可由阳明而类推各经矣。集喻嘉言

① 杀谷：消化食物。

〔批注〕此下六节重举风寒中之能食、不能食者为胃气强弱之辨，而胃家之实与不实从可知矣。

阳明病，脉迟，食难用饱，饱则微烦头眩，必小便难，此欲作谷瘅。虽下之，腹满如故，所以然者，脉迟故也。

既以能食、不能食辨风寒，又可即风寒中之能食、不能食者，以验胃气之强弱矣。如阳明病脉迟，迟为寒，寒则不能宣行胃气，故非不能饱，特难用饱耳。饥时气尚流通，饱则填滞，以故上焦不行，而有微烦头眩证；下脘不通，而有小便难症，小便难中包有腹满证在内；欲作谷瘅者，中焦之升降失职，则水谷之气不行，蓄黓而成黄也。曰"谷瘅"者，明非邪热也。"下之"兼前后部言，茵陈蒿汤、五苓散之类也。热蓄成黄之证，下之可去。此则谷气不能宣泄，属胃气使然，下之益虚其虚矣，故腹满如故。再出"脉迟"，欲人从脉上悟出胃中冷来。集程郊倩

此条病原始终只重"脉迟"二字，乃是因脉原证，料所必至之辞也。集周禹载

阳明病，若中寒，不能食，小便不利，手足濈然汗出，此欲作固瘕，必大便初硬后溏。所以然者，以胃中冷，水谷不别故也。

承上"脉迟"来着眼，只在"中寒，不能食"句。此系胃弱素有积饮之人，兼膀胱之气不化，故邪热虽入，未能实结，况小便不利，则水并大肠，故不能食而小便少也。经中阳气既不内达，自尔外蒸，故第手足汗出，不若潮热之遍身漐漐有汗。此欲作固瘕也，其大便始虽硬，后必溏者，岂非以胃中阳气向衰，不能蒸腐水谷？尔时即以理中温胃，尚恐不胜，况可误以寒下之药乎？长沙惧人于阳明证中但知有下法，全不知有不可下、反用温之法，故特揭此。集刘宏璧

阳明病，初能食①，小便反不利，大便自调，其人骨节疼，翕然②如有热状，奄然发狂，濈然汗出而解者，此水不胜谷气，与汗共并，脉紧则愈。

前证一以小便少而成谷瘅，一以小便不利而成固瘕。今病虽能食、便调，而小便亦不利，况其人骨节疼，邪气盛也；翕然如有热状，奄然发狂，邪正相争也。而乃濈然汗出解者，何哉？此是胃气有权，谷气流行，正能胜邪。其脉则紧，故能驱水与热、与汗并併而出也。此胃强能食之人所以得病易愈焉耳。集程绳玉

阳明病，不能食，攻其热必哕，所以然者，胃中虚冷故也。以其人本虚，攻其热必哕。

病在阳明，不能食，胃中本寒，一攻其热，复虚其胃，虚寒相搏，故令哕也。经曰：关脉弱，胃气虚，有热不可攻之，热去则寒起③。此之谓也。可见本虚，则凡病之来虽有热邪，俱宜标视之。阳明且然，而况他经乎？集成无己

脉浮而迟，表热里寒，下利清谷者，四逆汤主之。若胃中虚冷，不能食者，饮水则哕。

表热里寒，法当先救其里。太阳经中，下利不止、身疼痛者，已用四逆，其在阳明之表热，不当牵制，更可知矣。此症较前证虚寒更甚，故不但攻其热必哕，即饮以水而亦哕矣。集喻嘉言

---

① 初能食：宋本《伤寒论》作“初欲食”，成注本《伤寒论》作“欲食”。

② 翕然：宋本《伤寒论》与成注本《伤寒论》作“翕翕”。翕然，此处当为翕翕然之义，指发热轻浅貌。

③ 关脉弱……热去则寒起：语本《脉经》卷第二《平三关病候并治宜》。

脉浮而迟，浮为阳，知邪热之蒸发在表；迟为阴，知虚冷之伏阴在里。但见下利清谷一证，虽在阳明，不妨从三阴例，温之以四逆矣。既已温之，若胃中虚冷未回，则仍不能食，虽在经之热得四逆转增，而燥欲得水，然水入而为胃寒所击，气逆则哕矣。即下利清谷止，仍宜温之。此亦如太阳先温其里，后解其表之法也。集程郊倩

此五条重举风寒中之能食、不能食辨胃气之强弱，非辨风寒也。五证中，惟水不胜谷气、脉紧则愈一证为胃气胜，其四者俱是脉迟胃冷，反为水热所胜之症。夫伤寒之证，皆热证也，而其人胃中虚冷者，又未可一例而推。盖胃既虚冷，则水谷混然无别，热邪传入，必不能遽变为实也。胃不实则不可下，而热邪既入，转蒸水谷之气，蕴祟①为病，既下之而水热不去，徒令胃气垂绝而作哕耳。长沙一一挈出，而乃于下利清谷一证，主之以四逆汤，则前症之较轻者，宜主之以温胃更不待言。惟合五证而总会其立言之意，斯不至于昧焉耳。喻嘉言

病人脉数，数为热，当消谷引食，而反吐者，此以发汗，令阳气微，膈气虚，脉乃数也。数为客热，不能消谷，以胃中虚冷，故吐也。

凡脉阳盛则数，阴盛则迟。其人阳气既微，何以脉反数？脉既数，何得胃反冷耶？不知诸阳受气于胸中，而误汗以虚上焦之阳，阳虚于上，故脉数，数为虚也。阳既虚于上，自不能下温，故令胃中冷，是热为客热，寒为真寒，又何能消谷而不吐乎？上数症乃胃本虚冷，此因误汗而致变胃冷者，又不可不知也。合参柯、程

---

① 蕴祟：积聚。祟，聚集。

阳明病，脉浮而紧者，必潮热，发作有时。但浮者，必盗汗出。

〔批注〕此一节脉症并举，互申以示辨。后此则专论阳明在经之病。

按：浮紧即太阳伤寒脉，但浮即太阳中风脉。传至阳明，而太阳证未尽罢，两经互见，恐人未易明晓，故特指出阳明必有之证辨之，以见症既属阳明，虽脉紧浮，不得仍谓之太阳也。尤恐症候狐疑，不无经病混入腑病之处，故先指出紧浮之脉辨之，以见脉紧而浮之潮热盗汗非脉大而实之潮热盗汗，又不得认为阳明内实而从攻下之例也。

太阳病，项背强几几，反汗出而恶风者，桂枝加葛根汤主之。

〔批注〕二节言太阳初交阳明经表症。

阳明病，其来路则自太阳。如太阳病项背强几几者，几几，颈不舒也。太阳病有此经邪壅盛，不尽在表可知。经曰：胸者，背之府也[①]。腑邪已露端倪，知势已连及阳明矣。才见几几一证，即不得不以桂枝汤加葛根一味于太阳药中用之，所以达阳明而伐之于早也。集成无己

桂枝加葛根汤

葛根四两　芍药　甘草各一两[②]　生姜　桂枝各三两[③]　大枣十二枚

水一斗，煮葛根，减二升，去上沫，内诸药，煮取三升，温服一升。覆取微似汗，不得啜粥。

汗出恶风，项背强，全是桂枝证也；所兼阳明者，不过几几一证耳。乃加阳明经药，而专重葛根，反减去原汤分两者，不可不知也。太阳未解，阳明初见，其时正在转趋之时，邪气

---

① 胸者，背之府也：语本《素问·脉要精微论》。

② 各一两：宋本《伤寒论》与成注本《伤寒论》芍药、甘草均作“二两”。

③ 三两：宋本《伤寒论》与成注本《伤寒论》桂枝作“二两”。

颇锐，苟非用力于从入之途，大发其蕴，未易服也。所谓遏其将来者，此也。集《三注》

太阳病，项背强几几，无汗恶风者，葛根汤主之。

几几，鸟之短羽者，动则引颈几几然。形容病人颈项俱病，俯仰不能自如之貌。太阳证未罢，汗转出不已，而恶风、几几者，既以太阳尚在，用桂枝为之主方，以初入阳明，加葛根为引用。而无汗、恶风之几几，亦当用麻黄汤加葛根矣，乃仍于桂枝汤中加麻黄、君①葛根者，何意？缘葛根亦大开肌肉之药，设以麻黄本汤加葛根，岂不虑大汗之无制乎！故不独以桂枝监之，且以芍药收之，庶几兼发二经之邪，而无亡阳之患也。集方中行

葛根汤

葛根四两　麻黄　生姜各三两　桂枝　芍药　甘草各二两，炙　大枣十二枚②

此方即桂枝汤加麻黄、葛根。以其无汗表实，所谓轻可去实也。且葛根本阳明经药，禀气轻清而赋体厚重，以起阴气而成汗，故太阳病久，将传阳明，用以为君，以迎而夺之，豫③发其邪，勿令传入也。集《括要》

阳明病，脉迟，汗出多，微恶寒者，表未解也，可发汗，宜桂枝汤。

〔批注〕二节言阳明经初起一日表症。

---

① 君：瑞霭堂本与抄本作“兼”。

② 十二枚：宋本《伤寒论》与成注本《伤寒论》此后有“以水一斗，先煮麻黄、葛根，减二升，去沫，内诸药，煮取三升，去滓，温服一升。覆取微似汗”33字。

③ 豫：预先，事先。亦作“预”。《广雅·释言》：“豫，早也。”

此阳明本经初起之证。汗多、微恶寒，风邪初入，未经发汗，故曰“表未解也”。仍用桂枝汤解肌，使风邪从卫分而解。

阳明病，脉浮，无汗而喘者，发汗则愈，宜麻黄汤。

此亦阳明本经初起之证。无汗而喘，与太阳表同，故亦用麻黄发汗，使寒邪从营分而解。

阳明初起之表证，与太阳之表同，经所谓“得之一日，不发热而恶寒者①”是也。人见太阳得此脉症，阳明不应又有此脉证，故有“尚在太阳，初入阳明”之说，不知太阳行身之后，阳明行身之前，所受风寒俱在营卫之表，太阳营卫有虚实，阳明营卫亦有虚实，虚则桂枝，实则麻黄，是长沙治表邪之定局②。然长沙之方因证而设，有此证便与此方，是又长沙之活法也。集柯韵伯

阳明以胃实为里，而阳明之表则有二焉：有内热达外之表，有外邪初伤之表。内热达外之表，在一二日后，其证汗自出、不恶寒、反恶热是也；外邪初伤之表，在一二日间，其症微恶寒、汗自出，或无汗而喘是也。表因风寒外来，长沙亦用桂枝、麻黄二汤治太阳之风寒者治之。若谓太阳传入阳明，太阳病必项强，而此不项强也，何诸注皆列于太阳阳明中耶？集程绳玉

阳明病，发潮热，大便溏，小便自可，胸胁满不去者，小柴胡汤主之。

〔批注〕二节言阳明初兼少阳经表证。

阳明病，其去路则趋少阳。如潮热本阳明胃实证，但胃实之潮，大便必硬，而小便必赤涩。今大便溏，小便自可，是热

---

① 得之一日，不发热而恶寒者：语见《伤寒论·辨阳明病脉证并治》。

② 定局：瑞霭堂本后有“也”字。定局，固定不变的方式。

虽盛，非入腑之热也。再以胸胁征之，更加满不去，则知证兼少阳矣。既兼少阳，即有汗、下二禁，惟小柴胡一方合表里以和之，此乃少阳一经之正法，而少阳阳明亦取用之者，但使少阳之机枢一利，而阳明之潮热可自解焉。合参喻、程

阳明为病，胃家实也。今大便溏而曰“阳明病”者，谓有阳明外证，身热、汗出、不恶寒、反恶热也。集王泰宇

阳明病，胁下硬满，不大便而呕，舌上白胎者，可与小柴胡汤。上焦得通，津液得下，胃气因和，身濈然而汗出解也。

此承上而言。不但大便溏为胃未实，即使不大便，而见胁下硬满、呕与舌胎之证，则少阳为多，亦当从小柴胡而分解之。上焦通，硬满开也；津液下，大便行也；上下和，而胃气因以得和，身濈然汗出而解。可见阳明病不必治阳明，而阳明无不可因之而治也。合参方、程

上条阳明病从潮热上见，此条阳明病从不大便上见。集程郊倩

“上焦得通，津液得下”八字关系病机最切。风寒之邪协津液而上聚于胸中，为喘，为呕，为水逆，为结胸，尝十居六七是风寒不解，则津液必不得下。倘误行发散，不惟津液不下，且转增上逆之势，愈无退息之期。此所以和之于中，而上焦反通，津液亦下矣。夫人之得以长享者，惟赖后天水谷之气生此津液，津液结则病，津液竭则死。故治病而不知救人之津液者，真庸工也！集喻嘉言

按：合六节观之：前二节是太阳初交阳明，才见几几一证，而即君葛根者，以葛根为阳明经之主药，故用麻、桂速驱太阳之邪，而即加葛根断入阳明之路。中二节是阳明初起一日之证，而反不用葛根者，何也？盖以阳明主肌肉者也。设用葛根大开其肌肉，恐津液尽从

外泄则阴亡，而大便因硬。其不用者，所以存津液耳。且阳明初受，未若太阳之久，是腑中虽是阳明，而经中全类太阳，故可从解肌发汗例。仍主以桂枝、麻黄二汤，则经邪散而腑中壅滞自通矣，故曰“发汗则愈”也。后二节是外邪已趋少阳，未离阳明，谓之少阳阳明，其实乃是阳明少阳也。少阳主表里之半，阳明证中才兼少阳，即有汗下二禁，则葛根自无所用矣。故亦从少阳例，主以小柴胡汤，则上下通和，濈然汗出而解，是一和而表里俱彻也。凡此皆因太少二经与阳明连贯，故用表法虽异，而同所谓从外入者，仍驱而出之于外也。

病人烦热，汗出则解；又如疟状，日晡所发热者，属阳明也。脉实者，宜下之；脉虚浮者，宜发汗。下之宜[①]大承气汤，发汗宜桂枝汤。

〔批注〕二节重申上文解肌、发汗、和解之义。

按：此一节重严经腑之辨，以申明上文之义也。日晡乃阳明之旺时，潮热乃阳明之本候。病人汗后热解，日晡时复如疟状，则邪入阳明审矣。然未知其在经在腑也，故必重辨其脉，脉实者方为归腑，则宜下；若脉虚浮者，是犹在经，则宜汗。发汗宜桂枝汤者，使阳明之邪仍从卫分而解也。

阳明中风，脉弦浮大而短气，腹都满，胁下及心痛，久按之气不通，鼻干，不得汗，嗜卧，一身及面目悉黄，小便难，有潮热，时时哕，耳前后肿，刺之小差。外不解，病过十日，脉续浮者，与小柴胡汤；脉但浮，无余症者，与麻黄汤；若不尿，腹满加哕者，不治。

此复推明所以和解发汗，亦申上文之义。弦，少阳也；浮，太阳也；大，阳明也。胁下痛、耳前后肿，少阳也；小便难，太阳膀胱不利也；腹满、鼻干、嗜卧、身目悉黄、潮热，阳明

---

① 宜：宋本《伤寒论》与成注本《伤寒论》作“与”。

也；时时哕，三阳俱见，而气逆甚也。三阳既见，而曰“阳明”者，以阳明居多而任重也；风寒俱有，而曰“中风”者，寒证轻而风脉甚也。此症为阳明第一重证，太阳未罢而少阳兼见，是阳明所主之位，前后皆邪，而本经更弥漫流连矣。所以病过十日而外症未解，必审脉症，虽有潮热，而脉续浮者，可引阳明之邪从少阳出，与小柴胡汤；但浮，无余症者，余症指少阳言，则引阳明之邪从太阳出，与麻黄汤方为合法；若不尿、腹满加哕，则真气垂尽，更无力可送其邪，故知药不能治也。合参方、喻

〔批注〕以下四节言阳明经病不可攻下，重申以示戒。

阳明中风，口苦咽干，腹满而喘，发热恶寒，脉浮而紧，若下之，则腹满、小便难也。

阳明表证宜和、宜汗，既反复明之，而复以不可攻下申言，亦重致叮咛之义也。阳明中风，该伤寒而言；胆热则口苦，咽为胆之使，故口苦而咽干；腹满者，邪入阳明也；恶寒、脉浮紧，皆太阳未除之候，非实满之证也。若误下之，则外邪因下而陷，腹愈胀；津液因下而伤，令小便难也。集方中行

伤寒呕多，虽有阳明证，不可①攻之。

呕有太阳，亦有阳明。但呕属上焦，呕多则全未入腑，纵有阳明诸证，在所不计，故戒攻下。集喻嘉言

食谷欲呕者，属阳明也，吴茱萸汤主之。得汤反剧者，属上焦也。

上焦主内，胃为之市。食谷欲呕者，胃寒不受也，与吴萸汤以温胃气。若得汤反剧者，则非胃寒也，当以治上焦之法治

① 可：瑞霭堂本作“宜”。

之。集成无己

吴茱萸汤

吴茱萸一升，洗　人参三两　生姜六两　大枣十二枚

水七升，煮二升，去渣，温服七合，日三服。

吴萸气味俱厚，阳中之阴，气辛，故性好上，味厚，故又善降，其臭臊，故专入肝，而脾胃则旁及者也，下逆气最速。浊阴不降，厥气上逆胀满，非吴萸不为功。然则长沙立吴萸汤，本以治厥阴病，乃于阳明食呕亦用之，何哉？盖脾胃既虚，则阳退而阴寒独盛，与辛热之气相宜，况土虚则木必乘，乘则不下泄，必上逆，一定自然之理也。然后知未得谷前已具上逆之势，况谷入而望其安胃耶？此非厚味能降者不能治之也，故人参补胃，姜、枣益脾散滞，不与奠土①者有余功欤！故左金丸兼川连去肝家之火，用之神效，绝不以辛热为嫌；黄连制吴萸，诸寒利色白者亦随手而验，更不以下滞为虑。彼取其降，此取其辛，固有器使之道也。集《三注》

阳明病，心下硬满者，不可攻之。攻之，利遂不止者死，利止者愈。

心下硬满，邪在胃脘之上也。在上者越之，宜用栀子豉吐法，不可用攻，以伤脾胃。且攻之则上焦热邪下陷，而利遂不止，不止则自上及下，三焦之元气尽脱，故主死。利止，则邪气去而真气犹有存者，庶几可愈。集程绳玉

阳明病，脉浮而紧，咽燥②口苦，腹满而喘，发热汗出，不恶寒，反恶热，身重。若发汗则燥，心愦愦，反谵语；若加

---

① 奠土：指补助脾胃功能。奠，犹“定”。

② 燥：原作“噪”，据宋本《伤寒论》与成注本《伤寒论》及文义改。

烧针，必怵惕，烦躁不得眠；若下之，则胃中空虚，客气动膈，心下懊侬，舌上胎者，栀子豉汤主之；若渴欲饮水，口苦舌燥者，白虎加人参汤主之；若脉浮，发热，渴欲饮水，小便不利者，猪苓汤主之。

〔批注〕治阳明经病有上、中、下三焦之大法。

脉浮紧、不恶寒、反恶热，是阳明表热；咽燥、口苦、腹满而喘，是阳明里热。因阳明之热自里达表，则里证为急，此时即宜用栀子豉汤吐之。栀子能清里热，而表热自解；香豉能泄腹满，而身重亦除。若发汗以伤胸中之阳，则燥，有致心愦愦、反谵语者；若烧针以伤胸中之阴，有致怵惕、烦躁不得卧者；若下之以伤胸中之津液，则有胃中空虚，客气动膈、心中懊侬、舌胎者。三证皆因不知用栀子豉汤而妄治之误也。然三证仍在胃之上，而不在胃之中，皆是虚烦、虚热，仍宜栀子豉汤吐之，上焦得通，津液得下，胃气因和也。若有前证，更加渴欲饮水、口干舌燥，热在中焦者，则用白虎汤清之，胃火得清，胃家不实也。更加渴欲饮水、小便不利，热在下焦者，用猪苓汤和之，火从下泄，胃家不实也。要知阳明之治表热，即是预治其里。三方皆是润剂，所以存津液而不令胃家实也。此长沙治阳明经病分上、中、下三焦之大法也。集程绳玉

太阳以心胸为里，故用辛甘发散之剂，助心胸之阳，而开玄府之表，不得用苦寒之药，以伤上焦之阳也，所以宜汗而不宜吐；阳明以心胸为表，当用酸苦涌泄之剂，引胃脘之阳，而开胸中之表，不得用温散之药，以伤中宫之津液也，故当吐而不当汗。盖阳明以胃实为里，不特发热恶寒、汗出、身重、目痛、鼻干谓之表，一切虚烦、虚热，如口苦、咽干、舌胎、喘满不得卧、消渴而小便不利，凡在胃之外者，悉属阳明之表。

但除胃口之热，便解胃中之实矣，所以栀子豉汤为阳明解表和里之圣剂也。集柯韵伯①

阳明病，汗出多而渴者，不可与猪苓汤。以汗出②胃中燥，猪苓汤复利其小便故也。

阳明胃经，主津液者也。津液充则不渴，津液少则渴矣。外邪传入阳明，已先耗其津液，加以汗多而夺之于外，复利其小便而夺之于下，则津液有立亡而已，故示戒也。集喻嘉言

太阳病，无汗而渴者，不可与白虎；阳明病，多汗而渴者，不可与猪苓。然则太阳病渴，终不可与白虎耶？太阳证得汗后，脉洪大而渴者，方可与之也。阳明病渴，终不可与猪苓耶？阳明证，小便不利、汗少、脉浮而渴者，方可与之。此皆长沙之妙法也。集朱奉议

猪苓汤

猪苓去皮　茯苓　阿胶　泽泻　滑石碎，各一两

先煮四味③，去渣，纳阿胶烊消，服七合，日三服。

此导水利窍、滋阴荡热之剂也。阳明内热，不用栀豉，又加误治，以致胃中津液告竭，而求救于水。下焦小便不利，而热邪转结，是邪不在上焦，而在中焦、下焦，非复栀豉之所能胜任矣。方中用滑石甘寒者，入胃去郁热，即于胃家养真阴；阿胶色黑者，入肾滋真阴，即于胃家利水道；又用猪苓、茯苓、泽泻淡渗者，疏浊热而不留于壅滞，又润真阴而不苦其枯燥。

① 韵伯：二字诸本原脱，据文义补。

② 出：宋本《伤寒论》与成注本《伤寒论》作“多”。

③ 先煮四味：宋本《伤寒论》与成注本《伤寒论》作“以水四升，先煮四味，取二升”。

庶几哉客水[①]得降，真水得升，渴自除，小便自利，而不致胃家之实也。集《正传》

《活人》云：脉浮者宜五苓散，脉沉者宜猪苓汤[②]。盖桂与白术味甘辛，为阳主外；阿胶、滑石味甘寒，为阴主内。南阳[③]之言，亦可谓不失长沙之旨矣！集《括要》

阳明病，但头眩，不恶寒，故能食而咳，其人必咽痛；若不咳者，咽不痛。

〔批注〕热攻上焦，为咽痛，为头痛，为衄。

阳明病，何以头眩？以风主眩运，且挟痰饮上逆也。不恶寒者，知非寒邪，但热势虽衰，而肺气受伤，故能食而咳，以能食为伤风本候，而咳因痰热乘金也。咳甚咽伤，故必作痛，不若少阴之不咳而先痛也。长沙恐人误疑少阴，故特申之曰“若不咳者，咽不痛”。集周禹载

阳明病，法多汗，反无汗，其身如虫行皮肤[④]中状者，此以久虚故也。

法多汗，言阳明热郁肌肉，腠理反开，应当多汗，故谓无汗为“反”也。无汗则寒胜，而腠理秘密[⑤]，所以身如虫行皮肤状也。曰“久虚”者，谓不能透出于肌表，非以虚而当补也。合参方、喻

阳明病，反无汗，而小便利，二三日呕而咳，手足厥者，

---

① 客水：指停聚的水邪。

② 脉浮者宜……宜猪苓汤：语本《类证活人书》卷第十一《问小便不利小便难》。

③ 南阳：指朱肱。因其著《类证活人书》，又名《南阳活人书》，故名。

④ 皮肤：宋本《伤寒论》与成注本《伤寒论》无“肤”字。

⑤ 秘密：紧密，紧缩。

必苦头痛；若不咳、不呕、不厥[1]者，头不痛。

阳明病本不头痛，若无汗、呕、咳、手足厥者，得之寒因，而邪热深也。然小便利，则邪热不在内而在外，不在下而在上，故知必苦头痛也。若不咳、不呕、不厥，而小便利者，邪热必顺水道而出，岂有逆攻巅顶之理哉？集喻嘉言

阳明病，口燥，但欲漱水不欲咽者，此必衄。

口中干燥与渴异，漱水不欲咽，知不渴也。阳明气血俱多，故燥而不渴。衄者，阳明脉起于鼻，络于口，热甚则燥，而血妄行也。邪入血分，热甚于经，故欲漱水；未入于腑，故不欲咽。使此时以葛根汤汗之，不亦可以夺汗而无血乎？集方中行

脉浮发热，口干鼻燥，能食者必[2]衄。

浮者，风也；能食者，亦风也。口干鼻燥者，风邪中于经而热炽也。风热迫血上行，而走空窍，所以衄也。二证俱不言治法者，衄则热邪有去路，可以望其解也。集庞安时

阳明病，发热汗出者，此为热越，不能发黄也。但头汗出，身无汗，剂颈而还，小便不利，渴饮水浆者，此为瘀热在里，身必发黄，茵陈蒿汤主之。

〔批注〕热郁中焦为身黄。

发热汗出，此为热越，有二证：一则病人烦热，汗出则解是也；一则津液越出，大便为难是也。俱非发黄证。今则头汗出、身无汗、剂颈而还，足征阳热之气郁结于内而不得越，但上蒸于头，头为诸阳之首故也。气不下达，故小便不利；腑气过燥，故渴饮水浆；瘀热在里，不能宣泄，故罨[3]而发黄。解

---

① 不厥：此前宋本《伤寒论》与成注本《伤寒论》有“手足”二字。

② 必：宋本《伤寒论》与成注本《伤寒论》作“则”。

③ 罨（yǎn 掩）：覆盖东西使之变性。

热除郁无如茵陈，栀子清上，大黄涤下，通身之热得泄，何黄之不散也？集程郊倩

阳明病，无汗，小便不利，心中懊侬者，身必发黄。

阳明病既无汗，而小便又不利，则热蕴于内而不得越，以致心中懊侬者，热气郁蒸，欲发于外而为黄也。集成无己

伤寒至发黄，热势已极，且与蓄血证大抵相类，但小便自利为蓄血，而小便不利为发黄。又内伤及阴症亦有发黄者，须当明辨之，不可混作湿热而治。集陶节庵

阳明病，下血、谵语者，此为热入血室。但头汗出者，刺期门，随其实而泻之，濈然汗出愈。

〔批注〕热陷下焦，为畜血，为便脓血。

下血则经脉空虚，热得乘虚而入其室。血室虽冲脉所主，而心君实血室之主人，室被热扰，其主必昏，故谵语也。但头汗出者，血下夺则无汗，热上扰则汗蒸也。刺期门者，热入阴分，则实在阴，随其实而泻之，则营气和而心气下通，自濈然汗出而解也。集程①郊倩

阳明病，其人喜忘者，必有蓄血。所以然者，本有久瘀血，故令喜忘。屎虽硬，大便反易，其色必黑，宜抵当汤下之。

太阳循经有蓄血，阳明无血证，乃有病而喜忘者。其人素蓄血，而今热邪凑之也。血蓄于下，则心窍易塞而智识昏，应酬问答必失常也。病属阳明，故粪②硬；血与粪并，故易而黑。不用桃仁承气而用抵当汤者，以久瘀故也。集程郊倩

太阳之气起于膀胱，故验其小便；阳明之气本于肠胃，故

---

① 程：原脱，据文义补。

② 粪：瑞霭堂本与抄本作“屎”。

验其大便。集张隐庵

瘀血则溏而黑腻如漆，燥结则硬而黑晦如煤，此其辨也。集王泰宇

病人无表里证，发热七八日，虽脉浮数者，可下之。假令已下，脉数不解，合热则消谷善①饥，至六七日，不大便者，有瘀血也，宜抵当汤。若脉数不解，而下利不止者②，必协热而便脓血也。

虽云“无表里证”，然发热、脉浮数，表证尚在也。其所以可下者，以七八日为时既久，则胃中热炽，津液渐亡，势不得不用下法，如大柴胡汤之类是也。假令已下，而脉数不解，则表热与膈热相合，自当消谷善饥。然食谷既多，则大便必多，乃至六七日竟不大便者，既无喜忘、如狂之证，又无小腹硬满之候，何以知其有瘀血耶？盖脉浮则热客于卫，数则热客于荣③，今浮去而数不去，是卫气中热去，而营血中热在也。六七日不大便，则血不得泄，必蓄于下焦而为瘀血矣。乃太阳随经之热未解，仍以抵当汤下之。若已下之，脉数仍不解，而反下利不止，则不宜抵当汤之峻攻，但消息以清血中之热。若血分之热不除，必协热而便脓血矣。合参成、喻

第一证，因血下热入而蓄血；次证，本有血瘀而为蓄血；三症，乃伤寒下后，热入而为蓄血。集刘宏璧

阳明病，下之，其外有热，手足温，不结胸，心中懊侬，饥不能食，但头汗出者，栀子豉汤主之。

〔批注〕误下懊侬、头汗。

---

① 善：宋本《伤寒论》作“喜”。

② 者：宋本《伤寒论》与成注本《伤寒论》无此字。

③ 荣：瑞霭堂本与抄本作“营”。

阳明经病本不当下，设误下之，以致变者，亦为坏病。如阳明病热已入里，手足不但温，而且濈然汗出，方成下证。若在经而误下之，其外仍有热，而手足温者，热将陷而犹未深也。虽不同太阳之误下，致邪陷入里之结胸症，却已同太阳之误下，致阳扰心中之懊侬证矣。胃虚热格，故虚不能食；热郁气蒸，故但头汗出。栀子豉汤主之者，亦因其“高而越之①”之法也。集程郊倩

太阳病，寸缓、关浮、尺弱，其人发热汗出，复恶寒，不呕，但心下痞者，此以医下之也。如其不下者，病人不恶寒而渴者，此转属阳明也。小便数者，大便必硬，不更衣十日，无所苦也。渴欲饮水，少少与之，但以法救之。渴者，宜五苓散。

〔批注〕误下心痞，未下而渴。

病在太阳，发热汗出、复恶寒、不呕，表症尚在，而又得寸缓、关浮、尺弱之脉，不甚有关于里也。设非误下，何得心下痞结耶？若心下痞结，竟不因误下而成，验之外证，复不恶寒而渴，邪入阳明审矣！然阳明津液②既偏渗于小便，则大便失其润，而大便之硬与肠中热结自是不同，所以旬日不更衣，亦无苦也。以法救之，救其津液也，与水、用五苓皆是其法也。合参喻、程

五苓，利水者也，其能止渴而救津液者，何也？盖胃中之邪热随小便而渗下，则利其小便，而邪热自消矣，邪热消，则津回而渴止，大便且自行矣，正《内经》“通因通用③”之法也。今世之用五苓者，但知水谷偏注于大肠，用之利水而止泻，

① 高而越之：语出《素问·阴阳应象大论》：“其高者，因而越之。”
② 津液：原作“精液”，据文义改。
③ 通因通用：语见《素问·至真要大论》。

至于津液偏渗于小便，用之清热而回津者则罕，故详及之。集喻注

五苓散 方见《太阳》

小便数，因知大便必硬；亦正因小便数，故知十日无所苦。于此时欲商治之之道，入里者既无可汗之法，虽硬者复无可攻之事，长沙特设因势利导之法，乘其渴欲饮水之时，少与之水，复渗利其热，使邪热从小便而出，则热不停留，胃不燥结，津回肠润，将不久而大便自行，是五苓而先承气之用矣。神乎？否乎？集《三注》

太阳病，重发汗而复下之，不大便五六日，舌上燥而渴，日晡所小有潮热，从心上至少腹硬满而痛不可近者，大陷胸汤主之。

〔批注〕误下结胸。

晡，申时也；小有，微有也。不大便、燥渴、日晡潮热、少腹硬满，证属阳明；但小有潮热，犹不似阳明之大热，且从心上至少腹手不可近，则阳明又不似此大痛，因是辨其为太[①]阳阳明之结胸也。缘误汗复误下，重伤津液，不大便而燥渴、潮热，虽太阳阳明，亦属下证。但痰饮内结，必用陷胸汤，由胸胁以及肠胃荡涤始无余。若但下肠胃热结，反遗胸上痰饮，则非其治矣。其析义之精，为何如哉！集喻嘉言

阳明病，面合赤色[②]，不可攻之。必发热，色黄，小便不利也。

〔批注〕误下发黄。

合，通也。阳明病理似近于可下，但以面色通赤，其热犹

① 太：原作“大”，据瑞霭堂本与抄本改。

② 面合赤色：宋本《伤寒论》作“面合色赤”。

在经，故云“不可攻”。若攻之，则经中之热悉入于胃，郁蓄而发黄色，譬如下之太早而成结胸之类。集张兼善

湿热素盛之人，一兼外邪，面色必赤，以热邪挟之上升也。况阳明行身之前，有不见于面者乎？其人津液素亏，必不结硬，设或攻之，则势必内陷，而发黄之患不免。兼之膀胱亦伤，水道不利。吾知其黄必有难除者矣！集《三注》

阳明病，被火，额上微汗出，小便不利者，必发黄。

〔批注〕误火发黄。

被火，则土遭火逼，气蒸而炎上益甚。汗仅微见于额上，津液被束，无复外布与下渗矣。湿热交蒸必发黄，证虽有水蓄、火攻之不同，要皆瘀热在里之故也。集程郊倩

阳明病湿停热郁，而烦渴有加，势必发黄。然汗出，热从外越，则黄可免；小便多，热从下泄，则黄可免。若误攻之，其热邪愈陷，津液愈伤，而汗与小便不可得①矣；误火之，则热势愈炽，津液上奔，额虽有汗，而周身之汗与小便愈不可得矣，发黄之变安能免乎？发黄与前谷瘅本同一证，但彼因脉迟胃冷而得，则与固瘕及哕同源，与此异派。集喻嘉言

阳明经下

阳明为传化之腑，当更②实更虚。若但实不虚，斯为阳明病矣。胃实不是阳明病，而阳明病悉从胃实上来，故有未病之先而实，有既病之后而实，有误汗、利小便亡津液而实，有从他经转属而实，总以“胃家实”为阳明为病之大纲也。然胃家

① 不可得：瑞霭堂本前有“愈”字。

② 更：交替，轮流。

之实与不实于何辨之？辨以外之解与不解，辨以热之潮与不潮，辨以小便之利与不利，辨以食之能与不能，辨以失气①之转与不转、大便之燥与不燥。既辨之证，又复凭之以脉，而犹未也，更验之腹满，验之脐痛，验之不能食，验之不得卧。如是亦云谛矣，可以攻矣，乃犹曰“先与”“可与”“宜与”“明日更与”，全是消息②审顾、迟徊郑重而不敢轻下者，常恐胃家之不尽实也。若发热汗多、腹胀满、睛不和者，则胃家实矣，故用大承气汤急下之，以存津液；至太、少阳明，则惟有调胃承气及小承气以和胃气一法，而不令大泄下。此三阳明之所以分也。要之：阳明以太阴为里，指牝脏③言也；太阴以阳明为里，指转属言也。木者，土之贼，二阳亦得以阳明为里。且三阴为三阳之里，而三阴亦反属阳明为里者，以三阴皆得从阳明而用承气下法，是阳明又为三阴实邪之归路也。总之，阳明属土，万物所归，无所复传者，所系顾不重耶而可忽也？

首节专论三阳明腑证，特设问答以明之，皆为可下之证，然必濈濈然汗出，方是转属阳明。二、三节反复以示其义也。下乃分为三段：四节至八节为一段，言太阳阳明，用调胃承气汤和之。九节至二十八节为一段，为正阳阳明，用大承气汤下之。而其间既辨其症，复审其脉，犹必先用试之之法，试之可，然后下之。又即中谵语一证，反复推论，以明其虚实。总以见下之不可以或轻，而辨证切脉之不可以苟焉而已也。二十九节至末为一段，乃少阳阳明，或蜜、胆以导之，或小承气汤以和之，皆非下法也。圣人慎重于下之之际者，固如是夫！

---

① 失气：气体从肛门漏泄，即放屁。亦作“矢气”。
② 消息：息，原作“悉”，据瑞霭堂本改。消息，斟酌之义。
③ 牝脏：属阴之脏，此指脾。牝，原指雌性动物，引申为阴性。

问曰：病有太阳阳明，有正阳阳明，有少阳阳明，何谓也？答曰：太阳阳明者，脾约是也；正阳阳明者，胃家实是也；少阳阳明者，发汗、利小便已，胃中燥、烦、实，大便难是也。

〔批注〕首言三阳明腑证，设问答以明之。

此章皆阳明可下之证，特设问答以明之。太阳阳明者，乃未病外感之先，其人脾土过燥，胃中津液日就干枯，所以三五日乃大便一次，及至感受风寒，邪未入胃而胃已先实，所以邪至阳明，不患胃之不实，但患无津液以奉其输，谓之脾约。长沙大变太阳禁下之例，另立麻仁丸以润下，不比一时暂结可用汤药以涤之也。正阳阳明者，表邪传里，经邪传腑，故云“胃家实”，实则但下矣。至于少阳阳明者，病已传入少阳经，当从少阳治法。若误行发汗、利小便，以致胃中燥、烦、实、大便难者，乃少阳转属阳明，亦成可下之证也。合而言之，皆为阳明病；分而言之，则有三阳明之殊。分合有不同，而用药亦有异治也。喻、程合参

伤寒发热无汗，呕不能食，而反汗出濈濈然者，是转属阳明也。

〔批注〕反复申言必濈濈汗出，乃为转属阳明腑症。

按：发热无汗、呕不能食者，是追言太阳时也。濈濈者，肌肤开而微汗不干之貌。伤寒本无汗，今反其汗濈濈，势必其热蒸蒸①，证已转属阳明腑矣。

伤寒转系阳明者，其人濈濈然②微汗出也。

伤寒在太阳无汗，一转入阳明则有汗，故曰“阳明病，法多汗”。此承上文而申言之，以见非汗出濈濈然者，即不得谓之

① 蒸蒸：兴盛貌。此形容高热貌。
② 濈濈然：宋本《伤寒论》与成注本《伤寒论》作“濈然”。

转属阳明也。集张云岐

〔批注〕此下言太阳阳明腑症。

太阳病三日，发汗不解，蒸蒸发热者，属胃也，调胃承气汤主之。

此概言阳明发热之大意。蒸蒸，热气上行貌，言热自内腾达于外，犹蒸吹然。调胃，和阳明之正也。集方中行

调胃[1]承气汤

大黄四两，清酒浸　甘草二两，炙　芒硝半斤[2]

水三升，煮取一升，去渣，内芒硝，更上火微煮沸，少少温服之。

大、小承气有枳、朴，而此独无枳、朴；大、小承气无甘草，而此独有甘草者：以胃燥热不和，非大实胀满者比。用硝、黄以荡涤胃中邪热；不欲其速下大肠，故去枳、朴；欲留恋膈中，故加甘草。胃为大小肠、膀胱转运之本，气化赖之以行，气不承顺，则壅而不和。承者，顺也。调其气而承接之，故曰“调胃承气”。

伤寒，不吐、不下，心烦者，可与调胃承气汤。

吐后心烦，谓之内烦；下后心烦，谓之虚烦。今阳明病不吐、不下，心烦者，即是胃有郁热也。与调胃承气汤以下郁热。集成无己

此太阳经入阳明腑候也。未经吐、下，忽然心烦，则其烦为热邪内陷之征。与调胃下之，庶热去而烦自止耳。然不言“宜”而曰“可与”者，明以若吐后则肺气受伤，若下后则胃气已损，其“不可与”之意已在言外。虽然调胃亦有在吐下后

---

① 胃：原作“和”，据宋本《伤寒论》与成注本《伤寒论》及文义改。

② 半斤：宋本《伤寒论》作“半升”。

可与者正多，盖吐下后可与，必有腹满、便硬等证也；不吐下者反不可与，必有干呕、欲吐等症也。集方中行

伤寒吐后，腹胀满者，与调胃承气汤。

吐后腹胀满，则邪不在胸，其为里热可知。然满而不痛，自非急下之证，可少与调胃以和之者，戒大下之意也。集张路玉

趺阳脉浮而涩，浮则胃气强，涩则小便数，浮涩相搏，大便则难①，其脾为约，麻仁丸②主之。

〔批注〕太阳阳明脾约症。

趺阳，胃脉也。胃气强则浮，阴气弱则涩，浮涩相搏，必致气有余而血不足，更兼外证，则强者益强，弱者益弱，所以不俟归腑而大便已硬，其脾为约，较胜于平日矣。特立麻仁丸为预下一法，以存胃家之津液也。集周禹载

约者，省约也。脾气过强，将三五日胃中所受之谷省约为一二弹丸而出，全是脾土过燥，致令肠中津液日就干枯，所以大便为难也。在阳明例中，凡宜攻下者，惟恐邪未入胃，大便弗硬，又恐初硬后溏，不可妄攻；若欲攻之，先与小承气，试其转失气，方可攻。皆是虑脾气之弱，故尔踌躇也。若夫脾约一证，在太阳已当下矣，更何待阳明耶！集喻嘉言

麻仁丸

麻子仁二升，蒸晒去壳　芍药半斤　枳实半斤　大黄③去皮　厚朴④去皮，炙　杏仁去皮、尖，一斤⑤

---

①　难：宋本《伤寒论》作“硬”。

②　麻仁丸：成注本《伤寒论》原作“麻人丸”，宋本《伤寒论》作“麻子仁丸”。

③　大黄：此后宋本《伤寒论》与成注本《伤寒论》有“一斤”二字。

④　厚朴：此后宋本《伤寒论》与成注本《伤寒论》有“一尺”二字。

⑤　一斤：宋本《伤寒论》作“一升”。

蜜丸桐子[1]大，饮服十丸，日三服[2]，以渐和为度[3]。

丸者，缓也。邪未归腑，何取缓下？盖脾约之人素系血燥，仲景不得已立麻仁丸一法，于邪未归腑之前，先用麻仁之油滑、杏仁之润泽，兼以芍药养血，大黄、枳实、厚朴佐其破滞，使之预行，庶几热入不至于大结，津液不至于尽耗耳。可见圣人立法，无非宝惜元气、相机而动者也。

脉浮而芤，浮为阳，芤为阴，浮芤相搏，胃气生热，其阳则绝。

胃中阳热亢甚，脾无阴气以和之，孤阳无偶，不至燔灼耗绝不止耳。集赵以德

浮为气上行，故曰“阳”；芤为血内损，故曰“阴”。浮芤相搏，阴阳不谐，胃气独治，郁而生热，消灼津液，其阳为绝。集成无己

〔批注〕此下言正阳阳明腑症。

阳明病，脉迟，虽汗出不恶寒者，其身必重，短气，腹满而喘，有潮热者，此外欲解，可攻里也。手足濈然而汗出者，此大便已硬也，大承气汤主之；若汗多、微发热恶寒者，外未解也，其热不潮，未可与承气汤；若腹大满不通者，可与小承气汤，微和胃气，勿令大泄下。

〔批注〕辨外之解不解，热之潮不潮。

迟者，大而迟，其人素禀多阴也，故虽汗出不恶寒，其身必重，必短气，必腹满而喘。经脉濡滞，必不能如阳脉之迅速，故

---

① 桐子：宋本《伤寒论》作“梧桐子”。

② 日三服：成注本《伤寒论》作“日二服”。

③ 以渐和为度：宋本《伤寒论》与成注本《伤寒论》作“渐加，以知为度”。和，疑为“知”字，病愈、病情好转。

邪虽离表，仍逗留不肯遽入里，直待有潮热，方算得外欲解。然在他人，只潮热便可攻里；而脉迟者，又必待手足濈然汗出，此时阳气大胜，方是大便已硬，方可主以大承气汤。其不用小承气者，以里症备具，非大承气不能伏其邪耳。若汗虽多，而只微发热恶寒者，即不可攻；纵不恶寒，而热未潮，亦不可攻。盖脉迟则行迟，入里颇艰难，虽腹[①]大满不通，势云急矣，热[②]尚未全聚，满亦不甚，结只可用小承气汤，勿令大泄下。总因脉迟，遂尔斟酌如此。观“迟”字下“虽”字可见，然脉迟亦有邪聚热结、腹满胃实阻抑经隧而成者，又不可不知也。集程郊倩

大承气汤

大黄四两，酒洗　厚朴半斤，去皮　枳实五两[③]，炙　芒硝三合

水一斗，先煮朴、实，取五升，去渣，内大黄，煮取二升，去渣，内芒硝，更上火[④]一二沸，分温再服。得下，余勿服。

大黄，血分药也，乃长沙命为承气，何哉？热邪结于肠胃，使中焦之津液干枯，而上下之气不复升降，非气味苦寒、力猛性速者，不足攻其滞而顺其气也，故一味大黄，则热可去，邪可下，实可通矣。然圣人以为未也。邪热既盛，膈且痞[⑤]，使大黄欲下，而膈间之痞足以当之，势必急下不得，而反上呕，故厚朴，去痞者也，加厚朴而上焦之逆气可下矣。然圣人又以为未也。邪热既结，胸必满，故枳实，泻满者也，合枳实而中焦之滞气可下矣。然圣人犹以为未足也。邪结既定，中必燥，

① 腹：原作“復”，据瑞霭堂本与抄本改。
② 热：原作“势”，据瑞霭堂本与抄本改。
③ 五两：宋本《伤寒论》与成注本《伤寒论》作“五枚”。
④ 火：宋本《伤寒论》与成注本《伤寒论》作“微火”。
⑤ 痞：瑞霭堂本前有“结”字。

燥则津液已干，而大黄合枳、朴，性急如火，若奔马委辔[①]，而一枥[②]当住，可奈何？于是圣人思所以软之，芒硝味咸，咸则润，润则无坚不软，遂使上中二焦之气得以直达于下，而无壅滞之患矣。王海藏谓：此汤必痞、满、燥、坚、实全，而后可用[③]。信哉！集《三注》

小承气汤

大黄四两　厚朴二两　枳实三枚

水四升，煮一升二合，去渣，分温二服。初服当更衣，不尔者尽饮之，若更衣，勿服。

邪入有盛衰，则议下有轻重，法如是也。以腹满亦非细故，故因立小承气，黄、实、朴各减分量，乃复去硝，知燥结不甚，无所软坚。噫！当矣！集《三注》

长沙承气汤有大、小、调胃之殊，何也？盖伤寒邪热传变入里，谓之入腑，腑者，聚也，邪热与糟粕聚而为实也。实则潮热、谵语、手心濈濈汗出者，此燥热所为也。如大热大实者，用大承气汤下之；小热小实者，用小承气汤下之；又热结不甚坚满者，故减枳、朴，加甘草而和缓之，故曰调胃承气也。若病大用小，则邪气不服；病小用大，则正气过伤。病在上，而用急下之法，则上热亦不除。且不及还可再攻，过则不可复救。

---

① 奔马委辔（pèi 佩）：奔跑的快马又失去缰绳的控制。此处形容泻下药物之力猛势急。委，丢失，丢弃。辔，驾驭牲口的嚼子和缰绳。

② 枥：原义为马槽，此处形容结聚于肠中的实邪。

③ 此汤必痞……而后可用：此说《证治准绳·伤寒》《医学纲目·伤寒部》等均称引自王海藏。《伤寒论辑义》卷四《辨阳明病脉证并治》认为引自《医垒元戎》："大承气汤，治大实大满。满则胸腹胀满，状若合瓦，大实则不大便也，痞、满、燥、实四证备则用之。"但目前通行本《医垒元戎》未见此说。明代吴崑《医方考》卷一《伤寒门·大承气汤》云"伤寒，阳邪入里，痞、满、燥、实、坚全俱者，急以此方主之。"与此更为相合。

可不慎哉！集吴绶

诸病皆因于气，秽物之不去，由于气之不顺也。故攻积之剂，必用气分之药，因以承气名汤。方分大小，有二义焉：厚朴倍大黄，是气药为君，名大承气；大黄倍厚朴，是气药为臣，名小承气。味多性猛，制大其服，欲令大泄下也，因名曰大；味寡性缓，制小其服，欲微和胃气也，因名曰小。且煎法更有妙义：大承气用水一斗，煮朴、枳，去滓，内大黄，再煮取二升，内芒硝。盖生者气锐而行先，熟者气纯而行缓，长沙欲使芒硝先化燥屎，大黄继通地道①，而后枳、朴除其痞满。若小承气以三味同煎，不分次第，同一大黄而煎法不同如此，则可见长沙“微和”之意也。集《正传》

得病二三日，脉弱，无太阳、柴胡症，烦躁，心下硬；至四五日，虽得②食，以小承气汤少少与，微和之，令小安；至六日，与承气汤一升。若不大便六七日，小便少者，虽不能食，但初头硬，后必溏，未定成硬，攻之必溏；须小便利，屎定成③硬，乃可攻之，宜大承气汤。

〔批注〕辨小便之利不利，食之能不能。

无太阳、柴胡症，则烦躁、心下硬属正阳阳明，可下无疑矣。乃其人脉弱，虽是能食，亦止可与小承气，少少用之，微和胃气。和之而当，必觉小安，俟隔日再以小承气，稍稍多进。总因脉弱，故尔迟徊也。至六七日，竟不大便，似乎胃实，乃小便复少，正恐胃弱而膀胱气化之源窒，转渗大肠，初硬后溏耳，所以须小便利，屎定硬，乃可攻之。此节辨证在小便之利

① 地道：此指肠道。
② 得：宋本《伤寒论》与成注本《伤寒论》作“能”。
③ 成：宋本《伤寒论》与成注本《伤寒论》无此字。

不利，不在食之能不能。虽能食者见，不可以为胃强而轻下也；虽不能食者见，不可以为胃中有燥屎而轻下也。集喻嘉言

阳明病，潮热，大便微硬者，可与大承气汤；不硬者，不可与之。若[①]不大便六七日，恐有燥屎，欲知之法，少与小承气汤，汤入腹中，转失气者，此有燥屎，乃可攻之；若不转失气者，此但初头硬，后必溏，不可攻之，攻之必胀满不能食也。欲饮水者，与水则哕。其后发热者，必大便复硬而少也，以小承气汤和之。不转失气者，慎不可攻也。

〔批注〕辨气之转不转，屎之燥不燥。

转失气，出下气也。上既以潮热、小便利为可下证，而此又必以转失气方可下者，大旨皆在硬而后攻，故行[②]欲知之法，而先以小承气汤试之也。若得小承气，而气不为转动，则属虚寒，攻之即为误攻，而证变胀满不能食，而与水则哕也。至若攻后重复发热，是必日晡时作，胃热至此方炽，大便因可得硬，但已经下过，故少耳，亦止以小承气和之。此复戒人慎之于既误之后也，故特申之曰："不转失气者，慎不可攻也。"可见里证未急，攻不可骤。不但大承气不宜，即小承气亦不宜矣。合参方、喻

阳明病，下之，心中懊侬而烦，胃中有燥屎者，可攻。腹微满，初头硬，后必溏，不可攻之。若有燥屎者，宜大承气汤。

〔批注〕此又即上文之义而反复告戒之。

按：此一节即上文之义而重申之也。谓阳明病行欲知之法，而以小承气微下之，因而转失气者，但心中懊侬而烦，乃药力不胜病，反冲动邪气，而乘势上逆，不妨再进大承气以促之也。下之不转失气，

---

① 若：原脱，据宋本《伤寒论》与成注本《伤寒论》补。

② 行：瑞霭堂本前有"先"字。

而腹微满者，此是虚气上逆，必初硬后溏，攻之则不能食而哕矣，故曰“不可攻”也。末二句复结上数节之义，谓审之又审，必实知其有燥屎者，则宜大承气汤。反复叮咛，益见不可不行试之之法。

阳明病，谵语，发潮热，脉滑而疾者，小承气汤主之。因与承气汤一升，腹中转失气者，更与①一升；若不转失气，勿更与之。明日不大便，脉反微涩者，里虚也，为难治，不可更与承气汤也。

〔批注〕上既以症辨，此复以脉辨。

脉之滑疾，正与微涩相反，何未经误下，变乃至此悬绝耶？谵语、潮热，明明下证，假症兼腹满硬痛，或手足濈然汗出，长沙此时竟行攻下，当不俟小承气试之矣；假令下症总未全见，而脉实大有力，即欲试之，一转失气，此时长沙亦竟行攻下，当不俟小承气再试之矣。然其所以然者，正疑其人痰结见滑，得热变疾，胃气早虚者有之，故一见滑疾，便有微涩之虑，此所以一试再试而不敢攻也。故曰里虚之候，治之为难，不但大承气所禁，即小承气亦不可与。故长沙特揭以垂训。若曰阳明症中，脉滑疾者，尚有此种变症，设下后变证更多可知矣。后之学者，慎毋忽乎脉法云尔。集周禹载

按：阳明脉以实大为正，苟非实大，即宜斟酌，不但弱与迟也。如阳明病已有谵语、潮热，而脉复滑而且疾，从乎实治，谁曰不可？不知滑疾虽阳盛之诊，然流利不定，终未着实，所以主以小承气汤，尚在试法之例。果转失气，则知肠中有结屎，因剂小不能遽下，不妨更服以促之也；若不转失气，并不大便，而脉反微而且涩，微为阳气不充，涩为阴血不足，脉变至此，则知前之疾滑者，乃虚阳泛上之假象也，而今之微涩者，乃里气大虚之真形也，正虚则邪愈实，故曰治

① 与：宋本《伤寒论》与成注本《伤寒论》作“服”。

之为难。诊者可不慎乎？

病人不大便五六日，绕脐痛，烦躁，发作有时者，此有燥屎，故使不大便也。

〔批注〕绕脐痛，有燥屎，宜下。

由上文推之，凡病攻法，必待有燥屎，方不为误攻。病人虽不大便五六日，屎燥未燥，未可知也；但使绕脐痛，则知肠胃干，邪已结也；烦躁、发作有时，逆攻脾也。以此征之，断其不大便，当有燥屎无差矣，何大承气之不可攻也？集程郊倩

大下后，六七日不大便，烦不解，腹满痛者，此有燥屎也。所以然者，本有宿食故也。宜大承气汤。

〔批注〕腹满痛，有燥屎，宜下。

又推之，不独未下者可用大承气，即已下者亦不妨再用之也。大下后，重不大便五七日，反加烦满、腹痛，此先前所伤胃中宿食，因下后始得下归大肠，而复结也，故曰“有燥屎”，宜大承气汤。合参张、程

病人小便不利，大便乍难乍易，时有微热，喘冒不能卧者，有燥屎也，宜大承气汤。

〔批注〕喘冒不能卧，有燥屎，宜下。

更推之，不特不大便宜大承气，即大便乍难乍易，亦不妨用之也。燥屎阻住经俞，故小便不利，非津液偏渗者比也；小便不利，故大便乍难乍易也；时有微热者，三焦蒸热也；喘冒不能卧者，胃家不和也。总之，屎气不下行，而上扰乎清道也，故亦曰“有燥屎”，宜大承气汤。集程郊倩

阳明病，谵语，有潮热，反不能食者，胃中必有燥屎五六

枚也。若能食者，但硬耳。宜大承气汤①。

〔批注〕谵语、不能食，有燥屎，宜下。

大承气宜单承"燥屎五六枚"来，何者？至于不能食，为患已深，故宜大下；若能食者，不过但硬耳，未必有燥屎五六枚也，口气原是带说。至于药制②之大小，自必有分矣。集刘宏璧

上文总是以外症之解与不解、气之转与不转、脉之弱与不弱、汗出之多与不多、热之潮与不潮、小便之利与不利、津液之干与不干、脐之痛与不痛，以辨燥屎之多与不多、溏与不溏，以消息微下之法。故惟手足之濈然汗出、大便已硬者，方主之以大承气汤。其他诸证，一则曰"不可攻之"，再则曰"宜小承气汤"，再则曰"少与小承气汤"，再则曰"明日更与一升"，再则曰"宜大承气汤"，全是商量治法，听人临时斟酌，以祈无误，所以不用"主之"二字。此等字关系安危最大。盖热邪入胃，不以寒药治之则胃伤，然寒药本以救胃也，不及则药不胜邪，太过则药反伤正。况乎不胜其邪，势必尽伤其正；徒伤其正，又未必尽去其邪。此长沙所以谆复于二者之间耶。集喻嘉言

夫实则谵语，虚则郑声。郑声者，重语也。

〔批注〕又即谵语一症，申明虚实之辨。

谵语者，颠倒错乱，言出无伦，对空独语，如见鬼状；郑声者，郑重频烦，重叠不已，如老年人遇事则碎语不休，以阳气虚故也。此谵语、郑声虚实之所以不同也。集戴元礼

邪热入胃，胃中水涸粪燥，必发谵语。若脉沉数，大便不通，燥渴谵语者，此为邪气实也；若脉沉迟无力，大便下利，

---

① 大承气汤：此后宋本《伤寒论》与成注本《伤寒论》有"下之"二字。

② 制：瑞霭堂本与抄本作"剂"。

无热不渴，及亡阳、火劫谵语者，此为正气虚也。集陶节庵

谵语一证，有大实，亦有大虚。实者，脉证俱实，则为谵语；虚者，脉症俱虚，则为郑声。其实，郑声即谵语之复辞也。疑似之间最难，显然必从脉症合参之。可下不可下，只在虚实二字取决，又不必泥定燥屎有无也。以后只言谵语，不言郑声，欲人于虚实内辨谵语，即于谵语内辨郑声，声语间无甚歧①异也。集程郊倩

按：《内经》曰：谵语者，气虚独言也②。《难经》曰："脱阳者见鬼③。"可见气虚者、脱阳者皆得谵语，虚极似实，乱真甚矣，故比之为郑声也。总之，要从虚实二字着眼，不必在语声上摹拟，即得长沙立言之旨。

伤寒四五日，脉沉而喘满，沉为在里，而反发其汗，津液越出，大便为难，表虚里实，久而④谵语。

〔批注〕误汗谵语。

伤寒四五日，正热邪传里之时，况见脉沉、喘满，里证已具，而反汗之，必致燥结谵语矣。盖燥结谵语，颇似大承气证，此以过汗伤阴，而不致大实大满，止以小承气为允当耳。集张路玉

阳明病，其人多汗，以津液外出，胃中燥，大便必硬，硬则谵语，小承气汤主之。若一服谵语止，更莫复服。

〔批注〕汗多谵语。

虚家之谵语，固曰亡阳；实家之谵语，亦因亡液。以亡津

---

① 歧：原作"岐"，据瑞霭堂本及文义改。

② 谵语者，气虚独言也：《素问·通评虚实论》有"所谓气虚者，言无常也"之说。

③ 脱阳者见鬼：语见《难经·二十难》。

④ 而：宋本《伤寒论》与成注本《伤寒论》作"则"。

液而得谵语，则胃燥之谵语与胃实之谵语救法虽同，而缓急微甚之间，承气不无议大小矣。如阳明病，法多汗，其人又属汗家，则不必发其汗而津液外出，自致胃燥便硬而谵语。证在虚实之间，故虽小承气，亦止一服为率。谵语止，更莫复服者，虽燥硬未全除，辄于实处防虚也。集程郊倩

汗出谵语者，以有燥屎在胃中，此为风也，须下之，过经乃可下之。下之若早，言语[1]必乱，以表虚里实故也。下之则愈，宜大承气汤。

〔批注〕下早谵语。

阳明风邪，热郁外越，汗出多而里实，胃燥结而谵语，下之何疑？然里实而表已虚，下之太早，则风性善行，徒引之走空窍，而扰攘不宁，语言必乱，故过经乃可下之也。过经者，谓去表则入腑也。所以下之则愈，宜大承气汤。集程绳玉

发汗多，若重发汗者，亡其阳，谵语。脉短者死，脉自和者不死。

〔批注〕谵语脉辨。

辨谵语者，须辨其脉。发汗已虚其阳，重发汗则亡其阳，所存者惟阴气耳，故神魂无主，而妄见妄闻，与热邪乘心之候不同。况汗多则大热必从汗解，只虑阳神飞越难返也。故脉短则阴阳不附，脉和则阴阳未离，其生死惟从脉定，此脉之虚实宜辨也。合参喻、程

或问：亡阳而谵语，四逆汤可用乎？不知亡阳固必急回其阳，然邪传阳明，胃热之炽否、津液之竭否、里证之实否，俱未可知，设不辨悉，欲回其阳，先竭其阴矣。此长沙不言药，

① 言语：宋本《伤寒论》与成注本《伤寒论》作“语言”。

乃其所以圣也。得子此问，而长沙之妙义愈彰矣。集喻嘉言

直视谵语，喘满者死，下利者亦死。

〔批注〕谵语症辨。

辨谵语者，更辨其兼证。有如直视谵语，人皆以为阳热证矣。然而神散则乱，亦令直视兼谵语而见。加以喘满，必从误汗得来，故气从上脱而死；加以下利，必从误下得来，故气从下脱而亦死。此证之虚实宜辨也。集程郊倩

此节当会意看，谓谵语之人，直视者死，喘满者死，下利者死，其义始明。盖谵语者，心火亢极也；加以直视，则肾水垂绝矣，而心火愈无制，故主死。喘满者，邪聚阳位而上争，正不胜邪，肺亦将尽，不亡何待？下利者，或邪气里盛，协热利不止者有之；或曾经大下，证变虚寒者有之。此中州失守，胃气垂尽之候，一胃实，一土衰，皆主死也。集《三注》

伤寒若吐若下后不解，不大便五六日，上至十余日，日晡所发潮热，不恶寒，独语如见鬼状。若剧者，发则不识人，循衣摸床，惕而不安，微喘直视，脉弦者生，涩者死。微者，但发热谵语者，大承气汤主之。若一服利，止后服。

〔批注〕谵语脉症轻重辨。

此节当分作三段看：自“伤寒若吐若下”至“谵语如见鬼状”止，为上一段，是将潮热、谵语、不恶寒、不大便现在证。下二段以辨剧者、微者之殊。微者，但发热谵语。“但”字为义，以发热谵语之外，别无他症。其用承气汤，曰“一服利，止后服”，见其热轻，犹恐下之太过也。至于剧者，发则不识人，循衣摸床，微喘直视。如此热剧证危，不可不决其生死以断之，以脉弦者生、涩者死。此阳热已剧，若脉弦，为阴未绝，犹可下之，以复其阴；若脉涩，为阴绝，不可药，而必死矣。集赵嗣真

吐下后而不解者，邪未去而津液亡也。燥气从邪，反结为实，至五六日、十余日，日晡潮热、独语如见鬼状，及诸所见证，莫非阳亢阴微、孤阳无依之象。如许危候，不得不凭之脉，弦者生气犹存，涩者阴气已竭。阳热剧甚，有余阴以际之，故生可回也；阴已竭，而阳独治，故死可知也。然则弦者可治，涩者不可治，微者可治，剧者或治、或不治，此又脉症虚实生死之辨也。合参方、周

合而观之，既云“实则谵语”矣，乃其用治迟徊审谛，重辨脉证，不敢径攻；即攻之，又“一服利，止后服”，何其郑重耶！可见所谓实者，乃邪气实也。邪气实，正气未有不虚，况津液为邪所耗，而至于谵语，方寸几于无主，其虚为何如哉！邪实不可不下，正虚不可太下，斟酌于邪正虚实之间，权宜而善其治。良工苦心，当三复圣言矣！集喻嘉言

阳明病，发热汗多者，急下之，宜大承气汤。

〔批注〕汗多宜急下。

长沙于攻下之法，既如是其郑重矣，而复有急下三法者，何也？此皆为救阴而设，不为夺实。夺实之下可缓，而救阴之下不可缓也。如发热汗多，何不疑太阳风伤卫之症？而曰“阳明病”者，明是归腑后复热多汗，故其发热则是热蒸于外，汗多则不独手足之濈然汗出，由是而结定矣，成硬矣。稍迟一日则汗多一日，津液愈耗，血气愈伤，又何顾忌而不下乎？曰“急下”者，谓无俟小承气试之也。集《三注》

汗出[①]不解，腹满痛，急下之，宜大承气汤。

〔批注〕腹满痛宜急下。

① 汗出：宋本《伤寒论》与成注本《伤寒论》作“发汗”。

发汗不解，津液已经外夺；而腹满痛，胃热遂尔迅攻。表虚里实于此已的[1]，故须急下，满去则痛止，而津液可复也。集程郊倩

腹满不减，减不足言，当下之，宜大承气汤。

腹满时减，复如故，为虚满，当用温药。今虽稍减，而实未尝不满，故为“减不足言”，言满至十分，即减去一二分，不足杀其势也。当下无疑。集张路玉

伤寒六七日，目中不了了，睛不和，无表里症，大便难，身微热者，此为实也，急下之，宜大承气汤。

〔批注〕睛不和宜急下。

此节辨证最细。大便难，则非久秘，里症不急也；身微热，则非大热，表证不急也。故曰“无表里证”，则可因是而验其邪热在中耳。热邪在中，亦不为急；但其人目中不了了、睛不和，则急矣。缘目与睛营于肾中之水，六七日见此，知肾中真水为胃阳所汲竭者，非一旦夕矣。若非急下，则津枯于肾脏，较前之津越于外、津结于内者更难复，以土之克水，是为贼邪，阳明病势虽缓，而肾病安得不急乎？合参喻、程

少阴病有急下三法，以救肾水：一本经水竭，一木邪涌水，一土邪凌水。而阳明病亦有急下三法，以救津液：一汗多，津越于外；一腹满，津结于内；一目睛不慧，津枯于中。合两经下法，以观病情生理，恍觉身在冰壶、腹饮上池[2]矣。集喻嘉言

---

① 的（dì 地）：明确，鲜明。

② 身在冰壶腹饮上池：比喻非常清晰明白。冰壶，盛冰的玉壶，原比喻品德清白廉洁，语出《文选·白头吟》：“直如朱丝绳，清如玉壶冰。”此处形容极其清楚明确。上池，即上池水，指未接触地面的水，如雨露之水，饮后可洞察鬼物，医家服之可明见脏腑病情。典出《史记·扁鹊仓公列传》：“（长桑君）乃出其怀中药予扁鹊：‘饮是以上池之水，三十日当知物矣。’”。

〔批注〕此下言少阳阳明腑证。

服柴胡已，渴者，属阳明也，以法治之。

风寒之邪传至少阳，起先不渴者，里症未具也；及服柴胡汤，而口渴反加，则邪归阳明之腑，断乎无疑。今曰“以法治之”者，正以外证未罢，当以本汤去参、夏，加栝蒌法；里多外少，当用大柴胡法；若全入里，则用小承气法。庶几律设大法，治近病情乎！《三注》

阳明病，本自汗出，医更重发汗，病已差，尚微烦不了了者，此大便必硬[①]故也。以亡津液，胃中干燥，故令大便硬。当问其小便日几行，若本小便日三四行，今日再行，故知大便不久出。今为小便数少，以津液当还[②]胃中，故知不久必大便也。

〔批注〕验小便法。

汗与小便皆胃汁所酿，盛于外者，必竭于中。阳明病本自汗出，复发其汗，重亡津液，大便必硬，所以病虽差，尚微烦不了了者，此由胃气失润，非关病也。然胃燥与热结不同，热结者愈迟愈结，胃燥者津回自润。如小便前多今少，则知津液还胃，大便之行必不久也。彼大肠、小肠皆属于胃，燥则肠胃俱燥，润则肠胃俱润。要知此是长沙不治之法，不必更与汤药也。合参程、刘

阳明病，自汗出，若发汗，小便自利者，此为津液内竭，虽硬不可攻之，当须自欲大便，宜蜜煎导而通之。若土瓜根及大猪胆汁，皆可为导。

〔批注〕蜜胆导法。

---

① 大便必硬：宋本《伤寒论》作“必大便硬”。

② 还：此后宋本《伤寒论》与成注本《伤寒论》有“入”字。

长沙测大便法，皆以小便觇[①]之。如小便清，知不在里；利不止者，利其小便；小便数少，津液当还，不久必大便，皆可验者。然小便利，屎定硬，乃为可攻；今小便自利，大便硬，而又不可攻者，何哉？阳明病自汗出，或重发汗，此津液内竭，虽硬不可攻之，宜蜜煎导。盖非里实，固不可攻也。集王泰宇

按：此承上文而谓津液当还，大便知其必不久者，以小便数少故也。今外越既多，而小便复利，则津回尚远，而大便自难。然非病热也，故不妨俟"自欲"时，方从外导法，渍润其肠下之，硬者先去少许，则中之硬者复下，气一转舒，不但大便通，而小便亦从而内转矣。蜜与土瓜根及大猪胆汁皆可者，长沙只因津液内竭，故尔曲为立法也。

蜜煎导方

蜜七合，纳铜器中，微火煎，稍凝如[②]饴状，搅之勿令焦著，欲可丸，并手捻作挺子，令头锐，大如指，长寸许[③]，当热时急作。内谷道中，以手急抱，欲大便，乃去之。

猪胆汁方

大猪胆一枚，泻汁，和醋[④]少许，灌谷[⑤]道中。食顷，当大便出。

圣人立下法，至调胃承气、小承气二汤，内顾人之病情，轻而且活，可谓至矣。然药力所过，未有不削人之元气者。假使邪在下焦，所结甚微，而发汗、利小便已多，津液已耗，欲攻不可，津回甚难，尔时不立导之之法，计无善者。于是审枯

---

① 觇（chān 搀）：查看。

② 如：原脱，据宋本《伤寒论》与成注本《伤寒论》补。

③ 寸许：宋本《伤寒论》与成注本《伤寒论》作"二寸许"。

④ 醋：宋本《伤寒论》作"法醋"，即按照官府法定规格酿造的醋。

⑤ 谷：原缺，据上文补。

者用蜜，热结者用胆，一取其润，一取其寒。总以人之生死关乎元气，故爱护之心无所不至。集《三注》

太阳病，若吐、若下、若发汗，微烦，小便数，大便因硬者，与小承气汤和之愈。

〔批注〕小承气和法。

少阳阳明而曰“太阳病”者，追溯受症之始而言也。盖伤寒为治，总不离乎汗、吐、下三法，苟一不得其当，反致伤其津液，必循次而传，以致转属于胃腑，微烦是其候也。邪既归腑，小便数者，大便自硬，非小承气和之，热从何去乎？盖少阳阳明，自无潮热及硬痛、手足濈然汗出等证，故无取乎大承气，而早犯少阳之大戒也。集刘宏璧

按：正阳阳明，邪已入于胃腑，故下之则愈。其有胃不实而下证不具者，病仍在经。在经之邪不解，必随经而传少阳，故谓之少阳阳明，其实乃是阳明少阳也。少阳主半表半里，阳明证中才兼少阳，即有汗、下二禁，故例中只①有和法。惟曾经发汗、利小便已，其人因亡津液，以致胃中燥、烦、实、大便难者，方是少阳转属阳明，而成可下之一证也。其止用小承气汤者，则与太阳经吐、下、汗后心烦胀满者同法，而与阳明病兼带少阳一二证者迥殊。

① 只：瑞霭堂本与抄本作“止”。

卷　三

少阳经

少阳居表里之半，亦有经腑之分。半表者指经邪而言，所云往来寒热、胸胁苦满是也；半里者指胆腑而言，所云口苦、咽干、目眩是也。表为寒，里为热，寒热互拒表里为邪，遂立和解一法，而有汗、吐、下三禁。不然，在太阳、阳明二经，设略见少阳经一二证，即从少阳治法，况已在少阳乎？夫少阳在六经之中，典开阖之枢机，出为阳，入为阴，为三阴之门户，职守最重。所以少阳证一具，即不敢犯及汗、吐、下，恐其耗液而转属胃腑也；少阳证未具，更不敢犯及小柴胡，恐其寒中而阳去入阴也。盖少阳具木火之体，主生发之气，但使胃阳不衰，则三阴自无受邪之理，若里气一虚，则万不能以御表，此小柴胡汤人参、姜、枣之所以用也。能透斯旨，方可读长沙少阳经论。

少阳为甲木，相火寄居于此。寄火无根，凡客邪侵到其界，里气辄从而中起，所以首挈半里之证为提纲，以里重于表也。半里不可汗，半表不可下，不呕则不传，烦躁则欲传，脉小必自已，解亦有旺时。此七节皆统经腑而言也。夫少阳既禁汗下，则惟有和解，长沙特立小柴胡汤加减为定法。即太阳未尽罢，加桂枝；脉但浮，用麻黄；脉弦涩，先服建中。一皆以柴胡为主治八节至十二节。至于病似少阴而实属少阳，病似少阳而又非柴胡汤症，皆宜详辨之十三、四节。若辨之不明，不从和解，而误汗、吐、下，以致谵语，亦为坏病。然知犯何逆，以法治之者，惟痞结证用陷胸、泻心二汤，其余诸病，或经或腑，治虽各异，而亦必君柴胡者，以少阳舍和外无他法也十五①至廿二节。故凡汗吐下后，必使阴阳和、津液通，乃为可愈廿三节。至妇人伤寒热入血室一症，亦用柴胡汤和解之法，故附于末焉。

少阳之为病，口苦，咽干，目眩也。

〔批注〕首挈少阳半里之症为提纲，及下六节皆统经腑而言。

少阳者，胆经也，其脉起于目锐眦。《灵枢》曰：足少阳之正，上肝，贯心，以上挟咽，出颐颔中②。故又曰：是动则痛③。口苦，苦胆之味也；咽，胆之使也；口苦、咽干，热聚于胆也；眩目，旋转而昏运也。少阳属木，木生火而主风，风火煽摇而燔灼，所以然也。集方有执

少阳为游部④，主司三焦相火之游行。长沙特揭口苦、咽干、目眩为提纲，是取病机立法矣。夫口、咽、目三者，脏腑精气之总窍，与天地之气相通者也，不可谓之表，不可谓之里，是表之入里、里之出表处，正所谓半表半里也。三者能开能阖，开之可见，阖之不见，恰合为枢之象。苦、干、眩三者，皆相火走空窍而为病，风寒杂病皆有之。所以为少阳一经总纲也。集柯⑤韵伯

少阳居表里之半，表为客邪，里为主气。表并于里则为热，是为入里，《厥阴篇》中所云“阳气有余”者是也；里为表并则成寒，是为入阴，《厥阴篇》中所云“阳气退则为进”者是

① 五：诸本原皆误作“三”，据文义改。

② 足少阳之正……出颐颔中：语本《灵枢·经别》。

③ 是动则痛：语本《灵枢·经脉》。

④ 少阳为游部：语出《素问·阴阳类论》：“三阳为经，二阳为维，一阳为游部。”一阳，即少阳。

⑤ 柯：原脱，据文义补。

也。少阳、厥阴腑脏虽不同，病机颇同。厥阴有阴阳之胜复，万不可使其阳退阴进；少阳有寒热之往来，万不可使其阳去入阴。入阴、入里不辨，往往从病中酿出无阳之局，则小柴胡不可不慎用也。集程郊倩

伤寒，脉弦细，头痛发热者，属少阳。少阳不可发汗，发汗则谵语，此属胃。胃和则愈；胃不和，则烦而悸。

〔批注〕少阳症禁发汗。

脉弦细者，邪欲入里，其在胃之津液必为热耗，重发其汗，而更驱津液外出，则胃中干燥，安得不谵语乎？故曰“此属胃”也。胃和者，邪散而津回也；不和者，津枯而饮结，所以烦而悸也。集喻嘉言

少阳中风，两耳无所闻，目赤，胸中满而烦者，不可吐下。吐下则悸而惊。

〔批注〕少阳症禁吐下。

风为阳而主气。耳无闻者，风壅则气塞也；目赤者，风热则气昏也；胸满而烦者，风郁则膈热也。少阳本无吐下法，设误吐下，则胃中正气大伤，邪得以逼乱神明，而悸且惊也。集方有执

误吐气虚者悸，误下血虚者惊。集王泰宇

上节只头痛发热，并无少阳证见，以弦知为少阳脉也。然又何以知其为寒？惟头痛发热，而不言汗，且脉弦细，即是紧之转也。寒宜汗，人易误也，故禁之。此节纯是少阳见证，以风属阳，阳邪上壅，遂致满而烦。似乎可以吐下，惟恐人之或误也，故又禁之。集《三注》

伤寒三日，三阳为尽，三阴当受邪。其人反能食不呕，此为三阴不受邪也。

〔批注〕少阳症，能食不呕为不传。

少阳司阴阳开阖之枢[①]，其关系不小，全赖胃阳操胜，不为木克，而犹能载木以拒邪，所以三阳为尽之日，其人反能食不呕，则胃和矣，即三阴当受不受也。知此而又安敢妄行汗下，重伤及胃乎？程郊倩

伤寒六七日，无大热，其人躁烦者，此为阳去入阴故也。

〔批注〕少阳症，躁烦为欲传。

阳邪不从外解，必从内传。病至六七日，而曰"阳去入阴"者，非专指阴经而言也。其人阳气不虚，当三阳为尽之日，忽然而增躁烦，知无大热者，非热势之去于外，乃渐入于里，而成实热之证也；若其人阳气素虚，当三阴受邪之时，忽然由躁而烦，知无大热者，是阳气之欲退，而阴气之将进，乃变寒中之症也。此阴阳虚实之不可以不审也。

伤寒三日，少阳脉小者，欲已也。

〔批注〕少阳症脉小，为欲已。

脉不弦大，则阳得阴以和，邪将退而正复，是欲解之先征也。集喻嘉言

少阳病欲解时，从寅至辰上。

〔批注〕少阳症，解有旺时。

寅、卯、辰，少阳木旺之时也。邪不胜正，解必在乎得其时，道固如此也。集成无已

伤寒五六日中风，往来寒热，胸胁苦满，默默[②]不欲饮食，心烦喜呕，或胸中烦而不呕，或渴，或腹中痛，或胁下痞硬，或

---

① 少阳司阴阳开阖之枢：语出《素问·阴阳离合》："是故三阳之离合也：太阳为开，阳明为阖，少阳为枢。"

② 默默：宋本《伤寒论》作"嘿嘿"。"嘿"为"默"之异体。

心下悸、小便不利，或不渴、身有微热，或咳者，小柴胡汤主之。

〔批注〕少阳经宜和解，以小柴胡汤加减为定法。

躯壳之表，阳也；躯壳之里，阴也。少阳主半表半里之间，其邪入而并于阴则寒，出而并于阳则热，出入无常，所以寒热间作也。风寒之外邪，挟身中有形之痰饮，结聚于少阳之本位，所以胸胁苦满也。胸胁既满，胃中之水谷亦不消，所以默默不欲食，即昏昏之意也。心烦者，邪在胸胁，逼处心间也。或呕不呕，或渴不渴，诸多见症者，邪之出入不常，故变动不一也。要总以小柴胡之和法为主治，而各随见症以加减之。合参方、喻

往来寒热，病情见于外；苦、喜、不欲，病情得于内。观“苦”“喜”“不欲”等字，非真呕、真满、不能饮食也；观“往来”二字，即见有不寒热时。寒热往来、胸胁苦满，是无形之表；心烦喜呕、默默不欲饮食，是无形之里。其或胸中烦而不呕，或渴，或腹中痛，或胁下痞硬，或心下悸、小便不利，或咳者，此七证皆偏于里，惟微热为在表，亦属无形，只胁下痞硬为有形。皆风寒通证，总是气分为病，非有实热可据，故皆从半表半里之治法。集柯韵伯

伤寒中风，有柴胡证，但见一证便是，不必悉具。

“有柴胡证，但见一证便是，不必悉具”者，言无论伤寒、中风，但见往来寒热，便是柴胡主证。此外兼见胸胁硬满、心烦喜呕，即或有诸症中凡见一证者，即为半表半里，故曰“呕而发热者，小柴胡汤主之”是也。然症虽不必悉具，亦有似柴胡证者，不可不审。如胁下满痛、本渴而饮水呕者，柴胡不中与也；又但欲呕、胸中痛、微溏者，亦非柴胡症。如此等症，又当细为详辨者也。岂可但见一证，而即为“便是”也哉？合参方、柯

小柴胡汤

柴胡半斤　黄芩三两　人参三两　半夏半斤①　甘草三两，炙　生姜三两　大枣十二枚

上七味，以水一斗二升，煮取六升，去渣，再煎取三升，温服一升，日三服。

柴胡，少阳经药，升也，苦寒散表，气味俱轻。邪至少阳，则半主表半主里，因胆无出入路，故禁汗、吐、下，则惟有升散一法，长沙用之为君。以半夏为使，生姜止呕，黄芩除热，甘草和中。使主表者得柴胡而自散，主里者得黄芩而复除。然往来寒热，邪正胜复也，柴、芩有除热之功，而不能祛争胜之气，遂用人参去阴入阳之药介于其间，预壮其里气，使三阳为尽，而三阴不受邪，方成妙算。非圣人莫能及也。集《三注》

小柴胡汤为半表设，而其证皆属于里，盖表症既去其半，则病机偏于向里矣。惟往来寒热一证，尚为表邪未去，故独以柴胡一味主之，其他悉属治里药。凡里证，属阳者多实热，属阴者多虚寒，而少阳为半里，或偏于阳，或偏于热。虽有虚有实，而不尽属虚。长沙又深以里虚为虑，故于半表未解时，便用人参以固里也。集《论翼》

若胸中烦而不呕，去半夏、人参，加栝蒌实一枚。

烦者，热也；呕者，逆也。热聚而闷，不宜固气，故去人参；不呕，无伏饮，无取半夏之辛散也。栝蒌苦寒，泄热散满也。集《三注》

若渴者，去半夏，加人参，合前成四两半，栝蒌根四两。

渴者，津液不足，半夏性燥，故去之。人参甘润，栝蒌根

---

① 半斤：宋本《伤寒论》与成注本《伤寒论》作“半升”。义胜。

苦坚，坚润相合，则津液生而渴自已。集《准绳》

若腹中痛者，去黄芩，加芍药三两。

气不通畅，血不和调，则为腹痛。黄芩能滞气，故去之；芍药能和营，故加之。集李士材

若胁下硬痞[①]，去大枣，加牡蛎四两。

去大枣，甘能聚气，令人中满也；加牡蛎，咸能软坚，而上除寒热也。集《三注》

若心下悸、小便不利者，去黄芩，加茯苓四两。

水停心下则悸，所以小便不利也。肾主水，黄芩坚肾，肾坚则水愈蓄，故去之。茯苓淡渗，故加之。集《三注》

若不渴、外有微热者，去人参，加桂枝三两，温覆取微汗愈。

表未全罢，故加桂枝以解肌；津液无亏，不须人参之甘润也。集《三注》

若咳者，去人参、大枣、生姜，加五味子半升、干姜二两。

咳为气逆，故去参、枣之补。肺欲收，酸收逆气者，五味之能也。干姜辛温快气，固主散寒，亦引火逆，故长沙不论寒热，每治咳症无不用之。集李士材

太阳一经，惟营卫之不同，所以风寒分异治。阳明一经，虽属经络，脏腑最为切近，营卫之道在迩[②]，风寒之辨尚严。少阳一经，越阳明，去太阳远甚，营卫无相关，肌肉之内，脏腑之外，故为表里之半，其间风寒无异治，乃经以“伤寒五六日中风，往来寒热”交互为文者，发明风寒至化，同归于一致

① 硬痞：宋本《伤寒论》与成注本《伤寒论》作“痞硬”。

② 迩：（距离）近。

也。其斯道之精微乎？集周禹载

伤寒四五日，身热恶寒①，头项强痛②，胁下满，手足温而渴者，小柴胡汤主之。

〔批注〕邪入少阳，太阳、阳明小有未罢，仍用小柴胡汤为主治。

此承上文，举一"不必悉具"之证言之。身热恶风，太阳表也；头项强，阳明③也；胁下满，少阳也；手足温而渴者，邪凑半表半里，而里证见也。夫三阳并见，而独从少阳为治者，止以胁满一专症验之，便知离表之邪已抵少阳之外界，本汤一投，将邪之留于二经者尽从少阳枢机而解，又何待往来寒热等证悉具，而小柴胡汤始可主也？长沙多言二经，少言少阳，示人之意深远矣！合参程、周

岐伯曰：中于胁则入少阳。此指少阳自病。然太阳之邪欲转少阳，少阳之邪欲归阳明，皆从胁转。如"伤寒四五日，身热恶风，头项强，胁下满"者，是太阳将转属少阳之机也，以小柴胡与之，所以断太阳之来路；如"阳明病，发潮热，大便溏，小便自可，胁满不去"者，此阳明将转属少阳之始也，以小柴胡与之，所以开阳明之出路。集柯韵伯

伤寒六七日，发热微恶寒，肢节烦痛④，微呕，心下支结，外证未去者，柴胡加桂枝汤⑤主之。

〔批注〕邪入少阳，太阳症未尽罢，有柴胡加桂枝一法。

肢节，四肢百节也。支结，言支饮抟聚而结也。虽发热微

---

① 恶寒：宋本《伤寒论》与成注本《伤寒论》作"恶风"。

② 头项强痛：宋本《伤寒论》与成注本《伤寒论》作"颈项强"。

③ 阳明：瑞霭堂本前有"有"字。

④ 肢节烦痛：宋本《伤寒论》与成注本《伤寒论》作"支节烦疼"。支节，同"肢节"。

⑤ 柴胡加桂枝汤：宋本《伤寒论》作"柴胡桂枝汤"。下同。

恶寒，不必发热恶寒之甚；肢节烦痛，不必身疼痛之兼。在半表中，自是于太阳尚有所恋，即为外证之未去也。然支结属少阳，便从柴胡为主治，但有太阳之表在，即合桂枝以和解之，使邪速从太阳、少阳而出，故曰“柴胡加桂枝汤”，命名之意可见矣。合参方、程

表证未解，心下妨闷①者，非痞也，谓之支结。集《活人》

柴胡加桂枝汤

桂枝两半，去皮　黄芩②　人参　芍药各两半　甘草一两　柴胡四两　半夏二合半　大枣六枚　生姜两半

水七升，煮三升，分温服。

既发热微恶寒，与往来寒热无异，而支饮更结偏旁，是非少阳部位乎？故主小柴胡，不易之法也。然太阳经症未罢，则不得不用太阳经药。二阳即合，要皆减去一半，不使有偏多偏少之谓也。然观新加汤，似乎不敢轻用人参，而此独不为意者，盖三阳经以少阳为主治也。集《三注》

太阳病，十日已③去，脉浮细而嗜卧者，外已解也。设胸满胁痛者，与小柴胡汤。脉④但浮者，与麻黄汤。

〔批注〕邪入少阳，脉但浮者，有用麻黄汤一法。

不宁惟是，即太阳病十日已去，见脉浮细而嗜卧，邪已尽传于外而解。设于解后尚有胸胁满痛一证，即当与小柴胡汤，推之速出少阳也；设脉但浮，无余症，当于麻黄汤，推之速出太阳也。是皆惟恐其邪之不传，暗伏危机也。不然，岂有十余

---

① 妨闷：此指阻碍感。

② 黄芩：原脱，据宋本《伤寒论》与成注本《伤寒论》补。

③ 已：宋本《伤寒论》与成注本《伤寒论》作“以”。

④ 脉：原脱，据宋本《伤寒论》与成注本《伤寒论》补。

日后，而无故张皇[①]，反用麻黄汤之理哉？凡此皆太、少二阳与阳明连贯，故用表法，所谓从外入者，驱而出之于外也。此嘉言论《阳明篇》中大意，摘入于此，更觉晓畅。集刘宏璧

胸满胁痛，与柴胡汤，治少阳。若脉但浮者，与麻黄汤，则又先治太阳也。此是设为防变之言，非服柴胡汤而浮也。集王泰宇

伤寒，阳脉涩，阴脉弦，法当腹中急痛者，先用[②]小建中汤。不差者，与小柴胡汤主之。

〔批注〕少阳脉弦涩、腹急痛，有先建中、后柴胡一法。

阳脉涩、阴脉弦，浑是在里之阴寒，所以法当急痛，故以小建中之缓而和其急，腹痛止而脉不弦涩矣。若不差，则弦为少阳之本脉，而涩乃汗不彻，腹痛乃邪欲传太阴也，则用小柴胡以和阴阳为的当无疑矣。集喻嘉言

证属少阳，固宜和解，而里气虚寒，不能拒邪者，又不妨依他经急救其里、后救其表层次之一法。所以较之上三条：彼则宜用小柴胡汤，用之不得不先；此则宜用小柴胡汤，用之不得不后。此之谓法，凡表半边有实邪者，里半边遂成虚位，小柴胡之用人参、半夏者是也。虚易生寒，故有腹中痛，缓则止，去黄芩、加芍药，急则建中。从此求之：表无邪热者，本方不可用柴胡；里无邪热者，本方即不可用黄芩矣。集程郊倩

伤寒五六日，头汗出，微恶寒，手足冷，心下满，口不欲食，大便硬，脉细者，此为阳微结。必有表，复有里也。脉沉，亦在里也，汗出为阳微。假令纯阴结，不得复有外症，悉入在

① 张皇：惊惶，慌张。

② 用：宋本《伤寒论》与成注本《伤寒论》作“与”。

里。此为半在里、半在表[①]也，脉虽沉紧，不得为少阴症[②]，所以然者，阴不得有汗，今头汗出，故知非少阴也。可与小柴胡汤。设不了了者，得屎而解。

〔批注〕辨症似少阴而实是小柴胡汤证。

伤寒五六日，半里之热以怫郁不能外达，故头汗出；半表之热以持久不能解散，故微恶寒。两邪互拒，知阳气郁滞而成结矣。唯其阳气结也，所以手足冷、心下满、口不能食；唯其阳气结也，所以大便硬。既有结滞之证，便成结滞之脉，所以脉亦细也。但结有阴阳不同，即阳结亦有微甚不同。阴结为寒，总无阳热、头汗出等证，而阳结甚者，又必表邪尽敛入内，热势方深，其证则不恶寒、反恶热。今皆不然，此为阳微结，热虽结而不甚也，所以然者，以有微恶寒之半表在，故结亦只半在里而不甚。至于脉沉，虽似里阴，则又有头汗出以别之。故凡脉细、脉沉、脉紧，皆阳气郁结之证，无关少阴也。可见阳气一经郁结，不但阳症似阴，即阳脉亦似阴矣。既非有寒无热之肾阴结，又非表尽归里之胃阳结，此所以为半在里、半在表也。凡症居阴阳表里间，俱主小柴胡汤，故只据头汗出一证，即可作少阳病处治，又何待往来寒热等证之悉具耶？设不了了者，结势已解，但从前所云“大便硬”之屎未出耳。“得屎而解”此四字看得活，不必责之胃实，即大柴胡及加芒硝等汤皆在所当斟酌者耳。集程郊倩

得病六七日，脉迟浮弱，恶风寒，手足温。医二三下之，不能食，而胁下满痛，面目及身发黄[③]，颈项强，小便难者，

---

① 表：宋本《伤寒论》与成注本《伤寒论》作“外”。

② 症：宋本《伤寒论》与成注本《伤寒论》作“病”。

③ 发黄：宋本《伤寒论》与成注本《伤寒论》无“发”字。

与柴胡汤。后必下重。本渴而饮水呕者，柴胡汤不中与也。食谷者哕。

〔批注〕辨病似少阳而实非小柴胡汤症。

只曰“得病”，不曰“伤寒”，则无少阳首条口苦诸症。但据“六七日，脉迟浮弱”，浮为在表，迟为里寒，况兼弱脉之虚，外恶风寒而不发热，其为阳气怯弱可知。仅赖胃中线阳，留此一手足之温，何至二三下之，以致胃寒不能食矣；土受木贼，胁下满矣；胃阳发露，身目黄矣；下亡津液，筋脉失养，颈项强矣；胃汁尽竭，津液无输，小便难矣。较前症之身热恶风、颈项强、胁下满、手足温而渴者，岂不依稀相似乎？不知前乃里热，此则中寒，半表虽同，半里实异，温中救逆之不遑[①]，奈何复以已下之坏症，认为少阳未下之经病，更与柴胡汤，则柴、芩苦寒，虚及里气，能不下重耶？况本渴而饮水则呕，则知渴为津亡膈燥之渴，呕乃阳乏水逆之呕，柴胡汤堪复与乎？食谷者哕，亦胃气虚竭故也。然则柴胡汤症岂可见一胁下满痛，遂为便是也哉！集程郊倩

按：前本柴胡汤症，却偏外面见出一手足冷、心下满、口不欲食、脉细、脉沉紧少阴证来；此本非柴胡汤证，却偏外面见出一胁下满、颈项强、手足温而渴少阳证来。依稀疑似，最难辨晰，长沙特揭出明示之曰：头汗出者，非少阴也；渴饮水呕者，柴胡汤不中与也。使人于此等处得手，然后不为外证所惑矣。

本太阳经不解，传[②]入少阳者，胁下硬满，干呕不能食，往来寒热，尚未吐下，脉沉紧者，与小柴胡汤。若已吐下、发汗、温针，谵语，柴胡症罢，此为坏病，知犯何逆，以法治之。

---

① 不遑：无暇，来不及。遑，空闲。

② 传：宋本《伤寒论》与成注本《伤寒论》作“转”。

〔批注〕少阳病不从和解，而误治致变者，亦为坏病。

本太阳病，转入少阳者，从前太阳症不必诘[①]，只据而今胁下硬满、干呕不能食、往来寒热，少阳症已具，岂唯太阳药不复用？果原委未经吐下者，虽脉沉紧，不得为少阴病也，只属邪困于经使然，何所忌而不以小柴胡[②]汤之和解为定法？究竟沉紧非小柴胡本脉，以未经吐下，故不妨舍脉从证耳。若已吐下、发汗、温针，何必脉变？只须增出谵语一证，便是柴胡证罢，为坏病。此则治之之逆使然，察其所犯何逆，而于法外议法，则存乎其人。又不得泥定前证，以不用小柴胡致坏，今更用之治坏，使一逆再逆也。集程郊倩

本发汗，而复下之，此为逆也；若先发汗，治不为逆。本先下之，而反汗之，此为逆也[③]；若先下之，治不为逆。

〔批注〕此节申明上文之义。

此申明上文"知犯何逆"，而详辨之也。少阳虽有汗、下二禁，然而当汗、当下正自不同。本当发汗，而复下之，则为逆；若先汗后下，则不为逆。本当下之，而反发汗，则为逆；若先下后汗，则不为逆。全在辨其表里差多、差少之间矣。集喻嘉言

发汗多，亡阳谵语者，不可下，与柴胡桂枝汤，和其营卫，以通津液，后自愈。

〔批注〕误汗亡阳谵语，有和营卫一法。

汗多亡阳，疑是太阳之证过汗而致亡阳也。亡阳曷不用附子？以不见恶寒证也。且亡阳而至谵语，又疑是太阳过汗，转入阳明腑证。曷为不下？以不见硬满及不大便等症也。然其所

① 诘：追究。

② 胡：诸本原脱，据文义补。

③ 此为逆也：宋本《伤寒论》与成注本《伤寒论》作"为逆"。

以然者，殆①少阳不可发汗，发汗则谵语，舍小柴胡别无治法。又曷为复加桂枝？长沙以证从太阳兼见少阳，虽亡阳而外症未除，见谵语而里症亦急，小柴胡，表里之半者也，兼用桂枝，则太阳之邪涣然冰释②矣，故曰和营卫、通津液而自愈。知与阳明胃实谵语者相去远矣。集《三注》

伤寒五六日，已发汗而复下之，胸胁满微结，小便不利，渴而不呕，但头汗出，往来寒热，心烦者，此为未解也，柴胡桂枝干姜汤主之。

〔批注〕先汗后下，邪入未深，有从和解一法。

少阳证尚兼太阳，幸下在汗后，邪入亦不深，故只从胸胁满处见其结，是名“微结”也。责其病根，实由汗、下。故小便不利，津液亡也；渴而不呕，内燥逆也；但头汗出，阳气虚也；往来寒热、心烦者，阳气郁也。此则未解之征也。“结胸篇”中，头微汗出，用大陷胸汤，以其热结在里，故从下夺之法也；此胸微结而头汗出，用柴胡桂枝干姜汤，以里症未具，故从和解之法也。合参喻、程

柴胡桂枝干姜汤

柴胡半斤　桂枝　干姜③　黄芩　牡蛎④各三两　甘草炙，二两　栝蒌根四两

水一斗四升⑤，煮取六升，去渣，再取三升，温服一升，日三服。初服微烦，复服汗出便愈。

---

① 殆：犹“大概”“可能”，表示推测。

② 涣然冰释：如冰遇热一样很快消融，多比喻疑团、困难等很快消除。此处形容病邪很快消失。

③ 干姜：宋本《伤寒论》用“二两”。

④ 牡蛎：宋本《伤寒论》用“二两”。

⑤ 一斗四升：宋本《伤寒论》与成注本《伤寒论》作“一斗二升”。

少阳但见一证便是，况有胸胁满、往来寒热乎？渴，去半夏；加花粉、牡蛎去结，干姜散满；不呕，且中满，无取乎人参、姜、枣；太阳未解，仍加桂枝。然则圣人之加减，诚何如哉！集《三注》

凡柴胡汤病症而下之，若柴胡症未①罢者，复与柴胡汤，必蒸蒸而振，却②发热汗出而解。

〔批注〕误下，症犹未变，仍宜小柴胡一法。

下之病虽不解，亦不他变，则宜再行和之之法可也。蒸蒸而振，作战汗也，必如此而解者，以下后里虚故也。集《三注》

伤寒五六日，呕而发热者，柴胡汤症具，而以他药下之，柴胡症仍在者，复与柴胡汤。此虽已下之，不为逆，必蒸蒸而振，却发热汗出而解。若心下满而硬痛者，此为结胸也，大陷胸汤主之；但满而不痛，此为痞，柴胡汤③不中与之，宜半夏泻心汤。

〔批注〕误下结胸、痞气，有陷胸、泻心二法。

此节分三段看：谓太阳而转少阳症也，少阳禁下，比他经犹严，设误下而柴胡症仍在者，复与柴胡汤，症不因下逆，治不因下更也。若其人心下满而硬痛者，为阳邪陷入而结于胸中，居高邪实，与大陷胸汤下之。惟但满而不痛者，为阴邪传里，痞结心下，客气上逆，表邪被留，阴阳不交，此之谓痞。毋论大陷胸汤不可与，即有呕而发热症者，柴胡汤④亦不中与也，乃于生姜泻心汤中去生姜而君半夏，以症起于呕，故以涤饮为专务耳。合参程、刘

---

① 未：宋本《伤寒论》与成注本《伤寒论》作“不”。
② 却：宋本《伤寒论》后有“复”字。
③ 汤：宋本《伤寒论》与成注本《伤寒论》无“汤”字。
④ 柴胡汤：瑞霭堂本前有“而”字。

半夏泻心汤

人参　黄芩　甘草炙，各三两　干姜[1]　黄连各一两　大枣十二枚　半夏半升，洗

水一斗，煮六升，去渣再煎，取三升，温服一升，日三服。

泻心者，谓满在心膈间，而不在胃也。人之津液一经邪闭，则肺气自不宣通，即聚而为痰饮，况复误下，则外邪内陷，抟结心胸，胶滞难开。故于生姜泻心汤中去生姜而君半夏，则有形之饮与无形之热俱去，而心膈之满自消矣。集《三注》

伤寒病，过经十余日，反二三下之，后四五日，柴胡症仍在者，先与小柴胡汤。呕不止，心下急，郁郁微烦者，为未解也，与大柴胡汤，下之即[2]愈。

〔批注〕过经误下，邪半入腑，有先和后两解一法。

太阳病，过经十余日，邪不入里，知此际已具有柴胡证，观下文"柴胡证仍在"句可见。医乃二三下之，此之谓"反"，下后不无伤其里气，且恐下后之柴胡症尚未足凭，故徐而俟之。后四五日，柴胡症仍在者，则枢机尚未解散，先与小柴胡汤和解之。若用小柴胡汤后，仍见呕不止，其人必心下急、郁郁微烦者，便属腑邪为病，不当责之于经矣，故用大柴胡汤两解表里而愈。集程郊倩

大柴胡汤

柴胡半斤　黄芩　芍药各三两　半夏半升[3]　枳实四枚　大黄二两　大枣十二枚　生姜五两

---

① 干姜：宋本《伤寒论》与成注本《伤寒论》用"三两"。

② 即：宋本《伤寒论》与成注本《伤寒论》作"则"。

③ 升：原误作"斤"，据瑞霭堂本、抄本及宋本《伤寒论》与成注本《伤寒论》改。

水一斗二升，煮取六升，去渣再煎，取三升，温服一升，日三服。

大柴胡汤总以少阳为主治，而复有里者也。外邪未解，即不可治内；而里症已具，复不可专外。必分提表里之邪，使阳邪传阳，阴邪传阴，一举而两解之，始为合法。故于和之之中，加下药微利之，用枳实、大黄，苦寒以泄阳明；复易芍药以滋肝木，盖胆附于肝，荣肝则烦可解也。集《三注》

伤寒十三日不解，胸胁满而呕，日晡所发潮热，已而微利。此本柴胡症，下之而不得利，今反利者，知医以丸药下之，非其治也。潮热者，实也。先宜小柴胡汤以解外，后以柴胡加芒硝汤主之。

〔批注〕日久误下，将属阳明，亦用先和后两解之法。

胁满而呕，胸满而日晡潮热，此少阳之邪半入阳明之腑也。但发潮热，里可攻也，而微下利，便未硬也，自是大柴胡症，设斯时即以此汤下之，分解表邪，荡涤里热，则邪去而微利亦自止矣。今误用丸药，则徒引热邪内陷而下利，所以呕、满、潮热如故，是表里俱未解也。然此实得之攻后，究竟非胃实，故只先用小柴胡分提以解外邪，后加芒硝一味，以涤胃中之热也。集喻嘉言

柴胡加芒硝汤

柴胡　黄芩　人参　生姜各三两　半夏半升　芒硝六两　大枣[1]十二枚

---

[1] 柴胡……大枣：此方成注本《伤寒论》即为小柴胡汤加芒硝六两，而宋本《伤寒论》作“柴胡二两十六铢，黄芩、人参、甘草、生姜各一两，半夏二十铢，大枣四枚，芒硝二两”。二者差距较大。本书剂量近成注本《伤寒论》，但缺甘草。

上八味，水一斗二升，煮取六升，去渣，内芒硝，再煎，取三升，温服一升。不解，再服①。

外证未除，本当以柴胡为主治，然已利矣，而复加芒硝者，何耶？彼医之为丸，必有大辛热之药，取快攻下，而渣滓深于肠胃间，是以火济火，热结欲利而愈不快矣。故取芒硝之大寒者，以荡毒热，则庶乎其可也。集《三注》

凡病，若发汗，若吐，若下，若亡津液，阴阳自和者，必自愈。

〔批注〕凡病汗吐下后，阴阳自和则愈。

凡病，发汗、吐、下，至于亡津液，则阴阳亏负，自尔失和。必滋培其元气，使阴阳自和，则津液复生，故病必自愈。慎勿妄治喜功也。集张路玉

〔批注〕此下四节言妇人伤寒，热入血室，亦用小柴胡和解法。

妇人中风，发热恶寒，经水适来，得之七八日，热除而脉迟、身冷②，胸胁下满，如结胸状，谵语者，此为热入血室也。当刺期门，随其实而泻③之。

血室，营血停留之所，经脉集会之处，即所谓冲脉、血海是也。其脉起于气街，并少阴之经，夹脐上行，至胸中而散。故热而病作，其症则如是也。期门二穴，在不容④两傍，各去同身寸之一寸五分，肝之幕也。肝纳血，故刺期门，所以泻血分实热也。集方中行

---

① 上八味……再服：此方宋本《伤寒论》煎服法为：以水四升，煮取二升，去滓，内芒硝，更煮微沸，分温再服。不解更作。

② 冷：宋本《伤寒论》与成注本《伤寒论》作“凉”。

③ 泻：宋本《伤寒论》作“取”。

④ 不容：穴位名。属足阳明胃经，位于上腹部脐中上6寸、距前正中线2寸处。

妇人中风、伤寒，治法分经皆同男子，而唯热入血室一证，则从少阳主治，故附及之。如妇人中风，发热恶寒，自是表证，无关于里，而经水适来，至七八日之久，则经行应止矣，乃外症虽罢，而胸满复见，未结误下而忽如结胸，此因血室空虚，阳热之表邪乘虚而内据之，阳邪内入，是以热除而身凉、脉迟也。故当刺期门，以泻其实，曰“实”者，血虽虚，而邪则实也。合参程、刘

妇人中风，七八日续得寒热，发作有时，经水适断者，此为热入血室，其血必结，故使如疟状，发作有时，小柴胡汤主之。

续得寒热至中风七八日，此邪已传少阳经，而经水适断，明系邪归血室，则其血因热而断，亦因热而结矣。热与血结，邪不得去，邪正交争，遂令寒热发作，有如疟状，故当用柴胡汤提出其邪，庶和解于表里之间也。或以小柴胡，气分药也，何由入于阴分而出其邪耶？盖血系冲脉，系于肝也，而少阳属胆，胆亦附肝，柴胡能解肝胆之邪，岂独不能解冲脉之邪耶？集周禹载

妇人伤寒，发热，经水适来，昼日明了，夜[①]则谵语，如见鬼状，热入血室故也[②]。无犯胃气及上二焦，必自愈。

热因经水适来，乘虚入室，故血室有热，遂令谵语，与胃实谵语不同。长沙恐人作胃实攻之，故戒之曰“毋犯胃气”。集朱朝议

昼属阳，明了者，阴邪退也；暮属阴，谵语者，血证得阴

---

① 夜：宋本《伤寒论》与成注本《伤寒论》作“暮”。

② 热入血室故也：宋本《伤寒论》与成注本《伤寒论》作“此为热入血室”。

剧也。无犯胃气，以禁下言也；及上二焦，以禁汗、吐言也。盖卫气出于上焦，津液蓄于中焦，汗则损胃气而亡津液，是汗则犯二焦也。又上焦主受纳，中焦主受盛。吐则纳与盛俱为逆，是吐则上中二焦亦俱犯也；下则损胃，下焦犯矣。是三法皆不可用也。三法皆不可用者，邪本在血室，亦非三者攻之所可及也。必自愈者，言伺其经行血下，则邪热得以随血而俱出，犹之红汗为然，故决言必定自解而愈，以警人勿妄攻取也。集方中行

血弱气尽，腠理开，邪气因入，与正气相搏，结于胁下，正邪分争，往来寒热，休作有时，默默不欲饮食，脏腑相连，其痛必下，邪高痛下，故使呕也。小柴胡汤主之。

前云“如结胸状”，长沙尚恐形容未尽，重以“脏腑相连，邪高痛下”之语畅发病情，使人细为寻绎①，知热入血室之故，即知用小柴胡之由也。夫血室者，冲脉也，下居腹内，厥阴肝经之所主也，而少阳胆亦附于肝，为表里，所以阳邪之热必下就而入于阴之血室。腑邪在上，脏邪在下，高下之间，胃实逼处，虽阳明气血俱多，然当血弱气尽之候，而又值邪正分争之时，故默默不欲饮食，而但喜呕耳。独是小柴胡汤者，出表入里，为往来寒热之主治也，而入血室者亦以之何也？盖妇道必从于夫，故肝胆同归一致，即以少阳之柴胡为解厥阴之热入，乃主其夫妇之和，而寒热期之于必愈，此热入血室之为病与主治少阳之为病无有二也。经之所以反复详明，以申其义也。合参方、喻

热入血室，男子在阳明例中，女子在少阳经中。同一肝幕

① 寻绎：推引寻求，反复探索。

也，同一冲脉也，而热入有异，何耶？女子之经期有定，男子之下血无常，一定于肝，一由于胃也。故在女子，邪随经去，则谵语止，实者泻之，虚者和之，故舍柴胡无治法也；若男子，则专指实邪，故舍期门亦无泻法。然则邪在别经，适有失血证而无谵语证者，但当照顾其血，不得以热入血室治也明矣！集刘宏璧

太阴经

《内经·热病篇》① 云："太阴脉，布胃中，络于嗌，故腹满而嗌干。"此是热伤太阴之标，自阳部②注经之证，非太阴本症也。而长沙立本症为提纲者，盖以太阴为阴中之至阴，主湿土而具坤宁③之德，司转输而法乾健④之能，设不于阴中扶阳，脾何能运？故首以不可下为戒，而急法以宜温，大旨已了然矣。夫太阴居三阳二阴之间，外邪未易中之，故太阴寒症不曰"中寒"，而曰"脏寒"，乃脾胃虚冷、内伤饮食之所致，明无中经之寒矣。即风之入也，亦饮食后腠理疏，邪乃得而袭之，长沙所以有桂枝汤而无麻黄汤也。间有一二传经之邪，总无热症，非少阴、厥阴之比，及邪转属胃腑，亦第⑤曰"阳明病"，而不一出治法，其义不从可识乎？即桂枝加大黄一证，亦非太阴有可下之例，乃太阳误下而入于太阴，用之以泄内陷之阳邪，并无三承气之犯，而犹以胃弱易动为虑。是阳明之下证在本，而

---

① 内经热病篇：即《素问·热论》。

② 阳部：即外部。

③ 坤宁：原指大地生载万物，广厚安宁。语出《周易·坤卦》象辞："地势坤，君子以厚德载物。"此比喻太阴脾土的生化功能。

④ 乾健：语出《周易·乾卦》象辞："天行健，君子以自强不息。"原指天德刚健，生生不息。此指脾的转输运化功能不止。

⑤ 第：只是，仅仅，表示范围。

太阴之下症反在标，可以见阴阳易位之故，更可见阴从阳转之义也。究其旨，全在“脾家实”三字。盖自利为太阴本证，温之以四逆辈者，意亦在实脾云耳，脾实则邪自去也。以此悟之，可以得治太阴经吃紧之法。

“太阴为开①”，是脾所生病，脾主湿，又主输，故以腹满、吐、利本病为提纲。即自利不渴为脏寒，亦本病也二节。唯中风是太阴标病，脉浮是太阴标脉，用桂枝汤者，汗之使从表解也三节、四节。设太阳误下，邪陷太阴，法固宜下，而太阴自病，续得便利，当行而脉弱者，亦宜减之五节至七节。若腐秽去，下利止，是脾家实，而非胃实也八节。故仍属太阴，必小便自利，身不黄，至七八日大便硬者，始为转属阳明证也。

太阴之为病，腹满而吐，食不下，自利益甚，时腹自痛。若下之，必胸下结硬。

〔批注〕首挈腹满、吐、利太阴本病为提纲。

太阴，脾经也，其脉起于足大指隐白穴，上循膝、股内廉，入腹，属脾，络胃，上膈，挟咽，连舌本。《灵枢》曰：是动则舌本强，食则呕，胃脘痛，腹胀，身体皆重。是主脾所生病者②。故腹满、自利，太阴之本证也。阳邪亦有腹满，得吐则满去，而食可下；今腹满而吐，食不下，则满为寒胀，吐与食不下亦为寒格也。阳邪亦有下利，然乍微乍甚，而痛随利减；今下利益甚，时腹自痛，则阳虚而寒亦留中也。虽曰病在脏，实由胃中阳乏，阴邪用事，升降失职，故致此。此但可行温散法。设不知而误下之，其在下之邪可去，而在上之邪陷矣，故

① 太阴为开：语见《素问·阴阳离合论》。

② 是动则舌本强……是主脾所生病者：语本《灵枢·经脉》。

胸下结硬，与结胸之变颇同，胃中津液上结，胸中阳气不布，卒难开也。合参喻、程

自利不渴者，属太阴，以其脏有寒也①。当温之，宜服四逆辈。

〔批注〕脏寒是太阴本病。

渴为热，不渴为寒。而阳经自利多渴者，水去而热增也。太阴湿胜而寒在脏，更不同少阴之君火在上、厥阴之燥气在经，故独不渴，自当温以四逆辈。即自利一证推之，凡呕吐、腹满、腹痛等证，亦莫不以是断而用温矣。集程郊倩

长沙以自利不渴者属太阴，以自利而渴者属少阴，分经辨证，所关甚巨。盖少阴属肾水，热邪入而消耗其水，则见不足，故口渴而多躁烦；太阴属湿土，热邪入而蒸动其湿，则见有余，故不渴而多发黄。集喻嘉言

太阴中风，四肢烦疼，阳微阴涩而长者，为欲愈。

〔批注〕中风是太阴标症。

太阴，脾也，主营四末。太阴中风，四肢烦疼者，风淫末疾②也。表邪少则微，里向和则涩而长。长者，阳也，长则气治，以阴得阳则解，故云“欲愈”。集成无己

阴经中风与阳经中风亦自不同。在阳经，则阳与阳抟而病进；在阴经，则阴得阳引而邪出。太阴经见四肢烦疼，便是风淫末疾之象，但于“阳微阴涩”太阴本脉中，时兼一“长”，长为阳明之候，已征脏邪向腑出而欲愈矣。《辨脉》云：阴病得阳脉者生。不过要人在“温”字上用功夫也。集程郊倩

---

① 也：此前宋本《伤寒论》与成注本《伤寒论》有“故”字。

② 风淫末疾：语出《左传·昭公元年》：“阴淫寒疾，阳淫热疾，风淫末疾，雨淫腹疾，晦淫惑疾，明淫心疾。”风气过盛会产生四肢末端的疾病。

太阴病，脉浮者，可发汗，宜桂枝汤。

〔批注〕脉浮是太阴标脉。

“温”之一字，为太阴吃紧之法。其有不必温者，则必他经之邪薄于太阴，非太阴脏病也。如病在太阴而脉浮，尚见太阳，则凡吐、利、腹满、腹痛等症，皆由太阳寒水侮及脾土所致，证虽见出阴经，邪却原是阳分，从表入者仍从表出，宜汗，以桂枝汤，方不引邪入脏也。集程郊倩

太阴受病，脉当沉细，而何以得浮？不知沉细是太阴本脉，中风是太阴标病，所以脉不从脏之阴，而从风之阳也。然浮而用桂枝汤者，以中风是里之表症，故用桂枝汤里之表药，况脾主肌肉，是亦宜以解肌耳。集程绳玉

本太阳病，医反下之，因而腹满时痛者，属太[1]阴也，桂枝加芍药汤主之。

〔批注〕太阳误下，邪陷太阴。

太阳病误下，其变皆在胸胁以上。此误下而腹满时痛，无胸胁等症，则其邪已入阴位，所以属在太阴也。然属太阴，仍用太阳桂枝解肌之法，以升举阳邪，但倍加芍药，以收敛太阴之逆气。本方不增一味，斯为神耳！集喻嘉言

“因而”二字宜玩，太阴为太阳累及耳，非传邪也。

桂枝加芍药汤

桂枝汤加芍药三两

水七升，微火煮三升，去渣，适寒温，服一升。

太阳误下，太阴受伤。以毫不被邪之脾，忽然而下，使清阳之气不能四布，因而腹满；健运之常失其所司，因而时痛。

① 太：原作“大”，据瑞霭堂本与抄本改。

于是仍用本方解表，倍加芍药以救太阴之液、以收太阴之逆者，正因外邪之入者浅也。《三注》

大实痛者，桂枝加大黄汤主之。

此承上而以胃家本有宿食者言，故不曰“阳明”，而曰“大实”，例之变也。然大实、大满，宜从急下，但阳分之邪初陷太阴，未可峻攻，仍于桂枝汤中少加大黄，使阳邪之下陷者一从上升、一从下泄，七表三里，以分杀其邪，始不失太阴满痛之治也。合参方、喻

二证虽属太阴，然来路实从太阳，则脉尚必有浮在。集程郊倩

桂枝加大黄汤

桂枝加芍药汤，加大黄一两①

水七升，煮取三升，去渣，温服一升，日三服。

太阴无可下之法也，在经已无可下之里，在脏尤无受下之处。不知脾与胃为表里，太阳误下，太阴受邪，适胃有宿食，则脾因胃之实而实，亦即因太阳之邪而痛矣。实非大黄不去，痛非去实不除，桂枝加大黄者，亦通因塞用之道也。《三注》

太阴腹满痛，其证有三：腹满咽干者，传经之热邪也；吐食自利而腹满痛者，直入本经之寒也；太阳误下，因而满痛者，此乘虚内陷之邪也。大抵阴邪满痛，宜与理中；热邪满痛，宜与大柴胡；惟误下满痛，宜与二汤。不可不辨也。《括要》

太阴为病，脉弱，其人续自便利，设当行大黄、芍药者，宜减之。以其人胃气弱，易动故也。

〔批注〕太阴为病，脉弱宜慎。

前行大黄、芍药者，以其病为太阳误下之病，自有浮脉验

① 一两：宋本《伤寒论》作“二两”。

之，非太阴为病也。若太阴自家之为病，则脉不浮而弱矣，纵有腹满、腹痛等症，其来路自是不同。中气虚寒，自尔续自便利，邪虽在里，未成大实，即大黄、芍药之当行者，亦宜减之，诚恐胃阳伤动，则洞泄不止，而心下痞硬之证成，虽复从事于温，所失良多矣。夫太阴者，至阴也，全凭胃气鼓动为之生化，胃阳不衰，脾阴自无邪入，故从太阴为病，指出胃弱以垂法。

脏之有腑，犹妻之有夫。未有夫主得令，而外侮得及其妻者。六经皆作如此体认。集程郊倩

太阳以阴为根，而太阴以阳为本。太阳不敢下，恐亡少阴之液也；太阴不敢轻下，恐伤阳明之气也。太阴本无下证，因太阳妄下，而阳邪下陷于太阴，故有桂枝加芍药等法。太阴脉弱，知胃气易动，便当少加大黄，此因里急后不可不用，又不可多用，故如此叮咛耳。集柯韵伯

此段叮咛，又与《阳明篇》中互发。阳明曰“不转失气”，曰“先硬后溏”，曰“未定成硬”，皆是恐伤太阴脾气。此太阴症而脉弱便利，减用大黄、芍药，又是恐伤阳明胃气也。“减之”云者，是当用仍在，未可因脉弱而废法也，但用之不可不慎焉耳。集喻嘉言

按：“胃气”二字，为人身根本。五脏六腑有病，皆宜照顾胃气，不独太阴为然也。

伤寒脉浮而缓，手足自温者，系在太阴，太阴当发身黄。若小便自利者，不能发黄。至七八日，虽暴烦下利日十余行，必自止，以脾家实，秽腐①当去故也。

〔批注〕秽腐去，下利止，脾实仍属太阴。

---

① 秽腐：宋本《伤寒论》与成注本《伤寒论》作“腐秽”。

浮缓为太阴脉，手足自温为太阴症。既不似太阳之发热，更不似少阴、厥阴之四逆与厥，而又无潮热、濈然汗出之阳明证，所以“系在太阴”，允为恰当也。但阳邪入内，温热交盛，必致蒸身为黄。若水道通调，热从便去矣。既从便去，则邪似乎可解，而必至七八日暴烦下利者，何也？夫太阳入本经，本腑一泄无余，若太阴与膀胱渺不相涉也，故经谓“脾气散津”①，又云“为胃行其津液”②。今既病矣，尚能不失所司乎？所以秽腐既积，至七八日，胃阳来复之辰，脾藉胃脘之阳以为运化，则脾家实也。脾既实，则秽腐自不能留，是去所当去也。长沙惧人不明其故，反欲止其利，特详言之。集周禹载

“手足自温”句，暗对身不发黄言，非太阴伤寒必当手足温也。夫病在三阳，尚有手足冷者，何况太阴？盖太阴主内，表当无热，惟四肢为诸阳之本③，脾为胃行其津液，以灌于四旁，故得主四肢，则四肢之温热仍是阳明之阳也。且曰“自温”，便见有时不温，有时清冷矣。集柯韵伯

伤寒脉浮而缓，手足自温者，是为系在太阴。太阴者，身当发黄。若小便自利者，不能发黄。至七八日，大便硬者，为阳明病也。

〔批注〕小便利、大便硬，太阴转属阳明。

此太阴经转属阳明腑证也。脉浮而缓，本为表证，然无发热恶寒外候，而手足自温者，邪已去表入里，且脾脉主缓，所以“系在太阴”也。夫脾为湿土，为胃之合，邪气既入，势必蒸湿为黄。若小便自利则湿行，而发黄之证可免。但脾湿既行，

---

① 脾气散津：语本《素问·经脉别论》。原作“脾气散精”。

② 为胃行其津液：语见《素问·厥论》及《素问·太阴阳明论》。

③ 四肢为诸阳之本：语本《素问·阳明脉解》。

胃益干燥，胃燥则大便必硬，因复转为阳明内实，而成可下之证也。集喻嘉言

合而观之，太阴伤寒，脉浮而缓者，亦非太阴本病。盖浮为阳脉，缓为胃脉，太阴伤寒，脉不沉细而反浮缓，是阴中有阳，脉有胃气，所以手足自温，而显脾家之实，或发黄、便硬，而转属阳明也。发黄亦是阳明病，太阴身当发黄，非言太阴本有发黄证，以手足温处是阳明之阳盛，寒邪不得伤太阴之脏，脏无寒而身自温，故当发黄。若湿从溺泄，暴烦下利，是脾主转输，仍属太阴病。若烦而不利，即胃家之湿热，非太阴之湿热。此太阴之伤寒全藉阳明之阳为之根，而成转属之证。人但知伤寒以阳为主，不知太阴更以阳为主也。集柯韵伯

此节“不能发黄”与上节语句皆同。但彼以脾家实，则秽腐自去，而成太阴之开；此以胃家实，则地道不通，而转属阳明之阖矣。虽阳明与太阴腑脏相连，而下利与便硬自有阴分、阳分之殊。

太阴病欲解时，从亥至丑上。

〔批注〕太阴愈期。

按：解时从亥、子、丑者，亥则阴气退，子则阳气进，丑中之土更得承阳而旺也。

少阴经上

少阴为寒水之脏，全赖坎中真阳以奉其生。后篇长沙历陈亡阳诸死证，实欲人防微杜渐，而警以履霜[①]之惧也。惟其人

① 履霜：典出《周易·坤卦》“初六”：“履霜，坚冰至。”踏霜而知寒冬将至，比喻事态发展已有产生严重后果的预兆。此处用来强调应当时刻注意疾病转为危重的征兆。

真阴素亏，邪热传入少阴者，必伤经中之阴，甚至邪未解而阴已竭，势不得不用清热夺邪，以存阴为先务。盖真阴不可虚，而邪阳不可纵也。然少阴为寒脏，不畏邪阳之扰，阳邪中有火、有土，皆肾中生阳之气。故惟承气从攻，黄连从泄，外此猪苓之淡渗，四逆之和解，以及半夏、苦酒之辛而敛，猪肤、桃花之润而涩，纵证之挟热者，亦未尝尽弃夫温，而恣用苦寒以伤其阳，总之不欲少阴胜而趺阳负耳。传经、直中虽分两途，而少阴右[①]温之义，不从可识乎？兹故疏传经正治存阴之法居先，而以直中温经回阳之治殿后。

少阴之脏属肾，夹乎太、厥二阴之间，自尔[②]受寒最深，而其为证也偏多。设假舍脉无从得其证者，长沙故首挈微细之脉状、兼以欲寐之病情为提纲。然少阴水也，寒也，其所甚畏者土也。使土气蕃育，作镇中州，而恒操其胜势，则寒水有制不得泛，自不致上凌下逼，是所谓“少阴负趺阳”耳，此一句乃上下篇之大关键也。前云“脉微细”，复云“细沉数”者，直指病为在里，不可发汗三节，且即申明其强责之过焉四、五节。夫少阴一经分阴阳二气，邪之所中亦有阴阳两途。如热邪上攻，为咽痛、咳、呕、心烦等证，长沙制甘桔汤、半夏散、苦酒汤、猪肤汤、黄连阿胶汤，所以治阳邪犯少阴之阳；热邪下迫，为腹痛、自利、便脓血等证，长沙制猪苓汤、桃花汤，所以治阳邪犯少阴之阴。其间只四逆散一症，惟事和解，从乎中治六节至十五节。至于少阴转属阳明腑证，是少阴负而趺阳又过胜，过胜者可泻也。少阴转入膀胱腑证，是又少阴与太阳为

---

① 右：崇尚，尊崇。因古代以右位为上、为尊。

② 自尔：犹自然。

表里也十六至十九节。若脉阳微阴浮者，是少阴中风为欲愈证，而解亦有时，故以此终焉。

少阴之为病，脉微细，但欲寐也。

〔批注〕首挈脉微细、但欲寐，为少阴之提纲。

少阴一经兼水火二气，寒热杂居，故为病难以辨别。其寒也，证类太阴；其热也，证似太阳。故长沙以微细之病脉、欲寐之病情为提纲，立法于象外，使人求法于病中。凡证之寒热与寒热之真假，仿此脉情以推之，而真阴阳之虚实见矣。

少阳为阳枢，弦为木象，弦而细，阳之少也；少阴为阴枢，微为水象，微而细，阴之少也。经曰：卫气行阳则寤，行阴则寐[①]。邪入少阴，则气行于阴，不行于阳，故但欲寐也。"欲寐"云者，非真能寐也。集柯韵伯

按：少阴病五六日前，多与人不觉，但起病喜厚衣、近火、善瞌睡。凡后面亡阳发躁诸剧证皆伏于此，最要提防。

少阴负趺阳者，为顺也。

〔批注〕次言少阴负趺阳，为一篇之大旨。

此节乃一篇之大旨。夫少阴，水也；趺阳，土也。少阴经必以温为主治者，补火以殖土也，使火土合德，而常操其胜，庶几水有所畏，而无泛滥之虞。所以诸杂病恶土克水，而少阴伤寒惟恐土不能制水，其水反得以泛滥，水一泛滥，则中州失职，而寒水上凌，真阳外越，神丹莫救。故与其权于水，则昏垫[②]立至；而与其权于土，则平成可几[③]。长沙谓"少阴负趺阳

---

① 卫气行阳则寤，行阴则寐：语本《灵枢·大惑论》。

② 昏垫：陷溺，指困于水灾。

③ 几：通"冀"，希望。《左传·哀公十六年》："国人望君，如望岁焉，日日以几。"陆德明《释文》："几音冀，本或作冀。"

者，为顺”，而趺阳负少阴者，其逆可知矣。斯诚治少阴之奥旨，学者请三复焉！集程绳玉

少阴病，脉细沉数，病为在里，不可发汗。

〔批注〕脉细沉数，病为在里，以示不可发汗之戒。

沉细之中加之以数，正热邪入里之征，即不可发汗。发汗则动其经气，而有夺血、亡阳之变，故示戒也。集喻嘉言

首章论“少阴之为病，脉微细”。盖脉有微而不细者，亦有细而不微者。微为气虚，细为血少。圣人立言简而不繁，先则统举之，次即紧接“少阴病，脉细沉数”，分开“微”字，专指“细”字，是一见细脉，便急宜为少阴计，何也？以有沉数兼见，沉为在里，数则为热。先师恐学者认为表热，误用辛温正汗之剂，致蹈亡阳、上竭下厥种种危候，故复叮咛之曰：“病为在里，不可发汗。”凡脉不论何部、何脉，但见细脉至数，虽数，便当从少阴求之，而时凛其戒也。集刘宏璧

人知数为热，不知沉细中见数为寒甚。真阴寒证，脉常有一息七八至者，尽概此一“数”中，但按之无力而散耳。不可不知也。集薛慎庵

少阴病，但厥无汗，而强发之，必动其血，未知从何道出，或从口鼻，或从目出，是名下厥上竭，为难治。

〔批注〕误汗动血，火劫便难，申明强责之过。

设不知病为在里，而强发之，其变有不可胜指者。五液[①]皆主于肾，如太阳当汗之证，尺中一迟，辄不可汗，曰“营气不足，血少故也”，况少阴乎？若强发之，周身之气皆逆，血随

---

① 五液：指汗、涕、泪、涎、唾，分别为五脏所化。出自《素问·宣明五气》：“五脏化液：心为汗、肺为涕、肝为泪、脾为涎、肾为唾。是为五液。”因五液属阴，肾为诸阴之本，故又皆主于肾。

奔气之促逼而见，故不知从何道出，或口鼻，或耳目，较症之下走阴窍者，则倍危矣。下厥者，少阴居下，不得汗而热深也；上竭者，少阴之血尽从上而越出也。少阴本少血，且从上逆，故为难治。“难治”云者，追从前强发之罪也。合参喻、程

少阴病，咳而下利、谵语者，被火气劫故也，小便必难，以强责少阴汗也。

不特汗不可发，即火亦不可劫也。少阴之脉，从足入腹，上循喉咙，故多咽痛，其支别出肺，故间有咳证。少阴不可发汗，今以火气强劫其汗，其热邪挟火力上攻，必为咳，以肺金恶火故也；下攻必为利，以火势逼迫而走空窍故也；内攻必谵语，以火势燔灼而乱神明故也。小便难者，见三证皆妨小便，盖肺为火所伤，则膀胱气化不行，大肠奔迫无度，则水谷并趋一路，心胞燔灼不已，则小肠枯涸必至耳。少阴汗可强责乎？集喻嘉言

少阴病二三日，咽痛者，可与甘草汤；不差者，与桔梗汤。

〔批注〕阳邪犯少阴之阳，为咽痛，为胸满，为心烦，为不卧。

邪热客少阴之标，故咽痛。苦寒则犯本，不可用也，只宜甘草缓之。不差者，经气阻而不通也，加苦桔以开之。此在二三日，他证未具，故可用之。若五六日，则少阴之下利、呕逆诸症继起，此法又未可行矣。合参喻、程

甘草汤

甘草二两

水煮[1]，温服七合，日二服。

---

[1] 水煮：宋本《伤寒论》与成注本《伤寒论》作“以水三升，煮取一升半”。

桔梗汤

桔梗一两　甘草二两

水三升，煮取升半[1]，去渣，分温再服。

林北海[2]云：甘草汤，主少阴客热咽痛，故用缓；桔梗汤，主少阴寒热相搏咽痛，故用开。且经谓“此属少阴，法当咽痛而复吐利”，故咽痛每与下利相兼。今因阴邪上乘之时，即以桔梗开之，不令下乘，甘草补之，不使上僭[3]，并可以实脾土，岂非治未病之法乎？集《三注》

少阴病，咽中痛，半夏散及汤主之。

至若咽中痛，较咽痛为甚矣。甚则似可凉治，不知少阴之有咽痛，皆下寒上热、痰饮搏结使然，不但苦寒不可有，并辛热不可无。半夏散及汤，散寒涤饮之不暇，敢犯本乎？集程郊倩

半夏散及汤

半夏洗去涎水　桂枝　甘草炙，各等分

上三味，各别捣筛为末已，合治之，白散和服方寸匕，日三服。若不能散服者，以水一升，煎七沸，内散两方寸匕，煎三沸，令小冷，咽之。

此为风邪热甚，痰上壅而痹痛者言也。故主之以桂枝，祛风也；佐之以半夏，消痰也；和之以甘草，除热也。三者是又为咽痛之一治也。集《三注》

少阴病，咽中伤，生疮，不能语言，声不出者，苦酒汤

---

① 升半：宋本《伤寒论》与成注本《伤寒论》作“一升”。

② 林北海：清初名医，名起龙，号北海，斋名补拙，渔阳（今北京密云地区）人。为周扬俊（禹载）之师，周氏著作中多引录其语。曾补辑重刊张凤逵《治暑全书》，影响较大。并辑录《本草纲目必读》传世。

③ 上僭（jiàn 见）：原指越位逾制，即地位在下者冒用高于自己身份的名义、礼仪或器物等。此指阴邪上乘。

主之。

迨至咽中为痛所伤，渐至生疮，由从前不知散寒涤饮，故至此。不能语言者，少阴之脉入肺络心，心通窍于舌，心热则舌不掉也。声不出者，肺主声而属金，金清则鸣，热则昏而塞也。虽桂枝之热不可有，而半夏之辛则难除，只从鸡子以润之，苦酒以降之，此不但能治标，即属阴火之沸腾者亦可抑而散矣。连上三条，症同而治殊，盖各适其因之宜然耳。合参方、程

苦酒汤

半夏洗，破如枣核大，十四枚　鸡子一枚，去黄，内上苦酒，著鸡子壳中

上二味，内半夏苦酒[1]中，以鸡子壳置刀环中，安火上，令三沸，去渣，少少含咽之。不差，更作三剂。

阴火团聚，至于生疮，不能语言，不能出声，则痰结极、阴热甚矣。痰结稠黏，而燥结特炽，故稠黏者，既与腻隔不宜，而燥结者，复与滋润有益。仍用半夏涤饮，以鸡子润燥，更藉苦酒消疮，合三善而阴热可去，阴热去而阳邪亦解，阳邪解而真阴得救矣。

少阴病，下利，咽痛，胸满，心烦者，猪肤汤主之。

下利、咽痛、胸满、心烦四证兼见，盖少阴热邪充斥，上、下、中皆受其邪。若用寒下之药，则客热未除而阴寒早起，故又立猪肤一汤以疗之。成无已曰：猪，水畜也，其气先入肾。肤解少阴之客热，加蜜以润燥除烦，白粉以益气断利[2]。《金

① 苦酒：醋的别名。

② 猪，水畜也……益气断利：语本成无已《注解伤寒论·辨少阴病脉证并治法》猪肤汤方后注。文字略有出入。

匮》治阴吹，用猪脂发煎膏①，亦此义也。集罗天益

又有伏气之病，谓非时暴寒中人，伏气于少阴经，始不觉病，旬月乃发，脉微弱，法先咽痛，次必下利，与此证相类。始用半夏桂甘汤，次四逆散主之。此病只一二日便差，古人谓之“肾伤寒”也。集朱奉议

猪肤一斤

水一斗，煮取五升，去渣，加蜜一升、白粉②五合，熬香，和相得，温服六服。

肾司开阖。热耗阴液，则胃土受伤，而中满不为利减；龙火③上结，而君火亦炽，则心主为之不宁。猪属亥，宜入少阴，肤乃外薄，宜能解外，其性甘寒，固能退热，邪散而热退，烦满可除也。白蜜润燥以利咽，咽利而不燥痛，可愈也。白粉培土以胜水，土王水制，利可止也。集《三注》

少阴病，得之二三日以上，心中烦，不得卧，黄连阿胶汤主之。

心烦不得卧，而无躁证，则与真阳发动迥别。盖真阳发动，必先为呕、为下利、为四逆，乃致烦而且躁、魄汗不止耳。今但心烦不卧，而无呕、利、四逆等证，是其烦为阳烦，而真阴为热邪燔灼，故以解热生阴为主治，少缓则变生矣。集喻嘉言

黄连阿胶汤

黄连四两　黄芩④　芍药各二两　鸡子⑤二枚　阿胶三两

---

① 猪脂发煎膏：出《金匮要略·妇人杂病脉证并治》。
② 白粉：即白米粉。
③ 龙火：指肾火。
④ 黄芩：此后成注本《伤寒论》有“一两”二字。
⑤ 鸡子：宋本《伤寒论》与成注本《伤寒论》作“鸡子黄”。

先煮三物[1]，去渣，内胶烊消，入鸡子黄搅匀，温服七合，日三服。

里热当祛之，以涤其热；内燥须滋之，而润其燥。心烦，故主以黄连，佐以黄芩，则肺胃之邪俱清。然热已消少阴之水，鸡子黄、阿胶深益血分，以滋其阴，以息其风，连、芩得此，功莫大矣。况加芍药以敛消烁之心气，兼以入肝，遂使烦者不烦，不卧者卧矣。

少阴病，四逆，其人或咳，或悸，或小便不利，或腹中痛，或泄利下重者，四逆散主之。

〔批注〕四逆散和解，从乎中治。

传经热邪至于手足，四逆最当辨悉。若见咳、利种种之证，其为热证无疑矣。然虽四逆，而不至于厥，其热犹未深也，可见趺阳不甚胜，而少阴亦不甚负，则温固难用，凉亦不宜，惟从中治，主此方为和解，于升清降浊中兼有益阴之义，亦如少阳之用小柴胡汤，为一定之法矣。合参喻、程

四逆散

柴胡　枳实　芍药　甘草炙

上四味，各十分，捣筛，白饮和服方寸匕，日三服。

治少阴有阴阳之分。如阴寒而四逆者，非姜、附不能疗也。此证虽云“四逆”，必不甚冷，或指头微温，或脉不沉微，乃阴中涵阳之证，惟气不宣通，故尔四逆。遂以柴胡凉表，芍药清中，此本肝胆之剂，而少阴用之者，为水木同元也。以枳实利七冲之门，甘草和三焦之气，即气机宣通，而四逆可痊已。以

① 先煮三物：成注本《伤寒论》作“以水五升，先煮三物，取二升”；宋本《伤寒论》作“以水六升，先煮三物，取二升”。

下或为五证，皆挟阳而发者也。集《括要》

咳者，加五味子、干姜各五分，并主下利；悸者，加桂枝五分；小便不利者，加茯苓五分；腹中痛者，加附子一枚，炮[①]；泄利下重者，先以水五升，煮薤白，取三升[②]，去渣，以散三方寸匕内汤中，煮取一升半，分温再服。

加五味子、干姜，并主下利者，亦散水寒、收泄气之意也。心主悸，桂枝通心气也；腹中痛，寒甚也，附子温之也；下重，气滞也，薤白疏泄也。阳邪陷入，则大肠气滞，故调气则后重自除，薤白能通手阳明经气也。集《三注》

少阴病，下利六七日，咳而呕、渴，心烦不得眠者，猪苓汤主之。

〔批注〕阳邪犯少阴之阴，为下利，为腹痛，为便脓血。

下利六七日，本热去寒起之时，其人尚兼咳、渴、心烦不眠等证，是热邪搏结，水饮停蓄，以致内闷不宁。猪苓汤利水润燥，不治利而利自止矣。集喻嘉言

猪苓汤

猪苓去皮　茯苓　泽泻　滑石碎　阿胶各一两

先煮四味[③]，去渣，内胶烊消，温服七合，日三服。

下利而兼咳、呕、渴与心烦，明系热邪挟水饮停于心下也。水性下行，去则热消，邪从水道出矣。故取五苓散之三，以消热利水；乃复以阿胶易白术者，取其滋阴也；以滑石易桂者，

① 炮：宋本《伤寒论》与成注本《伤寒论》后有“令坼”二字。坼，裂开。

② 煮薤白，取三升：宋本《伤寒论》与成注本《伤寒论》作“煮薤白三升，煮取三升”。

③ 先煮四味：宋本《伤寒论》与成注本《伤寒论》作“以水四升，先煮四物，取二升”。

以无太阳表证，专去膀胱蓄热也。水去而诸证悉除矣。集《三注》

少阴病，下利便脓血者，桃花汤主之。

凡下利之用温者，以其证尽属虚寒也。不知病在少阴，即证之挟热者，亦不能弃温而竟用苦寒。即如便脓血，而传自下利，是出胃中湿热下乘而入于肾也。故取干姜之辛散、石脂之固涩、粳米之养正，三者备而利自止也。集程郊倩

少阴病，二三日至四五日，腹痛，小便不利，下利不止，便脓血者，桃花汤主之。

腹痛、小便不利，少阴热邪也；而下利不止、便脓血，则下焦滑脱矣。滑脱则不可用寒药，故取干姜、石脂之辛涩，以散邪固脱，而加粳米之甘，以益中虚。盖治下必先治中，中气不下坠，则滑脱无源而自止也。或谓用干姜而乃曰里寒，殊不知热邪挟少阴之气填塞胃中，故取干姜之辛以散之，实非寒邪也。集喻嘉言

桃花汤

赤石脂一斤，一半全用，一半筛末　干姜一两　粳米一升

水七升，煮米熟，去渣，内石脂末方寸匕，日三服。若一服愈，余勿服。

此少阴传经热邪也，阴经循行于里，故腹痛下利。长沙反用辛温，如石脂、干姜治之，何意？盖下利至于不止，热势已大衰，而虚寒渐起矣，故非固脱如石脂，不能愈也。且石性最沉，味涩易滞，不以辛散之味佐之，不能取效。加粳米者，脾与胃先得其养，不特和中已也。集《三注》

少阴病，下利便脓血者，可刺。

桃花汤，所以固脱也；刺，所以通经气也。乃一法涩因通

用、一法通因通用者，固病情有虚实之分，亦治病有新久之别，不可不加审也。集周禹载

少阴病，得之二三日，口燥咽干者，急下之，宜大承气汤。

〔批注〕少阴转属阳明腑证。

少阴主肾，系舌本。伤寒热气入于脏，流于少阴之经，肾汁干，咽路焦，故口燥舌干而渴。宜急下之，非若阳明宜下而犹可缓也。集朱奉议

少阴苟负趺阳，则亦有少阴负趺阳之证。有如得病才二三日，即口燥咽干，则肾水之不足上供可知。水干则土燥，土燥则水愈干，若延至五六日而始下之，必枯竭难回矣。故宜急下，以救肾阴也。

少阴病，自利清水，色纯青，心下必痛，口干燥者，急下之，宜大承气汤。

热邪传入少阴，逼迫津液，注为自利，质清而无渣滓相杂，色青而无黄赤相间，可见阳邪暴虐之极，反与阴邪无异。但阳邪传自上焦，其人心下必痛，口必干燥；设系阴邪，必心下满而不痛，口中和而不燥，必无此枯槁之象。故宜急下，以存津液也。

少阴病六七日，腹胀不大便者，急下之，宜大承气汤。

至六七日，腹胀不大便，是少阴转属阳明之候，少阴负趺阳谛矣。证甚明显，知一下之外无余事，诚莫便捷于大承气矣。此三证自是阳明病，欲以脉沉匿入少阴中，长沙便于少阴中用阳明法。程郊倩

三阳惟少阳无承气证，三阴惟少阴有承气证。少阳为阳枢，阳稍虚便入于阴，故不得妄下，以虚其元阳；少阴为阴枢，阳有余便伤其阴，故当急下，以存其真阴。且少阳属木，惟畏其

克土，故无下证；少阴主水，更畏为土制，故当急下。盖真阴不可虚，而强阳①不可纵也。集柯韵伯

少阴病八九日，一身手足尽热者，以热在膀胱，必便血也。

〔批注〕少阴转属太阳腑证。

八九日，阴邪内解之时，反一身手足尽热，少阴必无此候，当是脏邪传腑，肾阳郁极，而移热于膀胱也。盖太阳是少阴之标，太阴是少阴之本。少阴阳虚，则移寒于脾土，而吐利者，从本也；少阴阴虚，而移热于膀胱者，从标也。合参柯、喻

少阴转阳证有二：六七日，腹胀不大便者，是转阳明，脏气实而还之腑也；八九日，一身手足尽热者，是转太阳，阴出之阳，下行极而上也。集柯韵伯

少阴中风，脉②阳微阴浮者，为欲愈。

〔批注〕少阴中风欲愈脉。

风入少阴，必阳脉反微，则外邪不复内入，阴脉反浮，则内邪尽从外出也，故愈。集喻嘉言

少阴病欲解时，从子至寅上。

〔批注〕少阴解时。

各经皆解于所旺之时，而少阴独解于阳生之时。阳进则阴退，阳长则阴消，正所谓阴得阳则解也。而少阴所重在真阳，不可识乎？集喻嘉言

少阴经下

三阴先太阴者，太阴正位中宫，万物所以资生也；少阴先厥阴者，阴道也，自下而上也。少阴与太阳为表里，一腑一脏，

---

① 强阳：即阳邪。

② 脉：原脱，据宋本《伤寒论》与成注本《伤寒论》补。

同居北方寒水之位，最易受邪，故三阳重太阳，而三阴必重少阴也。夫少阴传经者，邪热入内，固恐其劫阴；而直中者，阴寒内凝，更恐为格阳。所以论中急下之法，不过十之三；而急温之证，十居其七。盖[①]人之所重者，真阳耳，肾为封蛰之本[②]。若少阴不藏，则坎阳自弱，于是有表阳虚者，有里阳虚者，有阳虚不胜阴者，有阴极似阳而且亡阳发躁者。所以首忌在汗。他经发汗，只惧其竭阴；少阴发汗，并惧其升阳。阳升则下寒矣，下寒则土涣矣，土涣则水无制，势必下奔上逆，而成亡阳证矣。故历陈诸死证，以见少阴负趺阳者为顺，而趺阳负少阴者则为逆。若欲返逆为顺，无如补火以殖土，使坤德厚而水无盈，不但可无泛滥之患，而熟水谷、充肌肤皆于此是赖焉。此少阴温之之法所以较太阴为孔亟[③]也。况太阴脏寒一证，不用理中，而用四逆，厥阴脏中不发热者，亦用四逆为主药，总以少阴之真阳内复，而太、厥之阴寒乃可以无虞。此三阴之所以必重少阴也。

上篇既云“少阴病，为在里，不可发汗”，此乃云“可微汗”者，何也？以少阴始得之二三日，发热外无他病，虽见少阴脉，却是少阴表证，而无少阴里证，故可微发汗也一、二节。然复申之曰：“少阴病，脉微，不可发汗。”是少阴本无发汗之例，假若尺脉弱涩者，并不可下。盖阳虚而阴血自尔不足，遂连而及之，以示禁也三节。少阴病既不可汗、下，则惟有温之之一法，故宜急用四逆为主治四节。如口中和、背恶寒、身体

① 盖：瑞霭堂本无此字。其前有“也”字。

② 肾为封蛰之本：语出《素问·六节藏象论》：“肾者，主蛰封藏之本。”蛰，蛰居、潜藏。

③ 孔亟：很紧急，很急迫。孔，甚、很。

痛、骨节疼，是表阳虚也五、六节。欲吐不吐、心烦欲寐、自利而渴、小便色白者，是里阳虚也七节。小便不利、四肢重痛者，为有水气，是阳虚不胜阴也八节。脉阴阳俱紧，反汗出，而咽痛、吐利者，或寒饮干呕，或下利不止、厥、吐、呕、烦者，是阴极似阳，为亡阳证也九节至十二节。里寒外热，厥逆、面赤者，是阴盛格阳也十三节。吐利、厥冷、烦躁欲死者，是阴极发躁也十四节。故长沙制四逆汤、附子汤、真武等汤，所以治阴邪犯少阴之阳；白通汤、通脉四逆汤、吴茱萸等汤，所以治阴邪入少阴之阴也。夫少阴为性命之根，同一恶寒、踡卧、下利、厥冷、呕吐、汗出，见证不异，而生死悬殊，故有可治、不可治者。总之，阳根于阴，阴极阳回则生；阴根于阳，纯阴无阳则死矣。司命者可不预为真阳以图存乎十五节至末！

少阴病，始得之，反发热，脉沉者，麻黄附子细辛汤主之。

前太阳病发热、头痛，法当脉浮，而反沉；今少阴脉沉，法当无热，而反热。长沙于此两证各言“反”者，谓反常也。究其旨，均是脉沉、发热，以其有头痛，故为太阳病，以其无头痛，故为少阴病。集赵嗣真

脉沉为里，不当发热，反发热者，从阳而发，邪在表也。因其人肾气本虚，不能鼓脉为浮，是以沉而发热也。以邪在表不在里，故用麻黄以发之；以其本阴而标寒，故用附子以温之；细辛之温通于少阴，用之以佐主治者，以其专经而向导也。集方有执

少阴中寒，原中经耳，未尝中脏也。虽经症，即为里证，故少阴治法从无发表之理，只用附子温经，使正气回而邪气退，此大法也。然阳根于阴，故表有太阳，里有少阴，沉属少阴，不当发汗，而始得即发热，热属太阳，又不得不发汗。须以附

子温经助阳，托住其里，使邪出而真阳不至随汗而升，麻黄始可合细辛而用，才是少阴表法之正也。合参程、周

麻黄附子细辛汤

麻黄二两，去节　细辛一两①　附子一枚，炮，去皮，切八片

先煮麻黄，去上沫，内辛、附，煮取，去渣，温服，日三服②。

少阴主里，应无表症，今始受寒邪，即便发热，而反无里证，似乎太阳而属之少阴者，以头不痛而但欲寐也。夫少阴与太阳为表里，太阳阳虚则不能主外，内伤真阴之气，便露出少阴之底板；少阴阴虚则不能主内，外伤太阳之气，便假借太阳之面目。此阴阳表里相应之机也。阴阳疑似之际，证难辨而脉可凭，《内经》曰："逆冬气则少阴不藏，肾气独沉③。"故身虽热，而脉则沉也。所以太阳病而脉反沉，便用四逆，以急救其里；此少阴病而表反热，便于表剂中加附子，以豫固其里。肾为坎象，二阴不藏，则一阳不蔽，阴邪始得以内侵，孤阳④因之以外越耳。夫发热无汗，太阳之表不得不开；沉为在里，少阴之里又不得不固。设用麻黄开腠理，细辛散浮热，而无附子以固元阳，则少阴之真液越出，太阳之微阳外亡，去生不远。惟附子与麻黄并用，则寒邪散而阳不亡，精自藏而阴不伤。此所以脉沉而发汗，与脉浮而发汗者大相径庭也。集《正传》

邪中阴经，未有不由真阳虚者使。但用本经温药，则少阴

---

① 一两：宋本《伤寒论》与成注本《伤寒论》作"二两"。

② 先煮麻黄……日三服：宋本《伤寒论》与成注本《伤寒论》作"以水一斗，先煮麻黄，减二升，去上沫，内诸药，煮取三升，去滓，温服一升，日三服。"

③ 逆冬气则……肾气独沉：语见《素问·四气调神大论》。

④ 阳：原作"阴"，据文义改。

之邪可去，而太阳之热凭何而解？故附子与麻黄合用，而以细辛联属其间，俾表里之邪一时撤去，岂复有他患耶？然此汤之用，亦因“始得之”也，假令日数多，忽然躁热，即为格阳，尽力温补尚恐不胜，敢发表乎？集《三注》

少阴病，得之二三日，麻黄附子甘草汤微发汗。以二三日无里证，故微发汗也。

此节当与上节合看。补出“无里证”三字，则知前原无吐利、躁渴里症也。前节有“反发热”三字，而此专言“无里证”，则知此亦有发热表证也。少阴证见，当用附子；太阳热见，可用麻黄。已为定法，但易细辛以甘草者，只因“得之二三日”，津液渐耗，比始得者不同，故去辛散，益以甘和，相机施治，分毫不爽耳。既云“微发汗”矣，仍用“以”字、“故”字推原之，足见郑重之意。合参周、程

麻黄附子甘草汤

麻黄二两，去节　甘草二两，炙　附子一枚，炮，去皮

先煮麻黄一二沸，去上沫，内甘、附，煮取，去渣，温服①，日三服。

但言“无里证”，则有“反发热”之表证在可知矣。易细辛以甘草者，因“二三日”，其势缓也。设见呕、利一二里症，则专主救里，在太阳已然，况少阴乎？集《三注》

前症以少阴本无热，而发热，故云“反”也。盖发热以邪在表而当汗，又兼沉脉，属阴而当温，故以附子温经，麻黄散寒，而热须汗解，故加细辛，是汗剂之重者。此证既无里寒之

---

① 先煮麻黄……温服：宋本《伤寒论》与成注本《伤寒论》作“以水七升，先煮麻黄一两沸，去上沫，内诸药，煮取三升，去滓。温服一升。”

可温，又无里热之可下，求其所以用麻黄、附子之义，必是脉亦沉，方可名曰“少阴病”，身亦发热，方可行发汗药。又得之二三日，病尚浅，势亦稍缓，故不重言脉症，而但曰“微发汗”，所以去细辛、加甘草，是汗剂之轻者。集赵嗣真

少阴病，脉微，不可发汗，亡阳故也。阳已虚，尺脉弱涩者，复不可下之。

〔批注〕少阴为里，既不可汗，复不可下，谆谆示戒，见不可引麻黄、附子微发为例。

脉微为亡阳表虚，不可发汗；弱涩为亡阴里虚，不可复下。集成无已

总而言之，少阴之脉必微、必弱、必涩。微为阳虚，发汗愈亡其阳，阳虚阴血自尔不足，故尺脉不弱即涩，下之并尔亡阴矣，故两禁之。集张路玉

按：“亡”与“无”同。少阴为里，本不当汗，“微”为阳虚，自不可发汗，今复申明以禁之者，恐人援麻黄附子二汤为例也。并带及复不可下，指出尺脉弱涩来，则知少阴之有大承气汤证，其尺脉必强而滑，已于此伏其机矣。

少阴病，脉沉者，急温之，宜四逆汤。

〔批注〕上示禁，此示治，宜以四逆汤为主方。

少阴病禁汗、禁下，既闻命矣。然则主治之法，何者为急？曰：少阴证具，但见脉沉，便是邪入脏而阴寒用事，温之一法不须迟疑矣。宜四逆者，不必果四逆而后宜之也。集程郊倩

四逆汤

甘草炙，二两　干姜一两半　附子一枚，炮①

水三升，煮取一升二合，分二服。

---

① 炮：宋本《伤寒论》与成注本《伤寒论》作“生用”。

四肢者，诸阳之本，阳气不能充布，故四肢逆冷。是方专主是证，故名四逆也。脾主四肢，而甘为土味，是以甘草为君；寒淫所胜，平以辛热，是以干姜为臣；温经回阳，非纯阳而健悍者无此大作用，是以附子为使。太阴与少阴俱受阳和之煦，而真气充周于四末矣。集《括要》

少阴病，得之二三日①，口中和，其背恶寒者，当灸之，附子汤主之。

〔批注〕少阴表中阳虚证。

背者，胸之府，诸阳受气于胸中，而转行于背。阳气不足，阴气有余，则背为之恶寒，而他处不恶也。灸之以助阳，而阴自消也；温之以附子，而寒自散也。其法不以日拘，但以口中和为验，亦不必恶寒蜷卧等证悉具，只背恶寒便是其候矣。合参成、方

少阴病，身体痛，手足寒，骨节疼，脉沉者，附子汤主之。

凡少阴病稍邻于太阳者，俱不得从太阳治，发动肾中真阳之本。如身体痛、手足寒、骨节痛，太阳伤寒同有此证，而以脉沉辨之，沉为里，阴有余，表阳不足，附子汤主之，助阳气以御阴寒，是所谓“脉沉者，急温之”，始终不异其治也。集程郊倩

按：此属少阴之标一层，病经脉上受寒也，以在阴经，则亦属里，故温外无法。

附子汤

附子②二枚，去皮，切片　人参二两　白术四两　茯苓三两　芍药三两，酒洗

① 二三日：宋本《伤寒论》与成注本《伤寒论》作“一二日”。
② 附子：宋本《伤寒论》与成注本《伤寒论》后有“炮”字。

上五味，水煮，去渣，分温日三服[①]。

邪中少阴，似与阳经无涉，然终藉太阳一经以为外藩，而太阳正行身之背者也，背恶寒，则阳微阴盛矣。所以先用灸法，继以附子温经补阳，参、术补正，茯、芍敛阴。一恐魄汗外越，镇摄归根；一恐附子太重，灸火力猛，阴液受劫，早由暴病施治也。然则灸者，不但去外寒也，当从何穴？关元必矣。集《三注》

此长沙之温补第一方，乃治正伤寒之法，为少阴固本御邪之剂也。少阴为阴中之阴，又为寒水之脏，故伤寒之重者多入少阴，所以少阴一经最多死证。方中用生附二枚者，取其力之锐，且以重其任也，益少火之阳，鼓肾间之气，以御外侵之阴翳，则身痛自除，手足自温。以人参为佐者，所以固生气之原，令五脏六腑之有本、十二经脉之有根，脉自不沉矣。三阴以少阴为枢，设扶阳而不益阴，阴虚则阳无所附，非治法之尽善也。故用白术以培太阴之土，芍药以滋厥阴之脉，茯苓以利少阴之水，水利则精自藏，而骨节自和矣。土安则水有所制，阴益则木有所生，制生则化矣。扶阳以散寒，益阴以固本，此万全之术也，其畏而不用者何耶？

附子汤与麻黄附子汤皆是治少阴之证，而有出入之不同。《内经》曰：少阴之阴，其入于经也，从阳部注于经，其出者，从阴内注于骨[②]。发热、脉沉、无里证者，从阳部注于经也；身体骨节痛、手足寒、脉沉者，从阴内注于骨也。从阳注经，是表热里寒，病从外来，故温而兼散；从阴内注骨，是表寒里

① 水煮，去渣，分温日三服：宋本《伤寒论》与成注本《伤寒论》作“以水八升，煮取三升，去滓。温服一升，日三服。”

② 少阴之阴……从阴内注于骨：语本《素问·皮部论》。

虚，病从内出，故温而且补。

附子汤又与真武汤似同而实异。倍术、附，去姜而用参，全是温补以壮元阳。真武汤用生姜而无人参，尚是温散以逐水气。补散之分歧①，只在一味之转移也。学者安得将长沙方草草读过？俱集《正传》

少阴病，欲吐不吐，心烦，但欲寐，五六日自利而渴者，属少阴也。虚故引水自救。若小便色白者，少阴病形悉具。小便白者，以下焦虚有寒，不能制水，故令色白也。

〔批注〕少阴之里阳虚证。

人身阴阳中分，下半属阴，上半属阳。阴盛于下，则阳扰于上，故欲吐矣；复无所吐，心烦矣。又倦怠嗜卧，此皆阴邪上逆，经气遏抑，无可奈何之象。设此时投以温经之剂，不几太阳一照，阴霾顿开乎？乃因循至五六之久，邪深于内，势必利而且渴，然渴者，非少阴有热也，虚故引水自救，渴必不为水止，且利既不为便减，而小便自不为利短也，其色必白，少阴纯阴之象无一不备。总由下焦既虚，复有寒邪，遂令膀胱气化亦属虚寒。证之危殆，更何如耶？集刘宏璧

烦证不尽属少阴，故指出“但欲寐”来；渴证不尽属少阴，故指出“小便白”来。结以“下焦虚有寒”，教人上病治在下也。盖上虚而无阴以济，总由下虚而无阳以温耳。

吐利而渴，与猪苓证同，别在“但欲寐”，且猪苓症小便必不利而赤也。饮水与白头翁症同，彼曰“以有热故也”，小便亦必不白。俱集程郊倩

少阴病，二三日不已，至四五日，腹痛，小便不利，四肢

① 歧：原作“岐”，据文义改。

沉重疼痛，自下利者，此为有水气，其人或咳，或小便利，或下利，或呕者，真武汤主之。

〔批注〕少阴阳虚不胜阴症。

太阳膀胱与少阴肾，一腑一脏，同居北方寒水之位，病则水气不散，畜而为相因之加病。其水内畜，则腹痛、小便不利而下利；其水气外滞，则四肢沉重而疼痛；其水气挟寒而上射与上壅，则咳而或呕。证与太阳虽无大异，然太阳从表得之，肤腠不宣，而水气为玄府所遏，故以小青龙发之。少阴由下焦有寒，不能制服本水，一二日至四五日，客邪得深入，而动其本气，遂至泛滥而见前证。缘所由来，实是胃阳衰而堤防不及也，故用真武汤温中镇水，收摄其阴气。若用小青龙，则中有麻、桂发动肾中真阳，遂为奔豚、厥逆，祸不旋踵矣！集程郊倩

肾中气寒，水乃泛上，此水即肾中所生也。经曰："肾者，牝脏也[①]。"地气上者属于肾，而生水液也。集柯韵伯

真武汤

茯苓　芍药酒洗，各三两　白术二两　附子一枚，炮，去皮，切　生姜三两，切

水八升，煮取三升，温服七合，日三服。

真武者，北方阴精之宿，司水之神也，长沙以是名汤，非欲摄水归源乎？自宜以茯苓为君矣。然水，阴也，阴胜未有不由阳衰，附子，补阳之圣药也，于是以土克之，不得不用白术，腹痛不得不用芍药，更欲使邪气四散而神明独运，又不得不用生姜。药止五味，能令海不扬波、蛟龙听命，非北方有坐镇之灵，何以能此？集《三注》

---

① 肾者，牝脏也：语见《素问·水热穴论》。

肝藏阴血，肾兼水火。真武一方，为北方水气而设。用三白者，以其燥能制水，淡能伐肾邪而利水，酸能敛肝木以疏水故也。附子辛温大热，必用为佐者何居？盖水之所制者脾，水之所行者肾，肾为胃关，聚水而从其类[①]，倘肾中无阳，则脾之枢机虽运，而肾之关门不开，水虽欲去，孰为之主？故脾家得附子，则火能生土，而水有所归矣；肾中得附子，则坎阳鼓动，而水有所折矣。更得芍药之酸，以收肝而敛阴，则阴平而阳秘矣。其用生姜者，又以散四肢之水气而和胃也。总之，脾肾双虚、阴水无制而泛滥妄行者，非大补坎中之阳、大健中宫之气，不能安澜[②]而底定也。集《正传》

若咳者，加五味子半升，细辛、干姜各一两；小便利者，去茯苓；下利者，去芍药，加干姜二两；呕者，去附子，加生姜足前成半斤。

咳，水寒相搏也；加五味子，酸以收之也；细辛、干姜，辛以散之也。下利，里寒也；芍药收阴而停液，故去之；干姜散寒而燠[③]土，故加之。呕，逆气也；去附子，以其固气也；加生姜，以其散逆也。集《三注》

病人脉阴阳俱紧，反汗出者，亡阳也，此属少阴，法当咽痛而复吐利。

〔批注〕少阴阴极亡阳证。

阴阳脉俱紧，与太阳伤寒脉相似。夫紧脉为寒，当属少阴，然病发于阴，不当有汗，反汗出者，阴极似阳，阴虚不能藏精

---

① 肾为胃关，聚水而从其类：语出《素问·水热穴论》："肾者胃之关也。关门不利，故聚水而从其类也。"

② 安澜：此指平定泛滥的水气。

③ 燠（yù 玉，又读 ào 奥）：热，暖。

所致也，亡阳之前已先亡阴矣。阳无所依，故咽痛、呕吐见；虚阳之不归，阴不能守，故下利不止见。真阴之欲脱，则附子汤滋阴回阳，为少阴返本还原之剂。集柯韵伯

脉至阴阳俱紧，阴寒极矣。寒邪入里，岂能有汗？乃反汗出者，则是真阳素亏，无阳以固其外，遂至腠理疏泄，不发热而汗自出也。圣人特垂训曰："此属少阴"，正用四逆急温之时，庶几真阳骤回，里症不作。否则阴邪上逆，则为咽痛、为吐；阴寒下注，而复为利。种种危候，不一而足也。集周禹载

少阴病，饮食入口即吐，心中温温欲吐，复不能吐。始得之，手足寒，脉弦迟者，此胸中实，不可下也，当吐之。若膈上有寒饮，干呕者，不可吐也，急温之，宜四逆汤。

按：病在少阴，不但阳虚不能摄寒水，并不能化寒饮。如饮食入口即吐，中寒不能纳谷也，而复欲吐不能吐，明系阴邪上逆矣。验之于始得之时，便手足寒而脉弦迟者，则缘寒食窒塞于胸中，阳气不得宣越以达于四末，此实在胸中，自不可下也，不得已因其高而越之，或一吐而阳气得舒矣。若膈上①无滞，但挟饮上留，证见干呕，则阴寒从下上，非胸中之病，吐必转增其逆，惟有从四逆汤急温其下为合法耳。此少阴中寒虚实之分也。欲吐不能吐，即干呕也，便是寒饮上逆，当急温之以四逆矣。"始得之"至"当吐之"六句是带说，恐或有之之词也。

少阴病，下利，白通汤主之。

下利而无阳症，纯是一团阴寒之气，势必隔绝其阳。白通汤者，即于四逆汤中去甘草之缓，用葱白之通，回表里之阳，使周身之气得复，而消其阴也。名曰"通"者，借葱白以通阳之义也。集程绳玉

① 上：瑞霭堂本无"上"字，亦通。

白通汤

葱白四茎　附子一枚，生，去皮，切　干姜一两

水三升，煮取一升，再服。

少阴下利，纯阴之象也。纯阴则必取纯阳之味，以散邪而回阳，然有时阳不得回者，正以阴气窒塞，未有以通之也。盖阴阳和而为泰，阴阳隔而为否，真阳既虚，阴邪复深，姜、附之性虽能益阳，而不能使阳气必入于阴，不入阴中，阳何由复？阴何能去？故惟葱白味辛，可通于阴，使阴得达于阳，而利可除矣。集《三注》

少阴病，下利、脉微者，与白通汤。利不止，厥逆无脉，干呕、烦者，白通加猪胆汁汤主之。服汤，脉暴出者死，微续者生。

下利而脉微，则毫无鼓动之力，较沉又进矣。与白通汤，反至厥逆无脉、干呕而烦，此非药之不能胜病也，以无向导之方，宜其格拒不入耳。惟佐以人尿、胆汁至寒之物，直至少阴，从其性而导之，则隔越之患以除，而后纯阳之味始得以依附自伸。然服汤后，脉微续者生，暴出反死，甚哉！虚阳之易出难回也。故前证才见下利，早用白通，图功于未著，真良法也。集张路玉

白通加猪胆汁汤

葱白四茎①　干姜一两　附子一枚，生，去皮，切片　人尿五合　胆汁②一合

水三升，先煮三味，取一升，内胆汁、人尿，和匀，再服。

---

① 茎：原作“两”，据上文及宋本《伤寒论》、成注本《伤寒论》改。
② 胆汁：宋本《伤寒论》与成注本《伤寒论》作“猪胆汁”。

若无胆汁，亦可。

下利、脉微，较前为更重；与白通汤而反烦、呕者，究与阳气不相承接也。于是反以胆、尿至阴者加于其间，使阳药随入而后出。微续者生，知根蒂之尚存也。集《三注》

少阴病，下利清谷，里寒外热，手足厥逆，脉微欲绝，身反不恶寒，其人面色赤，或腹痛，或干呕，或咽痛，或利止、脉不出者，通脉四逆汤主之。其脉即出者愈①。

〔批注〕少阴阴盛格阳证。

可见少阴病下利，里寒偏多外热证。何以见里寒？手足厥逆，脉微欲绝是也。何以见外热？身反不恶寒，面色反赤是也。究竟热因寒格，无论腹痛、干呕、咽痛，皆下利中格阳一类，可以不理，即使利止，而脉仍前欲绝不出，勿谓里寒已退，而辄妄治其外热，须效白通之法，加葱白以入阴迎阳，而复其脉也。前云“脉暴出者死”，此云“脉即出者愈”，其辨最细，盖“暴出”则脉已离根，“即出”则阳已返舍。由其外发热而不恶寒，真阳尚在躯壳，然必通其脉，而脉即出始为休征。设脉出艰迟，其阳已随热势外散，又主死矣。合参喻、程

上二节，同一脉微、下利、厥逆、烦呕，所异者发热面赤、咽腹之痛与否耳。乃一加尿、胆，而脉暴出者死；一与通脉四逆，而脉即出者愈。相去天渊，此其故不可不深思也。今少阴病，先与白通汤，不但利不止，反至厥逆无脉、干呕而烦，一切汤药先已拒格不入，何由通脉外出？此长沙不得已有热因寒用之法也。因思其人阳药拒格不入，内之阴寒已极，证复厥逆

---

① 其脉即出者愈：此句宋本《伤寒论》与成注本《伤寒论》位于煎服法之后。

无脉，外之阳气又亡，则其阳不在外、不在内，骎骎[1]乎一线几绝矣！尔时引阳助彼回春，复元气于无何有之乡[2]，铢积锱累[3]而渐起。设因姜、附之性，不自主持，和盘托出，不亦毫无蕴蓄耶？若里寒外热、反不恶寒、面赤色者，虽有下利、厥逆、呕、痛种种寒证，而其阳尚在躯壳之间。更思其人，阴至格阳于外，虽外热属假，阳犹未至立散，则内之真阳有根，阳非尽出，外不立亡，可以一招即至。饮以通脉四逆，招其外亡返于旧舍，虽曰“即出”，犹云归也，不瞬息而神即守舍，故曰“愈”也。集周禹载

通脉四逆汤

炙甘草二两　干姜三两，强人四两　附子大者一枚，去皮，生，切片

水三升，煮取一升二合，去渣，分温日再服。

阴寒甚者，邪气内凝，正由阳气先衰也。阳衰则用四逆以回阳，阳回即所以祛阴也。然助阳之味，何由使之入于阴而复出于阳乎？不入于阴，阳无以助；不出于阳，阴无以祛也。加葱，此其大法也。集《三注》

通脉四逆汤与四逆汤药味相同，而分量各异者，主治有殊途也。四逆汤为阳微不周[4]而设，然其阳未尽亡也，君以炙甘

---

① 骎（qīn 亲）骎：迅疾貌。此形容病情进展迅速危急。

② 无何有之乡：语出《庄子·逍遥游》：“今子有大树，患其无用，何不树之于无何有之乡，广莫之野。”空无所有之处，亦指虚幻的境界。无何有，犹“无有”。

③ 铢积锱累：一点一滴地积累而成，形容事物完成之不易。亦作“铢积寸累”。铢、锱，均为古代重量单位，一两为二十四铢，六铢为一锱，比喻微小。

④ 周：此指周身运行。

草之甘温，温养微阳，臣以附子、干姜之辛热，通关节、走四肢，此阳气外达之剂，所以壮微阳也。通脉四逆汤为肾阴逼阳于外、里寒外热而设，故君以干姜，树帜中宫，臣以国老①，主持中外，更以附子大壮元阳，共招外热返之于内。盖此时生气已离，存亡俄顷，若以柔缓之甘草为君，何能疾呼外阳？故易以干姜。然加干姜而仍用甘草者，恐丧亡之余，姜、附之猛不能安养夫元气，所谓有制之师也。阳微于里，主以四逆；阳格于外，主以通脉；若内外俱寒，则又为附子汤证。集《正传》

面色赤者，加葱九茎；腹中痛者，去葱，加芍药二两；呕者，加生姜二两；咽痛者，去芍药，加桔梗一两；利止脉不出者，去桔梗，加人参二两。

面赤色，阳格甚也；加葱，通阳气也。腹痛，真阴不足也；去葱，恶其顺阳也；加芍药，以收阴也。呕，逆气也；姜，散寒以宣逆也。咽痛，气结也；去芍药、加桔梗，利咽而恐气聚也。利止脉不出者，去桔梗，嫌其载而少畅通也；加人参，生其阳以和其阴也。集《三注》

少阴病，吐利，手足厥冷，烦躁欲死者，吴茱萸汤主之。

〔批注〕少阴阴极烦躁证。

温法原为阴寒而设，顾真寒类多假热，凡阴盛格阳、阴症似阳等，皆少阴证蛊惑人耳目处，须从假处勘出真来，方不为牵制。如吐利而见厥逆，是胃阳衰而肾阴并入也，谁不知为寒者？顾反见烦躁欲死之证以诳之，不知阳被阴拒，而置身无地，故有此象。吴茱萸汤挟木力以益火势，则土得温而水寒却矣。缘此证全类厥阴，非吴茱萸汤无以逐其奸也。集程郊倩

① 国老：原指国之重臣或帝王之师，此为甘草的别称，出自《名医别录》。

少阴病，下利，脉微涩，呕而汗出，必数更衣，反少者，当温其上，灸之。

〔批注〕少阴可治症。

微，阳虚也，涩，阴弱也，真阴真阳两伤之候也；呕，寒邪上逆也；汗出，阳虚不能外固，阴弱不能内守也；数更衣、反少者，阳虚则气下坠，阴弱则虚坐努责①也。一法之中，既欲救阳，又欲护阴，漫难措置，唯灸顶上百会穴以升其阳，庶阳不致下陷以逼其阴，然后阴得安静不扰，而下利自止耳。设用药以温其下，必逼迫转加，下利不止，而阴立亡。故不用温药，但使②灸法，有如此之回护也。合参方、喻

少阴病，下利，若利自止，恶寒而踡卧，手足温者，可治。

恶寒、踡卧，证本虚寒。利止、手足温，则阳气未全亏，其阴寒亦易散，故可急用温法也。集成无己

太阴手足温者，必暴烦下利而自愈，是太阴借胃脘之阳也。少阴吐利，亦必手足温者可治，手足厥者不治，是下焦之虚寒既侵迫于中宫，而胃脘之阳仍得敷于四末，斯知先天之元阳仍赖后天之胃气以培植者也。集柯韵伯

少阴病，恶寒而踡，时自烦，欲去衣被者，可治。

按：少阴不治诸症，以阳根澌③尽，一线无余，纵尔急温，挽之无及。倘令阴寒虽盛，火种犹存，着意燃吹，尚堪续焰。所以少阴病恶寒而踡、自烦、欲去衣被者，虽真阳扰乱不宁，然尚未至出亡在外，犹可急用温法以图存也，故曰“可治”。

---

① 虚坐努责：排便困难，有便意而便不出之状。
② 使：瑞霭堂本与抄本作“用”。
③ 澌：原指水尽，引申为凡物竭尽之称。此指人体的阳气竭尽。

少阴病，吐利[1]，手足不逆冷，反发热者，不死。脉不至者，灸少阴七壮。

既吐复利，里阴极矣，幸得胃阳不困，故手足不逆冷，则阴气尚可从里达表，不宜发热者，于此反宜也。脉不至者，阳方外向，里气不应，非绝脉之比也。但温药必至伤阴，故于少阴本穴用灸法，以引阳内返，斯脉至而吐利亦将自止矣。集许叔微

伤寒以阳为主，不特阴证见阳脉者生，即阴病见阳症者亦可生也。凡蹉卧四逆、吐利交作，纯阴无阳之象，全赖一阳来复，故手足温者可治，反烦者可治，反发热者亦不死也。集柯韵伯

少阴病，脉紧，至七八日，自下利，脉暴微，手足反温，脉紧反去者，为欲解也。虽烦、下利，必自愈。

始病脉紧，阴寒实甚，下利必矣，盖阴寒退舍，势必下走也。今自利后脉暴微，紧反去，手足反温，此邪气向衰之兆，即真阳内复之征，烦、利固虽未止，可决必愈。集周禹载

少阴病，恶寒，身蹉而利，手足逆冷者，不治。

〔批注〕少阴不可治证。

四逆、白通温经回阳诸法，必其人真阳未至衰绝，故药力尚有所施。但于危者扶之，使有以自立；非于无者造之，使可以作有也。身蹉而利、手足逆冷者，是有阴无阳也，故曰“不治”。集刘宏璧

按：阳受气于四肢，虽主于脾，实肾中生阳之气所奉。故手足之温与冷，关于少阴者最重。

---

① 吐利：原脱，据宋本《伤寒论》与成注本《伤寒论》补。

少阴病，四逆，恶寒而身蜷，脉不至，不烦而躁者，死。

四肢温和为顺，厥冷为逆。阴主屈，故蜷而不伸也。脉不至，阳已去矣，阳去故不烦，若复加躁扰，阴无阳附，亦且尽也。经云："阴气者，静则神藏，躁则消亡[1]。"此之谓也。使早知复脉而通阳也，宁有此乎？合参王、程

六经皆有烦躁，而少阴更甚者，以其阴之虚也。盖阳盛则烦，阴盛则躁；烦属气，躁属形；烦发于内，躁见于外。不躁而时自烦，是阳和渐回，故为可治；不烦而躁，是五脏之阳已竭，惟魄独居，故死。故少阴以烦为生机，躁为死兆。集柯韵伯

少阴病，吐利，躁烦，四逆者，死。

此与吴茱萸汤证不异，彼以汤治，此则主死者，何也？所异者，厥冷、四逆耳，躁、厥先后耳。厥冷专言手足，此则竟言四逆者，知其厥冷已过肘膝也。彼则先厥后躁，阴中尚现阳神；此则先躁后厥，阳尽唯存阴魄耳。且躁出肾，烦出心，由躁而烦，因肾之神乱，使君主之官亦难以自主矣，不死何待？使早知温中而暖土也，宁至此乎？合参程、周

少阴病，脉微沉细[2]，但欲卧，汗出不烦，自欲吐，至五六日，自利，复烦躁不得卧寐者，死。

脉微沉细、但欲卧，少阴之本证也；汗出不烦，无阳也；自欲吐，阴邪上逆也。乃正当急温之时，而失此不图，延至五六日，在经之邪遂尔入脏，前欲吐，今且利矣，前欲卧，今且不得寐矣，真阳扰乱，顷刻散亡，即温之已无及矣。使早知助阳而抑阴也，宁至此乎？合参喻、程

---

① 阴气者……躁则消亡：语见《素问·痹论》。

② 沉细：宋本《伤寒论》与成注本《伤寒论》作"细沉"。

少阴病，下利止而头眩，时时自冒者，死。

下利既止，其人似可得生，乃头眩、自冒，复为死候。盖人身阴阳相为依附者也，阴亡于下，则诸阳之上聚于头者纷然而动，所以头眩、时时自冒，真阳上脱，漫无根蒂，故主死也。可见阳回利止则生，阴尽利止则死。集喻嘉言

少阴病六七日，息高者，死。

肺主气，而肾为生气之源、呼吸之门也，关系人之生死最巨。息高者，生气已绝于下，而不复纳，故游息仅呼于上，而无所吸也。死虽成于六七日之后，而机自兆于六七日之前，前此非无保护堤防之法，惜乎用之不预也，悔岂及哉！

帝曰：或喘而死，或喘而生者，何也？岐伯曰：厥逆连脏则死，连经则生①。此②以六七日经邪已转脏也，故死。俱集程郊倩

少阴，水脏也。水居北方，原自坎止，惟挟外邪而动，则波澜浪涌，横流逆射，无所不至，为呕，为咳，为下利，为四肢沉重。长沙不顾外邪，惟以真武一法坐镇北方，水不横溢，则诸证自止。盖人身一点真阳，伏藏于肾水之中，水中火发，所以其证虽阴，其人反烦躁、多汗而似阳，故每用四逆、白通之法，以收摄其阳，全不虑夫外感。盖阳出则腠理大开，外感先出，所以一回阳而了无余义也。若用寒凉助水，则真阳不返，而命根斯断矣。其有肾水衰薄，邪入不能横溢，转而内挟真阳，蕴祟为患，外显心烦、舌燥、咽痛、不眠等证，即不敢擅用汗、下诸法，以重伤其阴，但用黄连阿胶汤、苦酒、猪苓、猪肤汤、

---

① 帝曰……连经则生：语出《素问·阳明脉解》。

② 此：瑞霭堂本无“此”字。

四逆散之类，以分解其热，而润泽其枯。于中虽有“急下”三症，反无“当下”一证，所以前方俱用重剂润下，一日三服，始胜其任。设热邪不能外解，传入厥阴，则热深者其厥亦深，而咽痛者转为喉痹，呕、咳者转吐痈脓，下利者转便脓血，甚者发热厥逆、躁不得卧，仍是肾气先绝而死也。必识此意，然后知长沙温经散邪之法与清热润燥之法细微曲折，与九转还丹[1]不异。集喻嘉言

---

① 九转还丹：即九转丹，又称九转金丹。指道教中经过九次提炼，认为服之能成仙的丹药。此处形容治疗方法非常有效，如起死回生的药物一般。

卷　四

厥阴经

两阴交尽，名曰厥阴。肝虽阴脏，而木中实胎①火气，故为阴中之阳，但阴下而阳上，阴阳有不相承接之处，惟视其胜复以为寒热。盖厥为阴，阴气下行，极而上则发热；热为阳，阳气上行，极而下则又厥。故以厥多热少为病进，热多厥少为病退也。一遇厥证，便宜消息图维②，其中有阳进欲愈之证，有阴进不愈之证，有纯阳无阴之症，有纯阴无阳之症。其阳证阳脉者，长沙杂用三阳经治法；而阴证阴脉者，独取少阴治法，何哉？盖少阴经中，内藏真阳，最忌四逆。厥阴经中，本无真阳，全赖母气以奉其生，遂不患其厥，但患不能发热，故必手足自温、身有微热，始不危殆。大旨皆从真阳不至衰绝起见，所以助阳驱阴之法与少阴大同小异也。夫厥阴一经，寒热混淆，阴阳错杂，不似太、少纯阴不化之比，故有时可以温伏、可以寒折，特以阴在下而阳在上、两者不相顺接、胜复之间大伏危机。临证者必计多少、审进退，使阴阳平等，则其庶几乎！

少阴居下，逆行而上，以传于肝，是名厥阴，故厥阴以里症为提纲。里邪炽盛，肾水为消，引水自救，不妨少与之，以顺其欲。若脉浮者，则木气外达，风并上行，厥气得阳而

---

① 胎：孕育，包含。
② 图维：谋划，考虑。

自解，愈期可必矣首节至四节。夫土受木制，前已禁下，又复举最不可下之两端，以严其戒，而吃紧在“阴阳不相顺接，便为厥”一语五节。故凡遇厥证，即宜消息日数多少，以辨阴阳进退之机。其厥多于热，则阳退而病进；热多于厥，则阳进而病愈。阴阳务期乎平等，方为顺接，毋使太过，尤毋使不及。不及则孤阴独盛，不容阳复，如厥利及除中、亡阳之类是也；太过则孤阳独胜，不容阴复，如痈脓及喉痹、圊血之类是也六节至十节。若厥而脉细欲绝者，是厥阴伤寒初起表症，阳气虽衰，阴血更为不足，故用当归四逆以温散表邪。其阴阳错杂者，则必以乌梅丸为主方，寒热互用，攻补兼施。如茯苓甘草汤，先水而后厥，麻黄升麻汤，提阳以出阴，总以解其错杂之邪也十一节至十七节。自此复承上言，热多厥少，而成阳进欲愈之证，甚至纯阳无阴者，是复之太过之义也，其中犹有分治三焦之法十八节至廿六节；厥多热少，而成阴进不愈之证，甚至有阴无阳者，又复之不及之义也。然与其不及而不治，毋宁太过而为可治之症乎廿七节至五十节？至于厥阴归并胃腑，则有小承气汤法；转出少阳，则有小柴胡汤法。若乘脾、乘肺者，则惟刺期门以泻之，又非汗、吐、下、清、利诸法所能治也五一节至末。

厥阴之为病，消渴，气上冲心，心中痛热，饥而不欲食，食则吐蛔，下之利不止。

〔批注〕首挈厥阴病之里证为提纲。

厥阴者，两阴交尽，阴之极也。极则逆，逆则厥，其病自下而上也。厥阴邪甚，则肾水为之消，肾消则引水以自救，故消而且渴，其渴不为水止也。气上冲心、心中痛热者，肝火上乘，肝气通于心也。饥不能食者，木邪横肆，胃土受制也。食则吐蛔者，蛔臭[1]食则出也。下之利不止者，下则徒虚阳明，阳明虚，木益乘其所胜也。此节文义形容厥阴之病情最著。盖子盛则母虚，故肾水消而渴；母盛则子实，故气冲心而疼热。然足经之邪终与手经有别，虽仰关而攻，究不能入心之乳廓耳，至胃则受俯凌之势，无可逃避，食则吐，下之则痢不止矣。集喻嘉言

邪传厥阴，则热已深也。邪自太阳传至太阴，则腹满而咽干，未成渴也；邪至少阴，则口燥舌干而渴，未成消也；至厥阴而消渴者，热甚能消水也。饮水多而小便少者，故谓之消渴。集王泰宇

此厥阴病以里证为提纲也。两阴交尽，名曰厥阴[2]，又名阴之绝阴[3]，是厥阴宜无热矣。然厥阴肝脏，而胆附肝内，则厥阴热症皆少阳相火内发也。要知少阳、厥阴皆藏相火，相火郁于内是厥阴病，相火出于外是少阳证。少阳咽干，即厥阴消渴之机；胸胁苦满，即气上冲心之兆；心烦，即疼热之初；不欲饮食，即饥不能食之根；喜呕，即吐蛔之渐。故少阳不解，转属厥阴而病危；厥阴病衰，转属少阳而欲愈。集柯韵伯

厥阴病，渴[4]欲饮水者，少少与之愈。

〔批注〕厥阴消渴，宜少与水则愈。

厥阴消渴，即以水与之，所以顺其欲也。然少与之可以平亢火，多与之反以益阴邪，当量其消与不消，否则恐水渍入胃

---

① 臭：闻，用鼻子辨别气味。后作“嗅”。《说文·犬部》：“臭，禽走臭而知其迹者，犬也。”

② 两阴交尽，名曰厥阴：语出《素问·至真要大论》。

③ 阴之绝阴：语出《素问·阴阳离合》。

④ 渴：原脱，据宋本《伤寒论》与成注本《伤寒论》补。

耳。集柯韵伯

凡渴，当问其所饮欲冷欲热、欲多欲少。若饮多欲冷者，阳渴也，更须审其有何症在经也。阴亦有自利而渴者，但阴有渴，古人多用凉剂，而更以水饮之，以其皆挟阳气耳，经虽阴而病则阳也。然亦有纯是阴证而反见渴者，此是阴在下，隔阳于上，其人虽引饮，所饮自少，而常喜温，又不当润其渴，唯宜治其阴。集戴元礼

厥阴中风，脉浮者①为欲愈，不浮者为未愈。

〔批注〕厥阴中风，浮为愈脉。

厥阴之脉微缓不浮。中风病传厥阴，脉得微缓微浮，为脾胃脉也。故知脾气全不受克，邪无所容，欲还于表，营卫将复，水升火降，则寒热作而大汗解矣，故欲愈。集朱奉议

厥阴病欲解时，从丑至卯上。

〔批注〕厥阴愈期。

丑中既有土气，而寅卯且得木旺而乘阳也。

凡厥者，阴阳②不相顺接，便为厥。厥者，手足逆冷是也。

诸四逆者，不可下之，虚家亦然。

〔批注〕再揭厥逆，明其义以申其禁。

手之三阳三阴，相接于手；足之三阳三阴，相接于足。阴主寒，阳主热，阳气内陷，而不与阴气相顺接，故手足为之逆冷也。厥即四逆之极，皆阴气多而阳气少，故不可下，虚家亦然。下之是为重虚。《金匮玉函》曰："虚者十补，勿一泻之③。"此之谓也。集成无己

---

① 浮者：宋本《伤寒论》与成注本《伤寒论》作"微浮"。

② 阴阳：宋本《伤寒论》与成注本《伤寒论》作"阴阳气"。

③ 虚者十补，勿一泻之：语见《金匮玉函经》卷第一《证治总例》。

以首节之“误下而利不止”及次节之“与水则愈”合观之，阴在下而阳在上，可以得厥阴之大旨矣。故要紧在“厥”之一字。人惟阳得下行，以接乎阴，则阴中有阳，而无厥证；唯阴得上行，以接乎阳，则阳中有阴，而无发热证。此之谓顺。今之所云“厥”者，以阴下而阳上，两者不相承接，唯视其胜复以为寒热，发热为阳，厥逆为阴，不言发热，单言厥者，厥为重也。此阴阳不相接续之病。至于阴寒发厥，则专主于四肢逆冷，即下文所谓“有阴无阳”者，此是少阴之病，即厥阴有此，亦少阴移来，非阴阳不相接续之厥也。此人皆知从事于温，自无下之之误。独诸四逆之厥，挟寒者少，挟热而为邪所乘者多，不无可下之疑似。不知病在厥阴之寒脏，终是寒主而热客，虽可下而不可下也。外是则有虚家，虽其间有发厥者、有不发厥者，而不可下，则亦同于诸四逆者，何也？盖虚在厥阴，多有血少而燥，否则寒涩血而为冷结。此等虚家，多有五六日不大便者，故以为亦不可下也。集程郊倩

伤寒，厥四日，热反三日，复厥五日，其病为进。寒多热少，阳气退，故为进也。

〔批注〕此言厥，复言热，见厥热多少，即为阴阳进退、邪正胜负之机。

〔批注〕厥多为病进。

邪胜则厥，正胜则热。所以然者，以厥阴脏中本无真阳，故厥阴症中喜其发热者，以正胜也，正胜则邪退。若寒多热少，便是正不胜邪，其病故为进。盖邪与元气不两立也。集《三注》

伤寒，发热四日，厥反三日，复热四日，厥少热多，其病当愈。四日至七日，热不除者，必便脓血①。

---

① 必便脓血：宋本《伤寒论》前有“其后”二字。

〔批注〕热多为病退。

邪在表则热，入里则厥。厥少则邪散，热多则正复，故病当愈也。假使四日至七日，热不除者，即为热气太过，则非正气之复，而为有余之邪，肝藏之血势必为热所逼，而疾走下窍耳。集《三注》

伤寒，厥五日，热[①]五日，设六日当复厥，不厥者自愈。厥终不过五日，以热五日，故知自愈。

〔批注〕厥热平等为自愈。

合观之，总期乎阴阳平等，方为顺接。凡证候之胜复、治法之进退，一准乎此。“五日”字不必拘，热与厥大约以日准，日等气平而不加厥，则阴阳已和顺矣。末三句即上句注脚，云自愈者见厥热已平，其他些小之别证，举不足言矣。集程郊倩

按：寒热多少之间，即进退存亡之判。可见厥热虽云平等，尤须调护持久，毋太过，毋不及，阴平阳秘，方保无虞，非一任病气自为循环也。

伤寒，先厥后发热而利者，必自止。见厥复利。

此节言复之不及也。阴阳胜复原有定理，厥阴为阴之尽，居少阴之里，阴尽则阳生，乃气之退极而进也。是以有先发厥、后发热之证，发热则阳复，阳复则经脉顺接而手足热。吾身阳气积中发外，于其外之发热，而知其利之必自止矣。然既热，而又见厥复利，何哉？不知阳之复有复而太过者，亦有复而不及者，盖厥阴经阳气极微，寒邪深入，若其人本原不大虚，则能正复邪除，无太过、不及之患，若其人阳气素弱，则微阳虽复而不能久，热虽发而不能继，当其稍进则发热，稍退又厥利

① 热：此后宋本《伤寒论》与成注本《伤寒论》有“亦”字。

矣。然阳复而不能继，则阴盛而阳仍衰，良以厥阴之阴寒更甚于少阴，厥阴之阳气更微于少阴，故少阴既变热，无复寒之理，而厥阴则有之，此厥阴进退消长之机，而亦少阴、厥阴厥利之所由分也。集陈①注

伤寒，始发热六日，厥反九日而利。凡厥利者，当不能食，今反能食者，恐为除中②。食以索饼③，不发热者，知胃气尚在，必愈，恐暴热来出而复去也。后三日脉之，其热续在者，期之旦日夜半愈。所以然者，本发热六日，厥反九日，后④发热三日，并前六日，亦为九日，与厥相应，故期之旦日夜半愈。后三日脉之，而脉数，其热不罢者，此为热气有余，必发痈脓也。

〔批注〕复之太过。

此节言复之太过也。不发热，言所食之饼消化而无患，故知胃气尚在也。暴热，谓厥而猛然发热，恐来而复去，故曰“后三日脉之，其热续在，期之旦日夜半愈”也。旦，朝而阳长之时；夜半，阴尽阳生之候。所以然者，已下至“夜半愈”乃反复申明上文。数以候热。痈脓者，厥阴主血，血热持久，则壅瘀腐化也。集方中行

厥阴与少阳，一腑一脏。少阳在三阳为尽，阳尽则阴生，故有寒热之往来；厥阴在三阴为尽，阴尽则阳接，故有寒热之胜复。凡遇此证，不必论其来自三阳、起自厥阴，只论热与厥之多少。热多厥少，知为阳胜；厥多热少，知为阴胜。厥在后

① 陈：疑为“程”字之讹。
② 除中：中气败绝，而反欲食的危候。
③ 索饼：即面条。
④ 后：宋本《伤寒论》与成注本《伤寒论》作“复”。

而不退，则阴过胜，过胜而阳不能复，遂见厥复利；热在后而不退，则阳过胜，过胜则阴不能复，遂发痈脓。所以调停二治法，须合乎阴阳进退之机，庶无或过、或不及之患。一或寒热偏有所胜，便属阴阳不相顺接之病，然亢害承制之间，与其阳不足而阴有余，毋宁阴不足而阳有余也，此又抑阴扶阳之微旨耳。集程郊倩

手足厥冷①，脉细欲绝者，当归四逆汤主之。若其人内有久寒者，宜当归四逆加吴茱萸生姜汤主之。

〔批注〕厥阴初起表症，以当归四逆汤为表药。

上言“阴阳不相顺接，便为厥”，“厥”字已包有发热在内，何也？手足厥寒、脉细欲绝，是厥阴伤寒之表证，当归四逆是厥阴伤寒之表药。夫厥寒如此，而反不用姜、附者，盖以相火寄于肝脏，经虽寒而脏不寒，故先厥者后必热，则知手足厥寒乃阴阳不相顺接也。脉之细者，固是阳气衰微，而阴血更为不足，不但不可下，亦并不可温，故药止用归、芍以济其阴，而不用姜、附以劫其阴。即其人素有久寒者，亦但增吴萸、生姜耳。由此推之，而治厥阴之大意可知矣！合参柯、喻

经言“亡血”，又言“便血”，总以肝为藏血之脏。凡病之深入厥阴者，未有不伤血分者也。血伤则脉细，伤之甚则细之甚，而至于欲绝。此非必吐、衄、下血而后如此也，血为邪伤，营气不流，则亦见衰息之象如此。集周禹载

当归四逆汤

当归　桂枝　芍药各三两　细辛二两②　通草　甘草炙，各二

① 冷：宋本《伤寒论》与成注本《伤寒论》作“寒”。

② 二两：宋本《伤寒论》与成注本《伤寒论》作“三两”。

两　大枣廿五枚

水八升，煮取三升，去渣，温服一升，日三服。

四逆之名多矣。寒甚而厥，四逆汤；里寒外热，通脉四逆汤；热邪传里，四逆散。此用当归四逆汤，何故？盖四逆之故不同，有因寒而逆，有因热而逆，此则因风寒中血脉而逆，乃当归为君之所以立也。风寒中于血脉，已入营气之中，则阴阳虽欲顺接而不可得，非通其血脉不可。故当归辛温，为血中之气药，能散邪和血，以为之君；而欲通血脉，必先散血中之邪，桂枝散太阳血分之风者也，细辛散少阴血分之寒者也，彼太阳与少阴相表里，又曰肝肾同一致，故以为辅；芍药、大枣、甘草，调和营卫者也，未有营不与卫和而脉能通者；至通草，《本经》称其通利九窍及血脉、关节[①]，则诸药亦得通草之力，破阻滞而散厥寒矣。

阳邪传至厥阴，鲜有不发热者，今但言手足厥寒、脉细欲绝，则阴虚不能散邪可知，盖无阳则邪易入，更无阴则邪不易出也。乃圣人不于回阳汤中少体此意，而独于养血药内反加表药者，义固安在？盖脉细而至欲绝，不但无阴，更无阳也。于无阳之人恐竟行温散，岂特深入之邪不能即出，反燥阴血，转为躁扰者有之。于是以归、芍养阴，桂枝和营，细辛散邪，大枣、甘草益土，通草通营卫之气于经络内外之间，专使营气得以鼓其脉于内，并可使卫气亦得以达其阳于四末矣。集《三注》

当归四逆加吴茱萸生姜汤

于前汤内加吴茱萸半斤[②]，生姜三两[③]

---

① 通利九窍及血脉关节：语本《神农本草经》卷二《通草》。

② 半斤：宋本《伤寒论》与成注本《伤寒论》作“二升”。

③ 三两：宋本《伤寒论》与成注本《伤寒论》作“半斤”。

水六升、清酒六升和，煮取五升，去渣，分温五服。

圣人立四逆汤，全从回阳起见；四逆散，全从表里之邪起见；当归四逆，全从养血通脉起见，不欲入一辛热之味，恐其劫阴也。至其人素有沉寒积冷，苟无热药不能鼓舞正气、不能迅扫寒邪，然不用姜、附而必取吴萸者，正见圣人随经合宜之制。少阴脏中重在真阳，不回阳则邪不去；厥阴脏中职司藏血，故不养血则脉不起。即遇久寒之人，亦止吴萸之走肝者自上而下、生姜之辛散者自内达外足矣。设用附子，岂不疾走少阴，欲其上传于肝，不多一番周折耶？集《三注》

伤寒，脉微而厥，至七八日肤冷，其人躁无暂安时者，此为脏厥，非为蛔厥也。蛔厥者，其人当吐蛔，今[1]病者静而复时烦，此为脏寒，蛔上入其[2]膈，故烦，须臾复止，得食则呕，又烦者，蛔闻食臭出，其人当自吐蛔。蛔厥者，乌梅丸主之，又主久利[3]。

〔批注〕厥阴阴阳错杂证，以乌梅为主方。

脉微而厥，纯阴之象征于脉矣；七八日尚自肤冷，无阳之象征于形矣。阴极则发躁，复无暂时之安，乃肾阳发露，是为少阴脏厥，用四逆及灸法，其厥不回者主死。至于吐蛔，为厥阴本证，可与阴阳不相顺者同类而推。烦则非躁，须臾复止，又非无暂安时，只因脾脏受寒，蛔不能安，始而入膈则烦，继而闻食则呕且吐也。阴阳错杂，则亦不接而厥，故未为死候，但因此渐至胃中无阳，则死也。乌梅丸破阴以行阳，于酸辛入肝药中微加苦寒，纳上焦之阳邪，而顺之使下，名曰安蛔，实

① 今：成注本《伤寒论》作“令”。
② 其：成注本《伤寒论》无“其”字。
③ 久利：此后成注本《伤寒论》有“方”字。

为安胃，故并主久利，见阴阳不相顺接，厥而下利、便脓血者，皆可以此方括之也。合参喻、程

脉微而厥，有属少阴而名“脏厥”者，有属厥阴而名“蛔厥”者，其证相似，辨别止在“躁”与“烦”二字。脏厥则躁，蛔厥则烦；躁则无暂安时，烦则须臾复止。故长沙恐人以蛔厥为脏厥误治，特并举以示人。集程绳玉

乌梅丸

乌梅三百个　黄连一斤　黄蘖六两　附子六枚[1]，炮　桂枝　细辛　人参各六两　当归四两　蜀椒去目及闭口者，出汗，四两　干姜十两

上十味，异捣筛，合治之，以苦酒浸乌梅一宿，去核，蒸之五升[2]米下，饭熟，捣成泥，和药令相得，内臼中，杵[3]，丸梧子大。先食，饮服十丸，日三服，加至二十丸。禁生冷、滑物、臭食等。

六经惟厥阴为难治。其本阴，其标热，其体木，其用火。治之者，必或收、或散、或逆、或从，随所利而行之，调其中气，使之和平，方不失厥阴治法也。厥阴当两阴交尽，又名阴之绝阴，然阴之初尽即阳之初生，又胆藏肝内而司相火，则厥阴病热，是少阳使然也。故厥阴主风木，木则克土，胃家素寒之人，邪传厥阴而复克之，遂使蛔不自安，时烦时止。治之者，非思以安其蛔可乎？故有取于姜、椒之辣，乌梅、苦酒之酸，连、柏之苦，合之可以强制夫蛔，蛔得其味，必伏而不敢动矣。然邪在内，非桂、辛不足以散之也，非附子不足以温之也，非

---

① 枚：宋本《伤寒论》与成注本《伤寒论》作“两”。

② 升：宋本《伤寒论》作“斗”。

③ 杵：宋本《伤寒论》与成注本《伤寒论》作“与蜜杵二千下”。

当归不足以养所藏之血，非人参不足以扶正气之衰也。主久利者，能收能泄，去寒除热，亦自兼得之矣。集《正传》

伤寒，厥而心下悸者，宜先治水，当用[①]茯苓甘草汤，却治其厥。不然[②]，水渍入胃，必作利也。

《金匮要略》曰："水停心下，甚者则悸[③]。"厥阴有此，多因消渴得之。厥其主也，水其客也，治客宜急，故先与茯苓甘草汤治水，以清下利之源，而后治其厥。若不先水而先厥，则恐水渍入胃，犯土凌心，阳不得复，必至厥利相兼耳。合参成、程

下利后更烦，按之心下濡者，为虚烦也，宜栀子豉汤。

下利后，似腐秽已去，则烦可止，乃其烦更甚。治烦止有虚实二途，实者可下，虚者不可下也。欲知之法，按其心下，无所结痛，则其烦为虚。在"太阳篇"下后身热、心下结痛，尚取用此汤，因邪在膈上，可涌去也，况但烦而不热者乎？集周禹载

伤寒，热少厥微[④]，指头寒，默默不欲食，烦躁。数日小便利、色白者，此热除也，欲得食，其病为愈；若厥而呕，胸胁烦满者，其后必便血。

邪虽传至厥阴，而所受本轻者，则热与厥俱微，故但指头寒，而不至厥逆也。然阴阳错杂，难以揣摩，默默不欲食似属寒，而烦躁则又知其热，乃因循至于数日。设正气渐复，邪亦少杀，遂使膀胱化行，而胃中之热暗除，因欲得食，病为愈也。

---

① 用：宋本《伤寒论》与成注本《伤寒论》作"服"。
② 然：宋本《伤寒论》与成注本《伤寒论》作"尔"。
③ 水停心下，甚者则悸：语见《金匮要略·痰饮咳嗽病脉证并治》。
④ 厥微：宋本《伤寒论》作"微厥"。

若邪热深入，上逆而为呕，内实而为满，肝脏受伤，血因热走，其后不至便血不止也。集周禹载

按：此节必分一头两脚看。“数日”二字贯下两段，一轻一重，胜复之常也。其病为愈者，是热退阴复也；其后便血者，是热胜不容阴复也。

下利，寸脉反浮数，尺中自涩者，必圊①脓血。

“圊”音清，厕也。阴病阳脉，病家厚幸，今云“反浮数”，虽则下利，安知不转出阳分，有汗而解？然合“尺中自涩”观之，乃热邪搏结于阴分，则精血受伤，而正气难复，虽寸口得阳脉，究竟阴邪必走下窍，而圊脓血也。合参喻、刘

伤寒六七日，大下后，寸脉沉而迟，手足厥逆，下部脉②不至，咽喉③不利，吐④脓血，泄利不止者，为难治，麻黄升麻汤主之。

此表里错杂之邪，最为难治，然非死证也。如大下后，寸脉沉而迟，阳邪陷里，上焦津液伤矣；手足厥逆，胃阳不布，中焦弱矣；下部脉不至，肾阴亏乏，下焦竭矣。咽喉不利，吐脓血，又因大下伤其津液，而成肺痿，《金匮》曰：肺痿得之，被快药下利，重亡津液者是也⑤。虽泄利不止，未是下焦虚脱，但因阳气下陷所致。所以长沙特于阴中提出其阳，寒热互用，表里两解，令阴阳和而汗出愈也。合参喻、程

---

① 圊：宋本《伤寒论》与成注本《伤寒论》作“清”。二字音义通。下文同。

② 下部脉：此指尺脉。

③ 咽喉：宋本《伤寒论》作“喉咽”。

④ 吐：宋本《伤寒论》与成注本《伤寒论》作“唾”。

⑤ 肺痿得之……重亡津液者是也：语本《金匮要略·肺痿肺痈咳嗽上气病脉证治》。

麻黄升麻汤

麻黄二两半，去节　升麻　当归各一两一分　知母　黄芩　萎蕤各十八铢　天冬去心　芍药　干姜　白术　茯苓　甘草　桂枝各六铢　石膏

上十四味，以水一斗，先煮麻黄沸[①]，去上沫，内诸药，煮取三升，温服一升，日三服。

邪深入而阳内陷，寸脉沉而迟，故用麻黄、升麻，升举以发之；手足厥逆，下部脉不至，故用当归、姜、桂，温润以达之。然芍药敛津液，而甘草以和之，咽喉可利也；萎蕤、门冬以润肺，黄芩、知母以除热，脓血可止也；术能燥土，苓能去湿，泄利可愈也；石膏有撤热之功，所以为斡[②]旋。诸佐使而妙其用焉。集《三注》

下利，有微热而渴，脉弱者，令[③]自愈。

〔批注〕厥阴阳进欲愈证。

此下四节皆阳进欲愈之证也。厥阴下利，幸有微热，然微热中又有脉弱、脉数之辨。微热而渴，阳复邪出也，况脉见弱，知邪已退而经气虚耳，故令自愈。集刘宏璧

下利，脉数而渴者，令自愈；设不差，必圊脓血，以有热故也。

脉数而渴，阳胜阴矣，亦令自愈。若不瘥，则阴虚热入。经云：脉数不解，而下利不止，必挟热而便脓血也[④]。集程郊倩

---

① 沸：宋本《伤寒论》与成注本《伤寒论》此前有“一二”二字。

② 斡：原作“幹”，据文义改。

③ 令：宋本《伤寒论》与成注本《伤寒论》作“今”。下两条原文同。因注文中仍用“令”字，故不改。

④ 脉数不解……便脓血也：语本《伤寒论·辨阳明病脉证并治》。

下利脉数，有微热汗出，令自愈；设复紧，为未解。

下利脉数，寒邪已化热也。微热汗出，邪从热化以出表，故令自愈。设复紧，为未解者，盖阳神初复之时，未得温中敛阳入内，故寒邪再集也。数与紧，可以定愈不愈，即阴阳胜复之下利，则亦可以此脉断矣。集程郊倩

下利，脉沉弦者，下重也；脉大者，为未止；脉微弱数者，为欲自止，虽发热不死。

下利而脉沉弦，主里急后重，成滞下之证也；脉大者，即沉弦中之大，木势方盛，故曰“未止”；微弱数者，即沉弦中之微弱数也，木邪既杀，而阴从阳化，故曰“虽发热不死”。然则身热而脉大者，其死又可知矣。集张路玉

伤寒，先厥后必[1]热，下利必自止。而反汗出，咽中痛者，其喉为痹。发热无汗，而利必自止；若不止，必便脓血。便脓血者，其喉不痹。

〔批注〕厥阴纯阳无阴证。

〔批注〕邪犯上焦。

此下六节，皆纯阳无阴之证也。先厥后热，下利止，其病为欲愈矣。乃反汗出，咽中痛，是热邪有余，上攻咽喉，挟痰而为痹也。然既发热，即无汗，而邪亦外出，所以利必自止；若利不止而无汗，明是邪不外出，仍在于里，知为阳盛而协热利也。热势浸淫，必至便脓血而后已。便脓血者，其喉不痹，是热邪在里即不复在表，在下即不复在上也。集喻[2]嘉言

两阴交尽曰厥阴，阴之尽处又阳生，故诊阴病者，以阳为主，而阳气过胜，则又有咽痛、喉痹、便脓血等症。凡看厥阴

---

① 必：宋本《伤寒论》与成注本《伤寒论》作“发”。

② 喻：原脱，据文义补。

病者，须时时要领会“厥与热相应”一句。集程绳玉

伤寒，一二日至四五日而厥者，必发热，前热者后必厥，厥深者热亦深，厥微者热亦微。厥应下之，而反发汗者，必口伤烂赤。

或云：三阴经伤寒，太阴为始则手足温，少阴则手足清，厥阴则手足厥逆。然病至厥阴，乃阴之极也，何故反有发热之理？不知阳极则阴生，阴极则阳生，此阴阳推荡必然之理也。《易》云：“穷则变①。”穷者，至极之谓也。阴至极而生阳，故先厥者后必发热；阳至极而生阴，则前热者后必厥。凡言“厥深热亦深”者，乃事之极而变之常也，经曰“亢则害，承乃制②”是也。集张兼善

诸四逆厥者，不可下矣。此云“厥应下之”者，其辨甚微，其来迥异。如伤寒一二日至四五日而厥者，必发热，是厥在前、热在后，先厥者阴胜；一二日至四五日而热者，后必厥，是热在前、厥在后，先热者阳胜。故彼云“不可下”，此云“应下之”也，以其热深厥深，当用苦寒之药，清解在里之热，即名为“下”。如阳明下利、谵语，但用小承气汤止耳，未闻有峻下之法也。设不知用苦寒，而反用辛甘发汗，宁不引热势上攻乎？口伤烂赤，与喉痹互意。集喻嘉言

呕家有痈脓者，不可治呕，脓尽自愈。

此热气有余，必发痈脓，未有不呕者。然此为内实之呕，而非外邪之呕也，乃可以辛散之药投之乎？不言治法，而曰“脓尽自愈”，总以热结多血之脏，无论在肺、在胃，不离乎辛

---

① 穷则变：语见《周易·系辞下》：“易，穷则变，变则通，通则久。”穷，极、尽。

② 亢则害，承乃制：语见《素问·六微旨大论》。

凉以开结、苦泄以排脓、甘寒以养正，使痈脓尽而呕自止耳。集周禹载

伤寒，脉滑而厥者，里有热也，白虎汤主之。

〔批注〕邪逼中焦。

脉滑而厥，是内热闭郁之脉。此阳盛似阴，而成热厥，故宜行白虎以解其热，与三阳之治法不殊。

热利下重者，白头翁汤主之。

热利而至下重，湿热交并之象也，白头翁汤主之。热涤则肠坚，不治利而自止耳。集张路玉

白头翁汤

白头翁[①]　黄连　黄柏　秦皮各三两

水七升，煮取二升，去渣，温服一升。不愈，再服。

伤寒三阴俱有下利症。自利不渴属太阴，是脏有寒也；自利而渴属少阴，以下焦虚寒，津液不升，故引水自救也；惟厥阴自利而渴属于热，以厥阴主肝而司相火，肝旺则气上撞心，火郁则热利下重，湿热秽气奔迫广肠[②]、魄门[③]，下重滞而难出，经云"暴注下迫[④]"是已。白头翁临风偏静，长于驱风，用为君者，以厥阴风木动，则木摇而火旺，欲平走窍之火，必宁摇动之风；秦皮木小岑[⑤]高，得清阳上升之象，为臣，是木郁达之也；黄连泻君火，可除上焦之渴，是苦以发之；黄柏泻相火，可止下焦之利，是苦以坚之也。治厥阴热利有二：初利

---

① 白头翁：宋本《伤寒论》与成注本《伤寒论》此后有"二两"二字。

② 广肠：大肠下部，包括乙状结肠和直肠。据《证治要诀》，因其广于大小肠，故名。

③ 魄门：即肛门。

④ 暴注下迫：语见《素问·至真要大论》。

⑤ 岑：原指山小而高，此指植株小而高。

有此方，以升阳散火，是下者举之[1]、寒因热用法；久利则用乌梅丸之酸以收火，佐以苦寒，杂以温补，是谓逆之从之，随所利而行之，调其气使平也[2]。集《正传》

下利欲饮水者，以有热故也，白头翁汤主之。

下利欲饮水，邪热消其津液也。厥阴之消渴算不得热，今曰“有热”，明非下寒上热者比。白头翁主之，热涤则津回，异乎太阴之自利不渴、少阴之自利而渴之为寒矣。集程郊倩

伤寒四五日，腹中痛，若转气下趋[3]少腹者，此欲自利也。

〔批注〕厥阴阴进不愈证。

此下八节，皆阳退病进之证也。厥阴之脉，抵小腹、挟胃，故腹中痛者多属虚寒。若火痛，必自下逆攻而上；热痛，必胸结烦满而实。其转气下趋者，是里虚不能守，阴寒下迫而欲自利也。明眼见此，自当图功于未著矣。合参娄、许

下利清谷，不可攻表，汗出必胀满。

承上“自利”，特申“不可攻表”以示戒。盖下利清谷，里寒也，反攻其表，则汗出而阳从外泄，浊阴得以内填，故必胀满。集成无已

下利腹胀满，身体疼痛者，先温其里，乃攻其表。温里宜四逆汤，攻表宜桂枝汤。

下利不可攻表，既闻命矣，设兼有表证则云何？腹胀满者，里寒也；身疼痛者，表滞也。先里后表，治例不殊太阳也。集程郊倩

下利，脉沉而迟，其人面少赤，身有微热，下利清谷者，必

---

① 下者举之：语出《素问·至真要大论》。

② 逆之从之……调其气使平也：语本《素问·至真要大论》。

③ 趋：宋本《伤寒论》作“趣”。趣，通“趋”。

郁冒汗出而解，病人必微厥。所以然者，以面戴阳，下虚故也。

下利脉沉而迟，正为沉迟而下利也，其阴寒内凝审矣！寒深于里，则必格阳于外，寒深于下，则必格阳于上，安得不面赤而下利乎？是以在外之阳难于内复，在内之阴难于外解，即欲解，亦必正与邪争，郁冒良久，而后阳得返乎里，阴得汗于表，然阴阳未即相接，故必微厥也。长沙乃以为“下虚”者，指少阴肾而言也，盖阳以阴为根，阴中无阳而阳在上，故曰“戴阳”，当不与阳明面赤为阳气拂郁在表者比，乌得而不亟驱其阴以复其阳乎？集周禹载

下利清谷，里寒外热，汗出而厥者，通脉四逆汤主之。

上论证，此论治，两相互发。里寒故下利，阴不守也；外热故汗出，阳不固也。但前证汗出则解、此证汗出不解者，以阴寒所持者重汗虽出，而阳不得骤通也。故用四逆加葱，以兼通阳气。不然，岂有汗出而反发汗之理哉！合参喻、程

呕而脉弱，小便复利，身有微热，见厥者难治，四逆汤主之。

呕与微热，似有表也；脉弱，则表邪必不盛；小便利，则里邪亦不盛。可见其呕为阴邪上干之呕，热为阳微外越之热。厥则阳遭阴掩，其势寖[①]危，故为难治，非四逆莫能救也。况干姜配附子，补中有发，即表有微热，亦可得之而自除耳。集张路玉

干呕吐涎沫，头痛者，吴茱萸汤主之。

至若厥阴本经之呕，则为干呕；吐涎沫者，厥阴之脉挟胃，寒邪来克也；头痛者，厥阴之经气上颠，阴寒逆上也。吴萸专

---

① 寖：通寖（jìn 浸，一音 qìn 沁），逐渐。《汉书·刑法志》：“二伯之后，寖以陵夷。”

主开豁胸中之逆气，兼人参、姜、枣以助胃中之清气，共襄祛浊之功，由是清气得以上升，而浊阴必自下降矣。合参张、程

伤寒脉促，手足厥冷[①]者，可灸之。

脉数急为促。今脉见促，乃阴盛似阳，更加手足厥冷，其阳必为阴所格而不能返，故宜灸，以通其阳也。

病者手足厥冷，言我不结胸，小腹满，按之痛者，此冷结在膀胱关元也。

关元在脐下三寸，为小肠之幕[②]，至阴之位也。言我不结胸，知为阳虚不上结于阳位也；小腹满，按之痛，知为阴寒必下结于阴位也。长沙恐人疑为五苓散及畜血证，故曰“此冷结”也，则灸之、温之为宜矣。集方中行

〔批注〕厥阴纯阴无阳证。

问曰：病有结胸，有脏结，其状如何？答曰：按之痛，寸脉浮，关脉沉，名曰结胸也。何谓脏结？答曰：如结胸状，饮食如故，时时下利，关脉小细沉紧，名曰脏结。舌上白胎滑者，难治。

脏结者，脏气闭结而不复流布也。“一息不运机缄穷，一毫不续霄壤判[③]”，脏结之理如此。其外症如结胸状，只是按之不痛、饮食如故、时时下利，此为异耳。集陶节庵

寸浮关沉俱无异，乃脏结之关脉更加小细紧者，以关居上下二焦之界，外邪由此下结，积气由此上干，实往来之要冲，所以病在下，而脉反困于中也。集喻嘉言

---

① 冷：宋本《伤寒论》与成注本《伤寒论》作“逆”。

② 幕：此指募穴，即脏腑之气汇聚于胸腹部的特定穴位。

③ 一息不运……霄壤判：语出《仁斋直指方》卷四《诸气方论》：“人以气为主，一息不运机缄穷，一毫不续霄壤判。”强调气机流通的重要性。机缄，机关开闭，指推动事物发生变化的力量；霄壤，天与地，比喻距离极远，差别很大。

病有结胸、有脏结，结虽同，而其证状与脉状不同，故设为问答以详及之。缘胸属阳而位高，阳邪结于阳，名曰结胸。脏结何以如结胸状？盖胸原不结，止是阴邪逆于心下而如其状。饮食如故者，胸无邪阻也，时时下利者，阴邪结于阴而寒甚也，则胸虽按之，不痛可知矣。至于脏结之关沉、更加小细紧者，以沉寒内格，有阴无阳，阳不下入，则浊阴结而不化，是为死阴，脏结所由名也。舌上白胎滑者，寒水之气浸浸①乎透入心阳矣，故为难治。温中散寒治其急，益火之原图其缓，或亦良工之为其所难乎！集程郊倩

按：脏结有痞连脐旁、痛引少腹入阴筋之证，结胸亦有从胸上至少腹硬满而痛不可近之症，故曰“如结胸状”，只是阴阳不同耳。

病胁下素有痞，连在脐旁，痛引少腹入阴筋②者，此名脏结，死。

“左右者，阴阳之道路③”，胁之部也。宿痞在胁，则阴阳之道路不通矣。邪不得传经，而直入于脏，是以死也。集王海藏

脏结之与结胸，知有阴阳之分矣。顾何缘得脏结病？以其人胁下素有痞积，阴邪之伏里者根底深且固也。今因新得伤寒，未审其阴经之痞，误行攻下，致邪气入里，与宿积相互，使脏之真气结而不通，因连在脐旁，痛引少腹入阴筋，故名脏结。盖痞为阴邪，而脐旁阴分，在脏为阴，以阴邪结于阴经之脏，阳气难开，邪无由散，故于法为死。集张兼善

---

① 浸浸：犹“渐渐”。

② 阴筋：此指阴茎。

③ 左右者，阴阳之道路：语出《素问·阴阳应象大论》《天元纪大论》《五运行大论》等篇。

脏结无阳证，不往来寒热，其人反静，舌上胎滑者，不可攻也。

首节借结胸辨明脏结，后二节乃专言脏结也。其人本有寒分，复受寒邪，凝于阴位，不似阳邪之有表证，并不似阳邪之有半表半里症，但寒邪内结，或生阴躁，而其人反静，更不似脏厥之纯阴冱寒，惟显胎滑阳气不布之象。设复以苦寒之药妄行攻下，非重虚其虚乎？虽不言治法，而温中之意了然目前已。集周禹载

伤寒五六日，不结胸，腹濡，脉虚复厥者，不可下。此为亡血，下之死。

伤寒五六日，外无阳证，内无胸腹症，脉虚复厥，则“虚寒”二字人人知之，谁复下者？然阴血素亏之人，即不下利，而已为亡血，故使阳气不布，大便枯涩，长沙恐人误认为热入燥结，或重竭其阴，故有下之主死之戒也。合参程、刘

大汗出，热不去，内拘急，四肢疼，又下利、厥逆而恶寒者，四逆汤主之。

阴寒之与阳邪异者，阳邪汗出则解，阴邪汗出则殆，以阴不得有汗也。今大汗出，则在内之真阳且有外亡之虞，而躯壳之热究不得解，何也？阳邪欲从外散，阴热欲从内返也。夫寒既中于经，而真阳已逼于外，将内之阳气不布，而拘急不为展舒，四肢疼痛，更加下利、厥逆、恶寒，则在里纯是阴寒。苟非四逆，何由使外热内复、内寒外散耶？集刘宏璧

或曰：此证大汗出、热不去，何为不在亡阳死证例？曰：亡阳由于寒虚，此证四肢疼、内拘急而恶寒，尚兼寒实。寒虚者，阴阳离脱；寒实者，阳得阴恋，故可行温法也。须知阴实症到底不生烦躁。集程郊倩

大汗，若大下利而厥冷者，四逆汤主之。

此证较前症，无外热相错，其为阴寒易明。然既云“大汗”、“大下利”，则阴津亦亡，但此际不得不以救阳为急，俟阳回而尚可徐救其阴，所以不当稍为牵制也。集喻嘉言

伤寒六七日，脉微，手足厥冷，烦躁，灸厥阴。厥不还者死。

脉微而厥，更加烦躁，则是阳微阴盛。六七日前无是也，今已至是，虽欲扶阳，已无及矣，所恃灸厥阴以通其阳。灸而厥不还，则内之真阳绝也，死而已矣。集徐中可

下利后脉绝，手足厥冷，晬时脉还、手足温者生，脉不还者死。

下利厥冷，阳脱不脱全凭乎脉。晬时，周时也。灸之后生机未绝，经一周时，脉还、手足复温者生，否则必死。盖阳气根于脉，脉不还，则手足断无温理。惜乎！何不图之于早耶？集程绳玉

下利，手足厥冷，无脉者，灸之不温。若脉不还，反微喘者，死。

手足厥冷而无脉，阳气垂亡，虽灸之，难保其必温矣。况脉不还，而阳气反随火气上逆，胸加微喘，则孤阳上脱矣，与少阴病“息高者死”同。集许学士

发热而厥，七日下利者，为难治。

热则不厥。发热而厥，阳外阴内，已属凶征，尚可望复，加之下利，里气虚，阳益难回也。且治其热，则愈厥愈利，治其厥利，则愈热，势不至阴阳两绝不止矣。合参喻、程

伤寒发热，下利至甚，厥不止者，死。

按：发热厥还，而利者必自止，厥阴以此验阳复也。今既发热，

而厥逆如故，且下利至甚，则知发热非阳复，而为阳越明矣，乌乎不死？

伤寒发热，下利厥逆，躁不得卧者，死。

下利逆冷，纯阴无阳，阴极则躁，故发热不得卧，则知孤阳已从热散矣。肾主藏神，肾气既绝，木何赖以生乎？集程绳玉

伤寒下利，日十余行，脉反实者死。

无脉者，虚象也。然阳脱不必尽见脉虚，下利甚而脉反实者，真脏之气独见，胃气不能与之俱，则亦死。集成无已

伤寒脉迟六七日，而反与黄芩汤彻其热。脉迟为寒，今与黄芩汤，复除其热，腹中应冷，当不能食，今反能食，此名除中，必死。

迟为寒，则发厥而利可知。六七日阳气胜而欲复，厥去而发热矣。此时只宜保护微阳，以待其尽复，奈何反与黄芩汤彻其热。以脉迟之寒证，投黄芩之寒药，胃冷不能纳食，是其常也。今反能食，则食入必发热可知，乃是中气已为寒药革去，尽彻其热于身之外、膈之上，故食不待入胃，而成膈消也。胃阳革职，此名除中，无复望阳之能顺接乎阴矣，必见发热、下利、厥逆、烦躁等证而死。长沙欲人治厥阴病当预顾虑其阳，故以此示戒。集程郊倩

厥阴之有消渴、除中，同一病机，皆下寒而上热也。胃气在，则为消渴；胃气亡，则为除中。

伤寒六七日不利，便发热而利，其人汗出不止者，死。有阴无阳故也。

发热而利，里虚邪入也，故曰“有阴”；汗出不止，表阳外绝也，故曰“无阳”。阳复发热，虽利且止；格阳发热，汗利兼至。阴内盛，则不固其津而下脱，复逼其阳而外散耳。集方中行

伤寒六七日，虽阴阳未见其胜负，然而助阳消阴之法图之贵早，未可以“不利”辄尔嘻嘻[①]也。我方持之以缓，彼且乘我以骤，便发热，便利，便汗出不止，缘从前阳神已为阴尽迸[②]，今虽欲复，而无阳可复，则其死也。不死于阴阳不相顺接，而死于有阴无阳。有志斯道者，可不于“扶阳”二字日三省云？长沙以此句作结，乃《厥阴篇》中之大关锁[③]。有阴无阳，即是阴阳不相顺接处酿之而成，故“伤寒先厥，后发热而利者，必自止，见厥复利”及“始发热六日，厥反九日而利”等证，从前总非死证，不意沦于不可收拾。如此可见不相顺接之阴阳从此处续之者，人事也；从此处断之者，人事也。微哉！危哉！长沙历历指出以示人，而言外之旨，实欲人刻刻存一“死”字于心中也。集程郊倩

下利谵语，以[④]有燥[⑤]屎也，宜小承气汤。

〔批注〕厥阴转属阳明证。

厥阴有传自三阳证，亦有转属阳明证。如热利谵语，燥屎在胃，水不停留，滞愈干涩，虽病系厥阴，而证已在阳明也。即宜与阳明微和胃气之小承气汤下之，使阴阳自和也。

呕而发热者，小柴胡汤主之。

〔批注〕厥阴转出少阳证。

厥阴亦有转出少阳者。呕在厥阴，是为寒邪上逆，然从阴

---

① 辄尔嘻嘻：沾沾自喜貌，此处形容因轻视病情而洋洋自得的样子。辄尔，任意。嘻嘻，喜笑貌。

② 迸：通“屏（bǐng）”，排除。《正字通·辵部》：“迸，与屏通。”《群经字诂·大学》：“迸，除也，去也。”

③ 关锁：关键之处。

④ 以：宋本《伤寒论》与成注本《伤寒论》无此字，之前有“者”字。

⑤ 燥：原作“躁”，据宋本《伤寒论》与成注本《伤寒论》改。

则逆，从阳则宜。何谓从阳？呕而发热者是也。证既出少阳，故即主小柴胡汤，从少阳法。集黄仲理

伤寒，腹满谵语，寸口脉浮而紧，此肝乘脾也，名曰纵，刺期门。

〔批注〕厥阴肝邪乘脾肺二证。

寸口，即脉之气口，以候脾胃。今腹满谵语，似胃家实，然脉浮紧，而不潮热，非阳明脉证也。《脉法》云：浮而紧者，名曰紧弦①。弦则为肝脉矣。《内经》云：诸腹胀大，皆属于热②。又曰：肝气所发则多言③。是腹满由肝火，而谵语亦肝气所发也。木旺则侮其所胜，直犯脾土，故名曰纵。纵而乘脾，肝火亢甚，当泻无补，必刺期门。

伤寒发热，啬啬恶寒，大渴欲饮水，其腹必满，自汗出，小便利，其病欲解，此肝乘肺也，名曰横，刺期门。

发热恶寒，似太阳之表；未经大汗而大渴，非转属阳明；未经妄下而腹满，又非转属太阴。且头不痛，胃不实，不下利，断非此三经症矣。要知恶寒发热，是肺虚而肝火乘之；脾畏木邪，水精不上输于肺，故大渴；肺不能通调水道，故腹满。是侮所不胜，而寡于畏也，故名曰横。横而乘肺，肝火亢甚，当泻无补，亦刺期门，随其实而泻之，募原④清则三气皆顺，表里尽解矣。期门二穴，在不容两旁，去同身寸之一寸五分，肝之募也。

直贯上下曰纵，眠亘两旁曰横。木本克土，而乘乎土，其

---

① 浮而紧者，名曰紧弦：语本《伤寒论·辨脉法》。

② 诸腹胀大，皆属于热：语见《素问·至真要大论》。原作“诸胀腹大，皆属于热”。

③ 肝气所发则多言：语本《灵枢·宣明五气》。

④ 募原：又作“膜原”，泛指膈膜以及肠胃外的脂膜。《素问·举痛论》有“寒气客于肠胃之间，膜原之下”之说。

事直，故为纵；木本受制于金，而反乘金，其事不直，故曰横。直则难愈，不直则易愈，理之尝[①]也。然纵横之证不同，而同刺期门穴者，以贼土侮金，皆繇[②]木盛，腹满谵语，证涉危疑，故亟以泻木为主治也。集喻嘉言

合病并病

病有定证，须辨六经而专属之；证有变迁，当求合病、并病而互参之。合病与并病异者，合则两经之证一时并见。三阳外受风寒，见症各有专司。合者即兼二阳、三阳之病，至所见证则各相半也；并则两经之证连串为一，如贯索然。然与传经何异？乃彼曰传经，此曰并病。传经者，使更见一经之证，不逾日而本证悉罢，惟见所传是经之症；并病者，一经先见，以次相乘，邪贯两经，稽迟多日，既不若合病之齐见，复不如传经之即归，至所见证，则多寡不论也。至于阴阳亦有合病者，三阳皆有发热证，三阴皆有下利证，如发热而下利，是即阴阳合病也。若不下利而发热、自汗，是阳与阳合，而不合于阴；不发热而吐利、厥逆，是阴与阴合，而不合于阳。惟当于阴阳两证中察病势之合与不合，于三阳三阴中审病情之并与不并，于以阴病治阳、阳病治阴、扶阳抑阴、泻阳补阴等法，用之当自效矣。然长沙惟著二阳、三阳合病、并病，未及三阴，人乃阴阳互根之体，岂三阴独无并、合病乎？举一隅可以三隅

① 尝：用作“常”。喻嘉言《尚论篇》卷一《太阳经下篇》此条注中作“常”。

② 繇：通“由”。因为，由于。朱骏声《说文通训定声·孚部》：“繇，假借为由。”

反[1]矣。

合病有二阳、三阳合者。长沙但以“合”之一字括其义，而归重在下利与呕、喘、胸满之内证，盖以邪既相合病[2]，则腹内必有相合之征验也。并则止有二阳，而无三阳证，惟太少并者两禁汗下，从少阳例也。首节至七节终合病之义，八节至十二节终并病之义。

合　病[3]

太阳与阳明合病，不下利，但呕者，葛根加半夏汤主之。

阳明与太阳切近，谓两经各半，故名曰“合”。“不下利”对下文“必自利”而言，以辨合病主风、主寒之不同。风者，阳也，阳性上行，合胃中之水饮而上逆，故不利而呕。于葛根汤中加半夏者，所以涤饮而止呕也。集喻嘉言

太阳与阳明合病者，必自下利，葛根汤主之。

上节主风，此节主寒。寒者，阴也，阴性下行，合胃中之水谷而下奔，故自利也。但用葛根汤，以解两经之邪，不治利而利自止耳。集喻嘉言

合病之证，凡太阳经之头痛、恶寒等，阳明经目痛、鼻干等，但见一证便是，不必悉具。并病亦如是看。仍须兼脉法断之。集程郊倩

葛根加半夏汤

葛根四两　半夏半斤[4]　麻黄三两，去节，汤泡去黄汁　芍药　桂

① 举一隅可以三隅反：典出《论语·述而》：“举一隅不以三隅反，则不复也。”即举一反三。一隅，一个角落，泛指事物的一个方面。

② 病：疑衍。另，此句出自《尚论篇》卷三《合病》，无“病”字。

③ 合病：原无，据下文“并病”格式补。

④ 斤：宋本《伤寒论》作“升”。

枝　甘草炙，各二两　生姜三两　大枣十二枚

先煮麻黄、葛根，去白沫，内诸药，再煎，去渣，温服[①]。覆取微似汗。

中风、伤寒自有定则。今虽呕，而无汗出证，所以不用桂枝加葛根汤，而仍葛根汤加半夏者，正以麻黄、葛根去两经之寒邪，半夏主上气呕逆、消心膈痰饮也。可见同一邪也，呕逆则不下走，下利则不上逆。倘兼有之者，其势已甚，恐又非此汤可以治也。集《三注》

太阳与阳明合病，喘而胸满，不可下，宜麻黄汤主之。

肺主气，气逆则喘，喘甚则肺胀。胸满者，肺胀也。盖太阳邪在胸，阳明邪在胃，两邪相合，上攻其肺，所以喘而胸满。且喘来自太阳之初，满又在胸而不在胃，是以不可下也。但两经合病，自合用两经之药，何以偏主麻黄汤耶？不知麻黄固善散寒，其功尤能泻肺；杏仁惟利下气，其效更长于定喘；桂枝虽佐，有纲维[②]之妙焉；甘草虽使，有和缓之能焉。是但于太阳之治行，而阳明之功自奏矣，何偏之有耶？合参方、喻

太阳与少阳合病，自下利者，与黄芩汤；若呕者，黄芩加半夏生姜汤[③]。

太阳阳明下利，表症居多；阳明少阳下利，里症居多；太阳少阳下利，半表半里为多。故用黄芩、芍药、甘草、大枣，为和法也。凡下夺则利，上逆则呕，半夏、生姜，呕家圣药，

---

① 先煮麻黄……温服：据宋本《伤寒论》与成注本《伤寒论》，该方煎服法为“以水一斗，先煮葛根、麻黄，减二升，去白沫，内诸药，煮取三升，去滓，温服一升。”

② 纲维：犹“纲领”。纲，总纲；维，四维。

③ 黄芩加半夏生姜汤：此后宋本《伤寒论》与成注本《伤寒论》有“主之”二字。

故加之也。集喻嘉言

黄芩汤

黄芩三两　芍药　甘草炙，各三两①　大枣十二枚

水一斗，煮取三升，去渣，温服一升。日再服，夜一服。

黄芩加半夏生姜汤

黄芩汤内加半夏半升，生姜三两②。余如黄芩汤法。

黄芩涤热，且厚肠胃，故为自利主药，以其能泄热也。然用芍药者，为其性酸寒，深入阴分。一泄一收，热去而利止耳。取甘、枣者，以和中也，膀胱与胆二腑既病，胃无独安之理。若加呕，则又非姜、夏之辛不能除也。集《三注》

阳明少阳合病，必下利。其脉不负者，顺也；负者，失也。互相克贼，名为负也。**脉滑而数者，有宿食也，当下之，宜大承气汤。**

阳明属土，少阳属木，土木之邪交动，则水谷不停而急奔，故下利可必也。阳明脉大，少阳脉弦，大而不弦，两无相负，乃为顺候。若阳明气衰，弦脉单见，则少阳胜而阳明负矣。土受木克，势必藉大力之药急从下夺，故取用大承气汤，正迅扫外邪而承领元气之意也。然必其脉滑而且数、有宿食者，始当下无疑也。若脉不滑数，弦而迟濡，方虑土败垂亡，尚敢议下乎？集喻注

三阳合病，脉浮大，上关上③，但欲睡眠④，目合则汗。

太阳脉浮，阳明脉大，上关上，乃少阳之部位，故曰“三

---

①　三两：宋本《伤寒论》与成注本《伤寒论》作“二两”。

②　三两：宋本《伤寒论》一方又作“一两半”。

③　上关上：原脱，据宋本《伤寒论》与成注本《伤寒论》补。

④　睡眠：宋本《伤寒论》与成注本《伤寒论》作“眠睡”。

阳合病”。睡眠，热聚于胆也。目合则汗者，少阳少血，虚则不与阳和，寐属阴，故盗出也。集方中行

三阳合病，腹满，身重，难以转侧，口不仁而面垢，谵语，遗尿。发汗则谵语，下之则额上生汗、手足逆冷。若自汗[①]者，白虎汤主之。

三阳经脉既见于上矣，三阳经证则云何？腹满、身重、口不仁、谵语，阳明也；面垢，少阳也；遗尿，膀胱不约也。故曰“三阳合病”。此时发汗，则偏于阳，而阳明之津液倍竭，故谵语益甚，将成无阳之证也；下之，则偏于阴，而真阳以无偶而益孤，故手足逆冷而额上生汗，将成亡阳之证也。汗下既两有不宜，计惟白虎一汤，主清热而不碍表里，在所急用。然非自汗出者，则表犹未解，白虎尚未可用也。合参方、喻

三阳经之受外邪，太阳头痛、腰脊强，阳明目痛、鼻干、不眠，少阳寒热往来、口苦、呕、渴，各有专司。合病者，即兼司二阳、三阳之证也。长沙但以“合”之一字括其义，而归重在下利与呕、喘、胸满之内证，盖以邪既相合，其人腹内必有相合之征验故也。后人于此等处漫不加察，是以不知合病为何病耳。集喻嘉言

并　病

二阳并病，太阳初得病时，发其汗，汗先出不彻，因转属阳明，续自微汗出，不恶寒。若太阳病证不罢者，不可下，下之为逆。如此可小发汗。设面色缘缘正赤[②]者，阳气拂郁在表，

---

① 自汗：此后宋本《伤寒论》与成注本《伤寒论》有“出”字。

② 缘缘正赤：因发热而满面通红的样子。缘缘，接连不断。

当解之、熏[①]之。若发汗不彻，不足言。阳气拂郁不得越，当汗不汗，其人躁烦，不知痛处，乍在腹中，乍在四肢，按之不可得，其人短气、但坐，以汗出不彻故也，更发其[②]汗则愈。何以知汗出不彻？以脉涩故知也。

"太阳初得病时"至"不恶寒"，是原致并之因；"若太阳证不罢"至"小发汗"，是言治之之法；"设面色缘缘正赤者"至末，是反复申上文之意。"不彻"言汗不如法，病不除去也，"涩"为血虚，汗出过多也，所以转并阳明也。集方中行

此节始终只一"汗出不彻"。不彻者，服汤药发汗，而未尽解也。惟未解，则不但太阳病，并阳明亦病；惟未解，则病既转阳明，而复不罢太阳。此所谓"并病"也。二阳既并，续得微汗出、不恶寒，阳明热炽，宜若可下矣，然太阳外症尚在，仍是经邪未尽，可犯太阳之大戒乎？如此者，止须小发汗，并去未彻之表，方可一意于阳明也。设面色缘缘正赤者，以阳明经循面，必未曾发表，邪盛于经，拂郁阳气，非汗之不解，且不但解之，更兼薰法，从外蒸以助其汗，又非小发汗所能胜矣。若发汗不彻者，阳气已经汗越，何至拂郁乃尔？自是当汗而汗之未解，致使躁烦。以下种种证候，不过形容烦躁之状，究竟非实邪，故曰"按之不可得"也。短气者，因汗而气伤也；脉涩者，因汗而血伤也。汗虽未彻，其已得汗，可知其非拂郁，又可知所以更其大发汗之药为小发汗，斯为合法耳。集刘宏璧

按：脉涩，知汗出不彻。若太阳证全罢者，其阳明脉大可知也。"设面色缘缘正赤"一段，不过借以作客，形出汗出不彻、所以小发汗之故。

---

① 熏：原作"薰"，据宋本《伤寒论》与成注本《伤寒论》改。下同。
② 其：宋本《伤寒论》与成注本《伤寒论》无此字。

二阳并病，太阳证罢，但发潮热，手足漐漐汗出，大便难而谵语者，下之则愈，宜大承气汤。

二阳并病，皆是太阳与阳明并也。上乃初入阳明，而太阳仍未罢，故宜小汗；此乃已入阳明，而太阳亦随罢，故宜大下。集喻嘉言

此即上条之证，而已归胃腑，外症悉罢，下证悉具，当急去其邪结然。阳明例中已三令五申矣。集周禹载①

太阳与少阳并病，头项强痛，或眩冒，时如结胸，心下痞硬者，当刺大椎第一间、肺俞、肝俞，慎不可发汗。发汗则谵语。脉弦，五六日谵语不止，当刺期门。

少阳间阳明，去太阳远，故但兼并也。少阳属木，是以得之则旋转也；太阳属水，是以受之则昏蒙也。少阳之脉络胁，胁内并入太阳之邪，则与结胸症似是而实非。肝与胆合，刺肝俞所以泻胆也。膀胱不与肺合，然肺主气，刺肺俞以通其气，斯膀胱之气化行，而邪自不能留矣。苟不知此而发汗，则表邪去，胃液全虚，土虚而乘以盛木，安得不谵语？脉弦，至五六日谵语不止，万不可从谵语处泻胃，止好从脉弦处泻肝，舍刺期门外无法。一误不堪再误也。合参方、程

太阳少阳并病，心下硬，颈项强而眩者，当刺大椎、肺俞、肝俞，慎勿下之。

此承上文，而复申其禁，以明汗下俱不可行，通下文以详悉一证之意也。盖太少并病，则五合之表里俱伤，而邪无定聚。汗既偏于损表，下又偏于虚里，此所以可刺，而复不可下也。集方中行

---

① 禹载：原脱，据文义补。

太阳少阳并病，而反下之，成结胸。心下硬，下利不止，水浆不下，其人心烦。

苟不知所禁而误下之，关键洞开，任邪陷入，表邪留而成其结胸，心下硬矣。里气虚而木来克土，下利不止，水浆不下矣。加之以心烦，神明被扰而挠乱无主，是成危候矣。虽有刺期门一法，无所用之，可轻下乎？集程郊倩

并病即不误用汗、下，已如结胸，心下痞硬矣，况加误下乎？此比太阳一经误下之结胸殆有甚焉。“其人心烦”似不了之语，然太阳一经，结胸症悉具，烦躁者死，“其人心烦”者，意亦死乎？集喻嘉言

温病

温病无阴阳之分也。经曰：逆冬气则少阴不藏[①]。不藏则寒邪得而袭之，伤于肌肤，藏于骨髓。始知冬为藏精之时，苟逆冬气，遂使少阴之经气不闭，复遭非时之暖，致令腠理开发，忽然严寒骤返，不免受伤，乃所伤不甚，故不即病，而潜伏于少阴也。然所以不病于冬而病于春者，以冬行收藏之令，阳不遽发，时愈久则寒愈匿，阳日甚则阴日消，至时强木长，而水不足以供其滋生，木旺水亏，火气燔灼，当春而温，所郁乃发。经曰：冬不藏精，春必病温[②]，其斯之谓欤！然所伤者寒也，所病者温也，所伏者少阴也，所发者少阳也，故病有阳而无阴，

① 逆冬气少阴不藏：语见《素问·四气调神大论》。

② 冬不藏精，春必病温：语本《素问·生气通天论》《素问·阴阳应象大论》“冬伤于寒，春必温病”，及《素问·金匮真言论》“藏于精者，春不病温”。

药必用寒而远热，意者黄芩汤其庶几[1]乎！

太阳病，发热而渴，不恶寒者，为温病。

冬感寒，不即病，伏藏于肌肤，内郁既久，已自成热，至春时天道温暖，其伏寒亦随温气外发，时强木长，故不得复言寒矣。所以长沙于“太阳病，发热而渴，不恶寒者，名曰温病”，其理可见也。不恶寒则病非外来，渴则知其热自内达，而无表症明矣。此其所以不宜发汗也。集陶节庵

长沙以“发热而渴、不恶寒”为温病提纲，以明病自内而发诸外也。初病不恶寒，便发热而渴。经以口燥舌干为少阴[2]，少阴之表名曰太阳，为阴中之阳，故太阳病当恶寒。此发热而不恶寒，是阳中无阴矣。且即见少阴之渴者，是太阳与少阴表里悉病也。于此见逆冬气则少阴不藏，肾气独沉，孤阳无附，而发为温病也。

温病由伏邪自内发出，一达于外，表里俱热，热势既壮，郁邪耗液，故发而即渴也。其表本无邪郁，故不恶寒。延至三四日间，或腹痛、或下利者，即此证也，与伤寒之先表后里者大异。然独系太阳，以未显他经之证，明自少阴发出，表里俱病也。刘宏璧

若发汗已，身灼热者，名曰风温。风温为病，脉阴阳俱浮，自汗出，身重，多眠睡，鼻息必鼾，语言难出。若被下者，小便不利，直视失溲。若被火者，微发黄色，剧则如惊痫[3]，时瘛疭，若火熏之。一逆尚引日，再逆促命期。

发汗，谓以辛热之药散之也。灼热，热转加甚也。阴阳俱

① 庶几：差不多，近似。

② 口燥舌干为少阴：语本《素问·热论》。

③ 痫：原脱，据宋本《伤寒论》与成注本《伤寒论》补。

浮，太阳本浮，而风温皆阳，故上下皆见浮也。自汗出，亦卫受伤也。身重、多眠睡、鼻息鼾、语言难者，风拥则气昏，热甚则气郁也。被下，谓阴虚重泄其阴也。小便不利者，太阳主膀胱，下则亡其津液，膀胱之气伤也。直视者，太阳之筋，支者为目上纲①，故不转睛而上窜也。失溲，谓失其常度，而肾气不藏也。被火，谓火盛重壮其火也。微，攻之微则变亦微。发黄者，火热则土燥，故其色外夺也。剧，攻之剧则变亦剧，如惊痫、时瘈疭，火甚热极而生风也。若火薰之者，黄而加黑，即形体如烟薰之谓也。一逆，谓误，乍误犹可俄延。再逆，复误，言夭枉人之天年也。其致警之意深矣！集方中行

春月时令本温，且值风木用事，“风温”二字自不得分之为两，故长沙以冬不藏精、至春而病者，遂名曰风温。其“阴阳俱浮”，正谓少阴肾与太阳膀胱一脏一腑同时病发，所以其脉俱浮也。发汗后，身反灼热，自汗出，身重，多眠睡，鼻息必鼾，语言难出，一一尽显少阴本证，则不可复从太阳为治，所以风温症断不可汗。即被下、被火，经气伤而阴精尽，皆为医促其亡，此一逆不堪再逆也。后人惜其有论无方，岂知森森②治法已全具于太阳、少阴诸经乎，人特未之察耳。集喻嘉言

问：春温亦间有一二表证者乎？曰：有之。伏气之源虽在冬月，然安保风之伤人不在伏气将发未发之时乎？故兼外感者，必先头痛或恶寒，而后热不已，此新邪引出旧邪也；或往来寒热、头痛而呕，稍愈后而浑身壮热为病者，此正气又虚，伏发更重也。总之，无外证者必无发汗之理，故长沙云“发汗已，

① 太阳之筋，支者为目上纲：语本《灵枢·经筋》。
② 森森：众多貌。

身反灼热”者，谓误用辛热之药散之也。既劫其阴，复助其阳，遂使有如此之危候也。以及误下、误火，严加戒谕，而独不言治者，意舍黄芩汤外别无治法乎？集刘宏璧

春之病温，有三种不同：有冬伤于寒，至春而发，不感异气而病者，此即长沙所谓不恶寒而渴者是也；有伏邪将发，复遇春温之气，相杂而病者；有不因冬伤于寒，只于春时感春温之气而病者。若此三者，皆可名为温病，不必各立名色，只要知病源之不同也。集汪机

李明之[①]曰：冬伤于寒者，冬行春令也。当冬而温，火胜而水亏矣，水既亏，则所胜妄行，土有余也，所生受病，金不足也，所不胜者侮之，火太过也。火土合德，温热相助，故为温病。所以不病于冬而病于春者，正因水在冬为旺，时邪伏于经，且俯首而不敢抗，内郁既久，已自成热，至行春令，腠理开发，而少阴不藏者，阳气泄于外，肾水亏于内，至春月而木当生发，谁为鼓舞？谁为滋养？生化之源既绝，木何赖以生乎？身之所存者温也，时强木长，故为温病[②]。按明之所言，竟是两证当分作二段看。由前所言，是冬温感之即病者也，非伏寒也；由后所言，若论冬时之感温又非是，而以论冬月之伏寒，则最精矣。故集之。

痉湿暍病

《太阳篇》中，寒、风、湿、温无所不具，独于痉、湿、暍

---

① 李明之：即李东垣，其名杲，字明之。金元四大家之一。

② 冬伤于寒者……故为温病：此段文字不见李杲传世著作。王好古编集其师李杲论述而成的《此事难知》卷上《伤寒之源》中，有对温病的论述，但文字与此差异较大。另外，《古今医统大全》卷之三《翼医通考·四气所伤论》中有一段引自王海藏之言的文字，与此更为相似。

三种而曰“宜应别论”者，何也？为其非伤寒也，为其非伤寒而似伤寒也。若只以经论，则三者之经何？莫非太阳。若只以证论，则三者之症何？莫非伤寒。而彼此异同，必各名其病者，要惟于脉上别其所异，即可于症上别其所同，其不欲以太阳之似，似三种者，正欲以三种之别，别及六经也。然别处既得其所以异，又何妨治处从其所以同？故三治总不出一方，见同是六经中症，则亦同在六经中治，勿谓治伤寒是一法，治杂病又是一法也。学者必到贯通时，始为有得。

伤寒所致太阳病①痓、湿、暍三种，宜应别论，以为与伤寒相似，故此见之。

《伤寒论》中，所致太阳病者多矣。太阳之脉无不浮，痓、湿、暍三种俱在浮外，即以太阳言之，宜应别论矣。顾别之，仍见之，则以其似伤寒。故伤寒发热恶寒，三者亦发热恶寒，知似者之非真，则知别者之防似。别者辨也，辨则皆似，不辩则皆真矣。此所以即从太阳别之，以例六经也。集程郊倩

病身热足寒，颈项强急，恶寒，时头热，面赤，目脉赤，独头面摇，卒口噤②，背反张者，痓病也。

凡病有名有证，名指受病之源，证指外见之症。痓病在筋，筋固不可以名病，而致筋成痓之病又种种多端，或寒湿为拘，或火热为燥，或亡血失津、不得滋养，皆能病痓，而为筋病。然身热足寒、颈项强急、恶寒、时头热、面赤、目脉赤，此太阳中同有之证，模糊疑似之间，不足定其为何病，须于其独处辨之。独者何？头面摇、卒口噤、背反张是也。其头面摇者，

① 病：成注本《伤寒论》无此字。

② 噤：原作“禁”，据宋本《伤寒论》与成注本《伤寒论》改。下同。噤，口闭。

头以下筋被束，则颈以上之筋失统，遂纵缓而摇动也；口噤者，舌络之筋被掣，缩不得舒也；背反张者，人一身之筋皆督脉统之，督脉通于背，筋强而不伸，则督脉所过之处皆挛急而不得直也。有此症，显出筋病，则痉与非痉可一望而决矣，而伤寒不似也。集程郊倩

太阳病，发热，脉沉而细者，名曰痉。

夫痉病之症，有同有独，而其脉之在太阳者，更有独而无同。以头摇、口噤、背反张之证，合之沉而细之脉，则虽有太阳发热等症，而皆非伤寒症也，乃可定其"名曰痉"耳。集程郊倩

《金匮》以此证为难治[1]，何也？盖发热为太阳症，沉细为少阴脉，阳病而得阴脉，故难治，非不治。长沙治发热、脉沉，原有麻黄附子细辛汤之法，正当比例用之。不知痉病多兼湿，湿胜脉必沉细，苟邪风为湿气所著，身虽发热，而脉必不能浮数也。但湿非麻黄所宜，恐一大汗，则风去而湿存，着于筋骨者不能尽去，遂成痼疾，非大汗所能祛也。集喻嘉言

太阳病，发热无汗，反恶寒者，名曰刚痉。

本寒伤营，故发热无汗。病至痉，邪入深矣。而反恶寒者，经虚故也。寒伤营血，寒则筋急，故身强直，而为刚痉也。《金匮》有：太阳病，无汗，小便反少，气上冲胸，口噤不能语，欲作刚痉者，葛根汤主之[2]。即是申明此条之义，而补其治也。集周禹载

太阳病，发热汗出，不恶寒者，名曰柔痉。

---

① 《金匮》以此证为难治：《金匮要略·痉湿暍病脉证治》此条后有"为难治"三字。

② 太阳病……葛根汤主之：语见《金匮要略·痉湿暍病脉证治》。

发热汗出，风伤卫也。风为阳邪，故不恶寒。热则筋纵，所以名曰柔痉也。刚痉为邪盛，属阳；柔痉为血虚，属阴。《金匮》又有：太阳病，其症备，身体强几几然，脉反沉迟者，此为痉，栝蒌桂枝汤主之①。亦是申明此条之义，而出其治也。集方中行

赵氏云：表虚感湿为柔痉②。即《内经》表里兼湿内攻，“大筋软短，小筋弛长③”之痉也。所谓柔痉者，非不强也，但刚有力、柔无力为异耳。

既得其脉与证之所独，则不妨转于同处，分别而定其证之或偏于阴、或偏于阳也。如发热无汗、反恶寒，同是太阳寒伤营症，及别以头摇之证、沉细之脉，则知其非寒伤营也，乃筋受寒而现太阳之寒证，但可名之曰刚痉耳；如发热汗出、不恶寒，同是太阳风伤卫证，及别以头摇之症、沉细之脉，则又知非风伤卫也，乃筋受热而现太阳之风症，但可名之曰柔痉耳。刚柔别而寒热虚实分，不特痉与非痉有区别，而痉之为痉又有区别矣。程郊倩

太阳病，发汗过④多，因致痉。

痉似风寒之外邪在人，不免疑痉为表病，不复究其所由来，虚从实治，为害匪浅。以“太阳病，发汗过多，因致痉”之一端推之，则知此病得之亡津、亡血，而因虚致寒、因虚致燥者不少。盖阳气者，柔则养筋，发汗太多，则亡其阳，而损其经脉之血液故也。后人于栝蒌桂枝汤、麻黄葛根汤、小续命汤外，

---

① 太阳病……栝蒌桂枝汤主之：语见《金匮要略·痉湿暍病脉证治》。

② 表虚感湿为柔痉：语本元代医家赵以德《金匮方论衍义·痉湿暍病脉证第二》。

③ 大筋软短，小筋弛长：语见《素问·生气通天论》。

④ 过：宋本《伤寒论》、成注本《伤寒论》与《金匮要略·痉湿暍病脉证治》皆作“太”。

有附术汤、桂心白术汤、附子防风散、八味白术散等方，皆得长沙意而推广之者也。集程郊倩

凡治痉病，须察致病之因。因者何？或因外感六淫，或因发汗过多，或因疮家误汗，或因风病误下，或因灸后火炽，或因阴血素亏，或因阳气素弱，各各不同。不辨何因，从何救药耶？

凡治痉病，又须深明经候、脉候。若不知邪在何经，则药与病不相当；不知脉有可据，则药徒用而无济。故痉病之坏，不出亡阴、亡阳两途。亡阴者，精血津液素亏，不能荣养其筋脉，此宜急救其阴也；亡阳者，阳气素薄，不能充养柔和其筋脉，此宜急救其阳也。阴已亏，而复补其阳，则阴立尽；阳已薄，而补其阴，则阳立尽。不明经候、脉候，则动手辄错，何可自贻冥报耶！

长沙于痉病独言太阳，而不及二阳三阴者，岂诚痉专害太阳一经耶？后人以太阳行身之背，头项强、背反张属太阳，殊不思外感六淫之邪由太阳而传六经，邪不尽传即不已，故三阳三阴皆足致痉。长沙但举一经论之，非谓太阳有痉病，而他经不病痉也。如海藏云：三阳、太阴皆病痉，乃不及少阴、厥阴[①]。背反张，属太阳；低头下视、手足牵引、肘膝相构[②]，属阳明；一目或左或右斜视、一足一手搐搦，属少阳；发热、脉沉细、腹痛，属太阴。以防风当归汤治太阳阳明发汗多而致痉者，以柴胡加防风汤治少阳汗后不解、寒热往来而成痉者。虽不及少、厥二阴，然其制附子散、桂心白术散、附子防风散意

① 三阳、太阴……少阴、厥阴：语本喻昌《医门法律》卷四《热湿暑三气门·痉病论》引王海藏所言。但考王氏现存著作，未见类似论述。

② 构：连结，交合。

原有在也。《灵枢》云：足少阴之经筋循脊，内附膂，上至顶，与足太阳筋合。其病在此，为主痫瘈及痓，在外阳病者不能俯，在内阴病者不能仰[①]。是则足少阴之脏与足太阳腑两相连络，而以不能俯者，知为太阳主外，不能仰者，知为少阴主内，其辨精矣。长沙以头项强、脊强、不能俯者指为太阳之痓，原以该三阳，而其身踡、足踡、不能仰者指为少阴之痓，以该三阴，实所谓引而不发，跃然于心目间者，岂乃专指太阳，而谓二阳三阴无痓病乎！集喻嘉言[②]

附《金匮》治痓二方：

葛根汤 见前《阳明篇》

《伤寒·阳明篇》中，项背几几、无汗恶风者，用葛根汤。此证亦用之者，以其邪在太阳阳明两经之界，两经之热并于胸中，必延伤肺经清肃之气，故水道不行而小便少，津液不布而无汗也。阳明之筋脉内结胃口，外行胸中，过人迎，环口。热并阳明，斯筋脉牵引，口噤不得语也。然刚痓无汗，必从汗解，况湿邪内郁，必以汗出如故而止，故用此汤合解两经之湿热，与风寒之表法无害其同也。《法律》

栝蒌桂枝汤

栝蒌根二两　桂枝　芍药各三两　甘草二两　大枣十二枚　生姜三两

水九升，煮取三升，分温三服，取微汗。汗不出，食顷，食热粥发之。

伤寒方中，治项背几几，用桂枝加葛根汤矣。此因时令不

---

① 足少阴之经筋……阴病者不能仰：语本《灵枢·经筋》。

② 嘉言：原脱，据文义补。

同，故方亦少变。彼之汗出恶风，其邪在表；而此太阳症无不备具，其邪亦在于表可知也。但以脉之沉迟，知其在表之邪为内湿所持而不解，即系湿热二邪交合，不当从风寒之表法起见。故不用葛根之发汗解肌，改用栝蒌根，味苦入阴，擅生津彻热之长者为君，合之桂枝汤，和营卫、养筋脉而治其痉，乃变表法为和法也。《法律》

以上痉病。

湿家之为病，一身尽疼，发热，身色如似熏黄。

以太阳“亦应别论”之湿症言之，其人素以湿为事者，是为湿家。虽有一身尽痛、发热之症，而身色如似熏黄可别。熏黄虽亦似阴，暗作滞，然终不为伤寒相似者紊及也。集程郊倩

一身尽痛者，人身之上，内则主脾胃，外则主肌肉，土恶湿，湿自外入，肌肉先伤也；发热者，湿郁而蒸也；熏黄者，土本黄色，湿则昏滞，故黧暗而不明也。此湿病之见症，故揭于首。集方中行

脾恶湿，夏月湿热相蒸，多有发热、发黄之候，然与伤寒阳明瘀热发黄有不同。彼属热多，其色明亮；此属湿多，其色黯晦。集喻嘉言

太阳病，关节疼痛而烦，脉沉而细者，此名湿痹。湿痹之候，其人小便不利，大便反快。但当利其小便。

太阳病，关节疼痛而烦，所谓与伤寒相似者，此也；脉则同痉病之沉而细，所谓伤寒致太阳病“宜应别论”者，此也。盖湿属阴邪，其性凝滞而沉着，所以见出此症、此脉。经络虽属太阳，却与风寒表入之邪各别，只可名之曰湿痹耳。痹之为言着也，湿流关节，着而不行也。至于沉细之脉，加以大便反快，不无微似三阴，却有小便不利一症以辨之，所以利其小便

遂为湿痹之专治。盖周身阳气总被阴湿所遏，一利其小便，使湿邪有所去，而阳气自得疏通，因与风寒表治迥别也。集程郊倩

湿家当利小便，此大法也。然亦有阳虚、阳实二候。若小便少而赤，或已而痛，利其小便，则上焦遏郁之阳气通，其热自从膀胱下注而出矣；若小便色白，不时淋漓而多汗，此正泉竭亡阳之象，设以为湿热而恣胆利之，真阳无水维附，顷刻脱离而死矣。此法所不禁中之大禁也。集喻嘉言

湿家，其人但头汗出，背强，欲得被覆向火。若下之早则哕，小便不利，舌上如胎者，以丹田①有热、胸中有寒，渴欲得水而不能饮，则口燥烦也。

湿胜则多汗，伤寒则无汗。寒湿相搏，虽有汗而不能周身，但头汗出也。太阳寒湿，表气不利，则背强、恶寒而欲向火也。若误下之，则胸中之阳尽陷，谁复为之化气者？所以不特胸满，而胸之上清气不得升，则为哕；胸之下浊气不得降，则为小便不利。此症舌上不应有胎，然而有如胎者，则以阳陷下焦，为丹田有热，湿乘上焦，为胸中有寒，寒湿郁蒸而结成，非热结也。所以只是口燥烦，虽渴欲得水，而不能饮也。合参成、程

湿家下之，额上汗出、微喘、小便利者死，下利②不止者亦死。

前症下早致逆，阴上阳下，已成错乱。此症误下，则致额上汗出、微喘者，阳亡于上也；小便利与下利不止者，阴脱于下也。然治湿当利其小便，而以小便利主死者，何也？误治而阴阳散亡，安得不死！此非死于湿，而死于湿之似伤寒也。敢

---

① 丹田：人体部位，在脐下一寸半至三寸处。此泛指下腹部。

② 下利：宋本《伤寒论》与成注本《伤寒论》其前有“若”字。

谓伤寒症具，可不别乎？集方中行

湿家身烦疼，《金匮》谓可与麻黄白术汤，发其汗为宜，慎不可以火攻之①。明知其人外已受湿，大便反快，故加白术以燥之、实之，庶不致大汗淋漓、阳气中虚也。火攻且不可，奈何竟用寒下之药攻之，而致离绝耶！集周禹载

问曰：风湿相搏②，一身尽疼痛，法当汗出而解。值天阴雨不止，医云：此可发汗，汗之病不愈者，何也？答曰：发其汗，汗大出者，但风气去，湿气在，是故不愈也。若治风湿者，发其汗，但微微似欲汗出者，风湿俱去也。

值天阴雨不止，明其湿胜也。《内经》曰："阳受风气，阴受湿气③。"风湿相搏，则风在外而湿在内。汗大出者，其气暴，暴则外邪出而里邪不能出，故风去而湿在；汗微微而出者，其气缓，缓则内外之邪皆出，故风湿俱去也。集成无己

湿家不唯不可误下，即汗亦不可误汗。惟风湿相搏一症，一身尽疼痛，虽是微挟表邪，然其脉不浮，终是汗难大汗。治风兼治湿，但使微微似欲汗出者是其法。较之伤寒汗法，亦从病辨及分数，而不可以或过也。集程郊倩

病者一身尽疼，发热日晡所剧者，此名风湿。此病伤于汗出当风，或久伤取冷所致也。

湿与风湿之别，不只一身尽疼，兼有日晡所剧之证别之，以其微挟阳邪，拂郁在表，故名之风湿。推其由来，湿非素有之湿，风非外中之风。盖因湿汗之时偶尔当风，或久伤于湿，

---

① 湿家身烦疼……以火攻之：语见《金匮要略·痉湿暍病脉证治》。

② 搏：原作"抟"，据宋本《伤寒论》与成注本《伤寒论》及《金匮要略》改。下同。

③ 阳受风气，阴受湿气：语见《素问·太阴阳明论》。

湿中取冷所致。故虽名风湿，而风药不可以独加也。集程郊倩

风湿本由汗出当风而得也。然则治寒湿者，用麻黄加术汤；治风湿者，不可与桂枝加术乎？刘宏璧

湿家病身上疼痛，发热，面黄而喘，头痛鼻塞而烦，其脉大，自能饮食，腹中和无病，病在头中寒湿，故鼻塞，内药鼻中则愈。

病有深浅，症有中外。此则湿气浅者也。何以言之？湿家不云"关节烦疼"，而云"身上疼"者，是湿气不流关节，而外客肌表也；不云"发热，身熏黄"，复云"发热，面黄而喘"，是湿不干于脾，而薄于上焦也。阴受湿气，则湿邪为深，今头痛鼻塞而烦，是湿客于阳，而不客于阴也；湿家之脉当沉细，为湿气内流，脉大者，阳也，则湿不内流，而外在表也。又以自能饮食、腹中和无病，则知其湿气微浅，病在头中。内药鼻中，以宣泄其寒湿则愈。集成无己

前症总以脉沉而细别之于伤寒，然亦有脉似伤寒，究竟属湿者，又不可不辨。身痛发热，虽有似伤寒，而面黄而喘、头痛鼻塞而烦，则尽属上焦之症，虽脉大，不类沉细，乃自能饮食，则知腹中无病，病在头中，所以鼻塞，较之"伤于湿者，下先受之①"之证自异。内药鼻中则愈，此又治湿之另一法。故虽脉大，亦从太阳中别及之也。集程郊倩

附《金匮》治湿二方：

麻黄白术汤②

麻黄三两，去节　桂枝二两　甘草一两，炙　杏仁七十个，去皮、

① 伤于湿者，下先受之：语出《素问·太阴阳明论》。

② 麻黄白术汤：《金匮要略·痉湿暍病脉证治》作"麻黄加术汤"。

尖　白术四两

水九升，先煮麻黄，减二升，去上沫，内诸药，煮取二升半，去渣，温服八合。覆取微似汗。

此治热湿两停，表里兼治之方也。身烦者，热也；身痛者，湿也。用麻黄，取微汗以散表热；用白术，健脾以行里湿。而麻黄得术，则虽发汗，不至多汗；术得麻黄，并可行表里之湿，下趋水道，又两相维持也。伤寒失汗而发黄，用麻黄连翘赤小豆汤分解湿热，亦是此意。《法律》

防己黄芪汤

防己一两　甘草半两，炙　白术七钱半　黄芪一两二钱半①　生姜四片　大枣一枚

水盏半，煎八分，去渣，温服，良久再服。喘者，加麻黄半两；胃中不和者，加芍药三分；气上冲，加桂枝三分；下有沉寒②者，加细辛三分。服后当如虫行皮中，从腰下如水③，暖坐被上，又以一被绕腰以下，温令微似汗。

此治卫外之阳大虚，而在里之真阳无患者，故但用黄芪实卫、白术健脾，取甘温从阳之义，以缓图而平治之。服后当如虫行皮中，从腰以下如水，可见汗出乃是阳虚自汗，而腰以下属阴之分，则无汗也。服此虽动其湿，而卫外之阳尚不足胜之，故皮中如虫行。姑以暖被围腰以下，接令微汗，以渐取差，亦“从下受者，从下出之”之法也。《法律》

以上湿病。

---

① 一两二钱半：《金匮要略·痓湿暍病脉证治》作“一两一分”。
② 沉寒：《金匮要略·痓湿暍病脉证治》作“陈寒”。
③ 水：《金匮要略·痓湿暍病脉证治》作“冰”。

太阳中热者，暍也①。其人汗出恶寒，身热而渴也。

以太阳“宜应别论”之暍病言之，暍病与温病同气，而中热与中寒殊途。此症较之伤寒，则多一汗渴；较之温病，只多一恶寒。太阳何别此而不别彼？盖寒与温同得太阳浮脉，而暍病则不浮也。程郊倩

蒸热谓之暑，伤暑谓之暍。汗出恶寒者，太阳表不固也；身热者，暑邪伤阳也；渴者，亡津液而内燥也。然渴为内证，太阳主表，而有渴者，何也？盖其人受病之先，必元气不实、卫外不固，故与热淫易相感召，伤其清肃之气，则肺金被烁矣。肺金既虚，水无所生，兼之热淫于内、汗溢于外，又焉有不渴者乎？故《金匮》用白虎加人参汤，但以一甘一寒，两无偏胜，生津保肺，固阳益阴，以为治法也。合参喻、刘

太阳中暍②，发热恶寒，身重而疼痛，其脉弦细芤迟，小便已洒洒然毛耸③，手足逆冷，小有劳身即热，口开，前板齿燥。若发汗，则恶寒甚；加温针，则发热甚；数下之，则淋甚。

安见暍病与伤寒相似？发热恶寒，身重而疼痛是也。安见暍病在太阳“宜应别论”？其脉弦细芤迟是也。脉既不同，病源自异。寒则伤形，责其实，热则伤气，责其虚，所以小便已洒洒然毛耸、手足逆冷、小有劳身即热、口开、前板齿燥也。诸症不惟热甚伤阴，抑且邪阳盛而正阳虚，火盛克金，元气不足。以其火盛，故不可温；以其阴阳两虚，故不可汗，亦不可下。益气生津，不求驱暍，而求御暍，则另有法在也。集程郊倩

---

① 也：此前宋本《伤寒论》与成注本《伤寒论》有“是”字。

② 中暍：宋本《伤寒论》与成注本《伤寒论》后有“者”字。

③ 洒（xǐ 洗）洒然毛耸：形容汗毛竖起、怕冷寒战的样子。洒洒，同“淅淅”。

发热恶寒，与前症不异；而身重疼痛，则兼湿也。其脉弦细芤迟，不但阳气虚，而阴气亦大亏矣。故小便已洒然毛耸，太阳正虚而火气内伏也；手足逆冷，知太阳气弱，少阴阳虚，不胜时令之火也；小有劳身即热，知阳明中气受伤也；口开齿燥，固中暍之本症，亦津耗之确征也。《灵枢》云：阴阳俱虚者，补阳则阴竭，泻阴则阳亡[1]。盖谓阳以阴为宅，补阳须不伤其阴；阴以阳为根，泻阴须不动其阳。故惟宜甘药，以解邪养正，此东垣清暑益气[2]之所以深得其旨也已。夫补且不可，况可汗之以伤其阳、针之以助其热、下之以伤其阴哉？集刘宏璧

太阳中暍者，身热疼重，而脉微弱。此以夏月伤冷水，水行皮中所致也。

身热疼重，而曰"伤水"，水行于皮中所致者，土主肌肉而恶湿，水渗土而蒸发也。脉微弱者，气耗而血伤也。夫夏月饮水，亦人之常，而曰"伤"者何哉？良由暑迫，饮水过多，或得之澡洗，暑反内入也。方中行

可见中暍之病，大都阳气在表而胃中虚冷，所以身热重疼而脉微弱。夏月饮冷水，里阴郁住表阳，水气不得宣泄，而行于皮中，多有此症。《金匮》以一物瓜蒂汤主之，开郁宣阳，又为暍病中增一治法也。集程郊倩

《内经》曰：脉虚身热，得之伤暑[3]。《甲乙经》曰："热伤气而不伤形[4]"，所以脉虚者是也。而长沙则曰"弦细芤迟"，

---

① 阴阳俱虚者……泻阴则阳亡：语本《灵枢·终始》。

② 东垣清暑益气：指李东垣创制的清暑益气汤，出自《脾胃论》。

③ 脉虚身热，得之伤暑：语本《素问·刺志论》。原作"气虚身热，得之伤暑"。

④ 热伤气而不伤形：语本《针灸甲乙经》卷六《阴阳大论》。

芤即虚也，弦细迟即热伤气之应也。其“水行皮中”之脉，则曰“微弱”，见脉为水湿所持，阳气不行也。统而言之曰虚，分而言之曰弦细芤迟、微弱，以见病暍之脉与伤寒之脉迥乎各别也。集喻嘉言

伤寒所致太阳病“宜应别论”，是全论中眼目，见六经不有定属也。缘伤寒为人所靠者六经，顾经似矣而证非，症似矣而脉非。非之能乱是者，以伤寒真者少、似者多耳。不为非者乱，须从似处破，破之之法全在于脉，脉真方是真，证真辄防似。今以痓、湿、暍三种及后霍乱一证别论作二样子，则凡在六经有症有脉者，俱不难照此以定关防。除非在六经外有症无脉者，或不妨拟议，而以意治之也。此亦三隅举一之义也夫！集程郊倩

附《金匮》治暍二方：

白虎加人参汤 见前《太阳篇》

夏月汗出恶寒者，卫气虚也；身热而渴者，肺金受火克而燥渴也。《内经》曰：“心移热于肺，传为膈消①。”消亦渴也。心火适王，而肺金受制，证虽属太阳，然与冬月感寒之治不同。用此汤以救肺金，是为第一义矣。《法律》

瓜蒂汤

瓜蒂二七②个

水一升，煮取五合，去渣，顿服。

变散为汤，独用瓜蒂一味煎服。盖水行皮中，乃夏月偶伤之水，或过饮冷水，或以冷水灌汗，因致水渍皮中，遏郁其外

① 心移热于肺，传为膈消：语见《素问·气厥论》。
② 二七：《金匮要略·痓湿暍病脉证治》作“二十”。

出之阳，以故身热疼重。用瓜蒂一味，驱逐其水，则阳气行，而郁遏之病解矣。凡形寒饮冷则伤肺，乃积渐使然；此偶伤之水，不过伤肺所合之皮毛，故一搐即通，并无藉赤小豆、酸浆水之群力也。即是推之久伤取冷，如风寒雨露，从天气而得之者，皆足遏郁其上焦之阳，又与地气之湿从足先受、宜利其小便者异治矣。可无辨欤？

以上暍病。

霍乱病

霍乱者，正邪交混，清浊相干，邪犯中焦，卒然而起，致令脾胃失其主持，一任邪之挥霍，呕吐下利，甚至转筋厥逆。毋论受寒、中暑及夹饮食之邪，皆属中气乖张，阴邪来侮，变治为乱之象。此里证之最急者。虽有恶寒发热、头疼身痛诸表症，亦本是霍乱，而非是伤寒，卒不得从伤寒治。然其证似伤寒，故与痉、湿、暍三种连类而并别之。

问曰：病有霍乱者何？答曰：呕吐而利，是名①霍乱。

霍，吐也；乱，杂乱也。《灵枢》曰：清气在阴，浊气在阳，清浊相干，乱于肠胃，则为霍乱是也②。集方中行

此专言霍乱而不兼外感者。胃家为寒物郁滞，乃气病而血未病，惟脾阻而不能动，气遂遏而不能舒，中既膈滞，势必上逆为吐、下奔而利矣。三焦皆邪，阴阳乖舛之象也。集刘宏璧

问曰：病发热头疼，身痛③恶寒，吐利者，此属何病？答

① 是名：宋本《伤寒论》作“此名”，成注本《伤寒论》作“名曰”。

② 清气在阴……则为霍乱是也：语本《灵枢·五乱》。

③ 痛：宋本《伤寒论》与成注本《伤寒论》作“疼”。

曰：此为霍乱。自吐已①，又利止，复更发热也。

此又言霍乱而兼外感者。发热头疼、恶寒身痛，外感也；更吐且利，内伤也。伤寒亦有吐利相兼之证，然必传至阴经，始见此候，必无同时并至之理。故霍乱则既吐且利、腹中痛，甚至转筋，此里症为急，遂主霍乱，而不主外感也。若自吐已，又利止，而更发热者，内邪得泄，外感未除，始可仿“清便自调”之例急救其表，然亦不可惑于表热而竟恣意妄行汗法也。集周禹载

伤寒其脉微涩者，本是霍乱，今是伤寒。却四五日至阴经上，转入阴必利。本呕、下利者，不可治也。似欲大便，而反失气，仍不利者，此②属阳明也，便必硬，十三日愈。所以然者，经尽故也。

以症而论，何莫非伤寒？须从脉法中辨之，方不以似乱真。微涩者，胃阳虚，阴邪侮之也。本是霍乱，并非伤寒。今人不从脉而从证，竟以为是伤寒也。是伤寒则必作伤寒治，微阳初复，漫彻其热，四五日至阴经上，阳转入阴必复利矣。以未止之呕，加以新复之利，有阴无阳，遂成不治。如欲似大便，而只失气，仍不利者，则从前所复之阳已归入阳明，无所复传矣，大便必硬。然却迟至十三日经尽之期，方得并尽其阴而愈，可见便虽硬，究亦非可攻之阳明也。集程郊倩

下利后，便当③硬，硬④则能食者愈。今反不能食，到后经

① 已：宋本《伤寒论》与成注本《伤寒论》作“下”。

② 此：成注本《伤寒论》无此字。

③ 便当：宋本《伤寒论》与成注本《伤寒论》作“当便”。

④ 硬：原脱，据宋本《伤寒论》与成注本《伤寒论》补。

中颇能食，复过一经能食①，过之一日当愈。不愈者，不属阳明也。

按：前症幸得属阳明而愈，而其中尚伏危机。便虽硬而必能食者，乃胃阳得复，方是真愈。若反不能食，则便虽硬而热未除，则其愈也犹未可必，更须验及后经。颇能食而且过于前，热自因能食而除，是胃阳真复也，其愈必速，一日当愈。设不愈而热未已，即为除中之能食，而不属阳明也。所以然者，四五日至阴经上，转入阴故也。

霍乱，头痛发热，身疼痛，热多欲饮水者，五苓散主之；寒多不用水者，理中丸主之。

霍乱病属正虚邪胜、阳微阴扰，舍温经散寒、扶阳抑阴外均非其治。自其初证言之，何尝无头痛发热、身疼痛之表症？要惟分寒热而治里。如热多欲饮水者，五苓散主之，温经行水，是两解表里法也；寒多不用水者，理中丸主之，温中补土，全以里证为急务。治法何尝是伤寒也？集程郊倩

理中圆

人参　白术　甘草炙　干姜各三两

蜜丸如鸡子大，沸汤和一丸，日三服，夜二服。腹中未热，益至三四丸。

中州陆沉，吐利交作，其象为乱，故病名霍乱。而汤名理中，理者，治也，治其乱而敉②宁之也。白术、甘草自是脾胃家要药，干姜散寒，人参益气，但使中州固，而上逆下迫者自止矣。《括要》

---

① 复过一经能食：原脱，据宋本《伤寒论》与成注本《伤寒论》补。

② 敉（mǐ 米）：原作“敉”，据《伤寒括要》卷下《霍乱篇凡三方》及文义改。敉，安定。

若脐上筑者，肾气动也，加桂四两[①]。

去术，肾恶燥也；加桂，以其伐肾邪而泄奔豚也。

吐多者，去术，加生姜三两。

吐，气逆也。术能壅气，故去之；姜能散气，故加之，所以为呕家之圣药也。

下多者，还用术；悸者，加茯苓三两[②]。

下多，湿胜也。术能燥湿，湿燥则下断也。悸，水停也。加茯苓，水行则悸愈也。

渴欲得水者，加术，足前成四两半。

渴，脾虚也。加术，缓脾也。术最能生津液，故五苓用之。今人但知其燥，而昧其生津矣。

腹中痛者，加人参，足前成四两半。

腹中痛，里虚也。加人参，补中也。

寒者，加干姜，足前成四两半。

寒，以不用水之甚者言。干姜辛热而能散寒，故加之也。

腹满者，去术，加附子一枚。服汤后如食顷，饮热粥一升许，微自温，勿发揭衣被。

气滞则腹满。术甘而壅，故去之；附子辛散，故加之。饮热粥，助药力也。自温，亦取微欲自汗之意。勿发揭衣被，防重感也。《三注》

恶寒脉微而复利，利止亡血也，四逆加人参汤主之。

恶寒脉微，本是虚寒，而复利者，其常也。利止则津液内竭，故曰“亡血”。《金匮玉函》曰：“水竭则无血[③]。”然使兼

---

① 加桂四两：宋本《伤寒论》与成注本《伤寒论》前有“去术”二字。

② 三两：宋本《伤寒论》与成注本《伤寒论》茯苓作“二两”。

③ 水竭则无血：语见《金匮玉函经》卷第一《证治总例》。

补血药于四逆汤中几何，不益阴而反增其利耶？故但加人参，遂使阳药无劫阴之虞，而阳生阴长也。集李士材

四逆加人参汤

甘草炙，二两　干姜一两半　人参一两　附子一枚，生，去皮，切八片

水三升，煮一升二合，分温再服。

阴盛阳微，四逆在所必用；然亡血则加人参，以其能生津液也。此正与太阳亡阳，桂枝汤中入人参为新加汤同义也。

吐利汗出，发热恶寒，四肢拘急，手足逆[①]冷者，四逆汤主之。

吐者，阴气上逆也；利者，阴邪下走也。而复见汗出逆冷者，则为真阳外脱，不复温养其经脉，几同厥、少亡阳症矣。安得不以四逆主治乎？集方中行

既吐且利，小便复利，而大汗出，下利清谷，内寒外热，脉微欲绝者，四逆汤主之。

此症较前，更为孤阳欲脱之象。吐利有一，且虑亡阳，况既吐且利而复见此乎？四逆汤之治内寒犹恐不胜其任，曾何外热之足云。集成无已

吐已下断，汗出而厥，四肢拘急不解，脉微欲绝者，通脉四逆加猪胆汁汤主之。

既吐且利，阴阳两亡。今虽得止，而所存者亦无几也。惟阳虚极，则不护外，而厥与汗出也；惟阴虚极，则不能养筋，而四肢拘急不解也；惟阴阳俱虚，则不能领其脉于外、鼓其脉于中，故脉微欲绝也。里为纯阴，则用纯阳之法以回阳。恐其

① 逆：宋本《伤寒论》与成注本《伤寒论》作“厥”。

格拒而不相入，故加胆汁于其间，不但无相阻之虑，势必引药深入，比之潜师者有向道①，设伏者有全功，亦热因寒用之法也。集周禹载

通脉四逆加猪胆汁汤

甘草炙，二两　附子大者一枚，生，去皮，切　干姜三两②　猪胆汁半合

水三升，先煮三味，取一升二合，入猪胆汁，分温服二次。

纯阴之症，则必以阳药温之。温之恐不入也，故必以一味阴药引之深入，始能有益。加胆汁者，用以为引经之助也。《三注》

吐利止，而身痛不休者，当消息和解其外，宜桂枝汤小和之。

吐利止，里和也；身痛不休，表退而新虚也。桂枝汤，固卫以和表者也；小和，言少少与服，不令过度之意也。集方中行

此即补第二节所未备也。吐利止而身痛不休，霍乱愈而外感未解，为"复更发热"互词，言此时方可从桂枝例，一和解其外。以其中芍药之寒，故犹当"消息"，犹曰"小和"，况吐利未止，敢恣意于辛温解散乎？合参程、刘

吐利，发汗，脉平，小烦者，以新虚不胜谷气故也。

吐利、发汗、脉平，是概吐利愈后之症言，非此时尚有吐利也。阴邪退尽，阳回正复，乃有此象。而犹小烦者，正以吐利后津液一伤，汗后津液再伤，脾胃新虚，谷气入而为之不胜，非实烦也。愈后尚且如此，可不慎厥初哉？合参程、刘

① 潜师者有向道：秘密出兵的军队具有向导。此处比喻性味寒凉的猪胆汁具有反佐功能，犹如向导，可引领大热方药治疗大寒的疾病。向道：犹"向导"。道，本有引导义。陆德明《<左传>释文》："道，本亦作导。"

② 三两：此后宋本《伤寒论》有"强人可四两"。

痰病

喻嘉言曰：概自伤寒失传，后人乃以痰饮、虚烦、食积、脚气为类伤寒四证，抑知长沙于春夏秋三时之症，概以冬月之伤寒统之，则四症亦皆伤寒中所有也，特漫不加察耳。凡痰饮素积之人，有挟外感而动者，有不由外感而自动者，长沙分别甚明。挟外感之邪传结胸胁，“三阳篇”已致详矣。此但举不由外感之痰，昭揭其旨，俾学者辨证施治焉[①]。故于“六经篇”后另立“痰病”一门，今因之并录其语。

病如桂枝证，头不痛，项不强，寸口[②]微浮，胸中痞硬，气上冲咽喉，不得息者，此为胸中[③]有寒也。当吐之，宜瓜蒂散。诸亡血虚家，不可与[④]。

寒饮停蓄，阻遏胸中之阳，使卫气不能固外，故发热、恶寒、汗出，纯似中风之证，但头不痛、项不强为异。痰之为病，由胃而旁达，上入胸膈，阳气阻抑，阴不外鼓，遂令上焦之气举之不利，按之无力，故微浮独见于寸口。其里证痞硬、气上冲而不得息，此有形之寒饮侵犯上焦，因高而越是其宜也。长沙又虑亡血虚家阳气素虚，津液上竭，虽有前症，不堪再吐。审此而后吐，则吐其所当吐者矣。周禹载

---

① 概自伤寒失传……辨证施治焉：语本喻嘉言《尚论篇》卷三《痰病》，为择其意而言之，语句多有出入。

② 寸口：宋本《伤寒论》与成注本《伤寒论》作“寸脉”。

③ 中：宋本《伤寒论》与成注本《伤寒论》无此字。

④ 诸亡血虚家，不可与：宋本《伤寒论》与成注本《伤寒论》后有“瓜蒂散”三字。另，宋本《伤寒论》与成注本《伤寒论》中，该句位于瓜蒂散方煎服法之后。

瓜蒂散

瓜蒂焙黄　赤小豆各等分①

各别捣筛，为散已，合②治之，取一钱匕，以香豉一合、热汤七合煮作③稀糜，取汁和散，温顿服。快吐乃止。

邪塞心胸，自不得不以上焦为出路。瓜蒂苦寒，能吐顽痰而快膈；小豆酸平，善涌风涎而逐水。又以香豉酸苦为助，则邪痰浊气一涌而尽矣。然此为快剂，重亡津液，故亡血虚家特为申禁耳。集《括要》

病人有寒，复发汗，胃中冷，必吐蛔。

此即上节之互文。上辨非桂枝之证，此辨不可发汗。病人有寒，胃素然也，而痰饮内动，无外感与俱，误发其汗，必至迷塞经络，留连不返，故示戒也。纵兼外感，其胃中之，脉不迟即微，虽有可汗证，必先救其里、后救其表，此为定法也。误汗则里气从表而越，孤阴独聚于胃中，胃冷，蛔不能安，直从口出，是为脏寒之证，即有乌梅丸安之之法，所丧良多矣，何不于未发汗前防微杜渐乎？合参喻、程

按：汗生于谷精，胃中阳气所酿也。有寒，复发汗，则胃阳不复有于内矣，此胃冷吐蛔之所必至也。

病人手足厥冷，脉乍紧者，邪结在胸中，心下满而烦，饥不能食者，病在胸中，当须吐之，宜瓜蒂散。

至若手足厥冷、脉乍紧实者，由阳气为寒痰所遏，不能外达，以致厥也。考其证，心下满而烦，烦因心，满而知饥不能食，实不在胃可知，以此为邪结在胸中也。夫诸阳受气于胸中，胸中被

---

① 等分：宋本《伤寒论》与成注本《伤寒论》作“一分”。

② 合：原作“各”，据宋本《伤寒论》与成注本《伤寒论》改。

③ 作：原脱，据宋本《伤寒论》与成注本《伤寒论》补。

遏，何能复达于四末乎？宜瓜蒂散，吐以宣之也。集程郊倩

手足厥冷，旧入厥阴例中，夫厥阴无可吐之理也。且曰“脉乍紧”，谓紧而不常，往来中倏一见也，乃胃有寒饮、遏抑阳气之所致。其心下满而烦、饥不能食，痰聚上焦，物不得下，知病在胸更无疑矣。吐后胃气上升，津液旁达，则手足自温，脉自和，心胸豁然，顷刻如故。用法者勿以厥冷为顾忌也。集《三注》

差后病

大病新差，血气未复，脾胃尚虚，遂乃强力作劳，饮食失节，甚至强合阴阳，男女互相换易而病。凡差后诸证，长沙于汗、下、和、温之法亦云曲尽其妙矣。然但当师其意，不必泥其方，即或症候相当，亦必本原胜任而后可。至于水气而用峻攻，易病而以类应，皆有至理存焉。此可以意会而不可以言传者，学者请一悟之。

伤寒差已后，更发热者，小柴胡汤主之。脉浮者，以汗解之；脉沉实者，以下解之。

差已后、更发热者，乃余热在内，以热召热也。要当辨其何在，不可泛然施治。如在半表半里，则仍和解；在表、在里，则仍汗、下。而汗、下之法，即下文用枳实栀豉以微汗、加大黄以微下之也。集喻嘉言

大病差后，劳复者，枳实栀子豉汤主之。若有宿食者，加大黄如博棋子[1]五六枚。

病有劳复，有食复。伤寒新差，血气未平，余热未尽，早作劳动而病者，名曰劳复；病热少愈，而强食之，热有所藏，

① 博棋子：宋本《伤寒论》与成注本《伤寒论》其后有“大”字。

因其谷气留抟，两阳相合而病者，名曰食复。劳复则热气浮越，与枳实栀豉汤以解之，不待虚烦懊侬也；食复则胃有宿积，加大黄以下之，不待腹满谵语之候也。集成无己

劳者，动也。动非一类，有内外、气血之异，然此皆有形病也。若但见外证，则谓之“复病”，非为劳也，犹云“又病”，再感风寒是已。集王海藏

伤寒之邪自外入，劳复之邪自内发。发汗、吐、下，当审虚实，随宜施治也。集王泰宇

枳实栀子豉汤

枳实三枚，炙　栀子十四枚　香豉半升①，绵裹

清浆水七升，空煮取四升，内枳、栀，煮取二升，下豉更煮②，去渣服③。覆令微似汗。

如果虚劳而复，当用补矣。乃长沙立此汤，虽曰劳复，实食复也。盖新差未必大劳，或偶不慎起居，致食不能消化者有之。若有宿食，竟自过饱，故枳实宽中破结，栀子散热除烦，香豉解虚热微汗，清浆又栀子之监制，合三物之苦寒，主劳伤之复热也。如多食停滞，因生热者，必按之痛，宜加大黄，去之快，愈之速，使不大耗胃液也。设不知者，以病后不可用，所损多矣。集《三注》

此栀豉汤非取吐也，正《内经》“热淫所胜，以苦发之④”之义。观方中用清浆水七升，空煮至四升，然后内药同煮，全

① 半升：宋本《伤寒论》与成注本《伤寒论》作“一升”。
② 更煮：此后宋本《伤寒论》与成注本《伤寒论》有“五六沸”三字。
③ 服：宋本《伤寒论》与成注本《伤寒论》作“温服再服”。
④ 热淫所胜，以苦发之：语本《素问·至真要大论》。

是欲其水之熟而趣[①]下，不致上涌耳。所以又云“覆令微似汗”，精绝。集喻嘉言

病人脉已解，日暮微烦[②]，以病新差，人强与谷，脾胃气尚弱，不能消谷，故令微烦。损谷[③]则愈。

脉已解者，阴阳和适，其无表里之邪可知也。日暮微烦者，日中卫气行阳，其不烦可知，乃因脾胃虚弱，日西而阳气衰，不能消谷，故致微烦。损谷则愈，盖饮食节则脾胃和，脾胃和则百体安，此调理病余之要法也。喻、刘合参

大病差后，喜唾，久不了了者，胃[④]上有寒。当以圆[⑤]药温之，宜理中圆。

身中津液因胃寒凝结而成浊唾，久而不清，其人必消瘦索泽，故不用汤药荡涤，而用圆药缓图。理中圆乃区分阴阳、温补脾胃之善药也。集喻嘉言

寒在胃上，何理中乎？不知痰积膈上者，因胃虚不能健运也，设复以逐饮破滞之药与之，痰即出矣，独不虑今日之痰虽去，而明日之痰复积乎？惟温补其胃，自使阳气得以展布，而积者去，去者不复积矣。集《三注》

理中圆

白术　干姜　人参　甘草各三两

上四味，捣筛为末，蜜和丸，如鸡黄[⑥]大，以沸汤数合和

---

① 趣：通“趋”，向、趋向。《诗经·大雅·棫朴》：“济济辟王，左右趣之。”

② 日暮微烦：宋本《伤寒论》与成注本《伤寒论》此前有“而”字。

③ 损谷：减少饮食。

④ 胃：宋本《伤寒论》作“胸”。

⑤ 圆：宋本《伤寒论》与成注本《伤寒论》作“丸”。

⑥ 鸡黄：宋本《伤寒论》作“鸡子黄”。

一丸，研碎，温服之，日三服。

脾主为胃行其津液者也。差后阳气不足，胃中虚寒，不内津液，中州失其健运之职耳，故用白术扶脾，甘草和中，干姜温胃；寒则必本乎虚，故以人参益气。寒甚加附子，其功更大。若审症明确而投之，神效捷于桴鼓。集《括要》

伤寒解后，虚羸少气，气逆欲吐者，竹叶石膏汤主之。

寒，伤形者也，故寒解则肌肤消瘦；热，伤气者也，故热退则气衰耗而不足。病后虚弱，脾胃未强，饮食难化，则痰易生。气逆痰涌，故欲吐也。集刘宏璧

竹叶石膏汤

竹叶二把　石膏一斤　半夏半升　人参三两　甘草二两，炙　粳米半升　麦冬一升，去心

水一斗，煮取六升，去渣，内粳米，煮米[①]熟汤成，去米，温服一升，日三服。

石膏最凉，兼竹叶以清热，则胃与小肠之热俱去矣。半夏豁痰以止呕，麦冬清肺以除烦，则上中二焦之邪俱降矣。惟甘草可生肌肉，粳米可益胃气，正与虚羸少气者相宜也。且伤寒，热症也，即云"解后"，必内蕴之热尚未清楚，故以甘寒胜之，况有人参扶正，又何惧之有哉？此为热邪未全退之证，故为合法。若本此以治虚羸，则不可也。集《三注》

大病差后，从腰以[②]下有水气者，牡蛎泽泻散主之。

腰以下有水气者，水渍为肿也。《金匮》曰："腰以下肿，当利小便[③]"，此定法矣。乃大病后脾土告困，不能摄水，以致

① 煮米：原脱，据宋本《伤寒论》与成注本《伤寒论》补。

② 以：成注本《伤寒论》作"已"。

③ 腰以下肿，当利小便：语见《金匮要略·水气病脉证并治》。

水气泛滥，用牡蛎泽泻散峻攻。何反不顾其虚耶？正因水势未犯身半以上，急驱其水，所全甚大。设用轻剂，则阴水必袭入阳界，而驱之无及矣。集喻嘉言

牡蛎泽泻散

牡蛎煅　泽泻　栝蒌根　蜀漆　葶苈　海藻　商陆根

各等分，异捣筛为末，更入臼中治之，白饮和服方寸匕①。小便利，止后服。

牡蛎、泽泻、海藻，咸能走肾，皆泄邪而不泄正者也；葶苈、商陆，苦能利水，而肿自除；栝蒌，苦能撤热；蜀漆，辛而能散。不使稍有迟滞，使新虚之人复至水势泛滥也。集《三注》

合上文观之，差后病凡用汗、下、和、温之法，但师其意，不泥其方，恐元气、津液久耗，不能胜药耳。岂但不能胜药，抑且不能胜谷，故损谷则病愈，而用药当思减损并可识矣。其腰以下有水气，峻攻其水，亦以病后体虚，膀胱气化不行，若不一朝迅扫，则久困之脾土必不能堤防水逆，不至滔天不止。所以长沙云“少阴负趺阳者，为顺②”，故亟夺其水，以解趺阳之困，夫其寻常所能测识耶？集喻嘉言

阴阳易

伤寒阴阳易③之为病，其人身体重，少气，少腹里急，或引阴中拘挛，热上冲胸，头重不欲举，眼中生花，膝胫拘急者，

① 白饮和服方寸匕：宋本《伤寒论》与成注本《伤寒论》此后有“日三服”。

② 少阴负趺阳者，为顺：语见《伤寒论·辨厥阴病脉证并治》。

③ 阴阳易：宋本《伤寒论》作“阴易”。

烧裈①散主之。

病伤寒之人，热毒藏于气血中者，渐从表里解散。惟热毒藏于精髓之中者，无繇发泄，故差后与不病之体交接，男病传不病之女，女病传不病之男，所以名为“阴阳易”，即交易之义也。其所见证，因暴受阴毒，又非姜、桂、附子辛热所能驱，故烧裈裆为散，以所出之败浊同气相求。服之小便得利，阴头微肿，阴毒仍从阴窍出耳。集喻嘉言

烧裈散

取中裈近隐处，剪烧灰，以水和服方寸匕，日三服。男病用女，女病用男者。

气相投者，即可引之使出。裈裆近阴虚处，阴阳二气之所聚也，男女易用，物各归本也。此有至理存焉，故曰可以意悟而未可以言传者，其烧裈散之谓乎？集《三注》

男子大病差后，早犯女色而为病者，名曰“女劳复”。其证头重不举，目中生花，腰脊疼痛，或小腹里急绞痛，或憎寒发热，或时阴火上冲，头面烘热，心胸烦闷。《活人书》以豭鼠屎汤②主之，《千金方》以赤衣散③主之。若小腹急痛、脉沉逆冷者，当归四逆汤加附子、吴茱萸送下赤衣散救之。若卵缩入腹，离经脉见者，死不治。此补《差后复》之未备也，故附之。集《准绳》

---

① 裈（kūn 昆）：有裆的裤子。

② 豭鼠屎汤：出自《类证活人书》卷第十八《治劳复》，即雄鼠屎汤（栀子十四枚，枳壳三枚，雄鼠屎二七枚）。豭（jiā 家），本义为公猪，亦泛指雄性动物。

③ 赤衣散：《备急千金要方》与《千金翼方》均无此方。《证治准绳·伤寒》卷七《劳复食复》中称《千金方》以赤衣散治疗女劳复，后世诸家沿袭此说。赤衣散，即处女月经布近隐处烧灰，用白汤下，日三服。

统而论之，脉已解为真解，犹有强谷微烦之咎，以此“损谷则愈”例之，则凡寒温补泻间，其可不知所樽节[①]乎？所以病邪未至，不可辄以为实，须防正气因攻而虚；病邪已去，不可辄认为虚，须防余邪因补而集。故复出诸条，以示随宜定治之意，大抵以正气初复、不容邪干为主。可吐则吐，枳实栀子豉汤，不以新差遗膈上之烦也；可导则导，大黄如博棋子五六枚，不以新差留胃中之结也；热则解之，从小柴胡，并酌其汗、下，不以新差延经络之郁也；水则决之，其牡蛎泽泻散与五苓等，不以新差容沟隧之停也。至若胃寒喜吐，则用理中丸，温则宜缓，不因差后而峻温也；虚羸逆吐，则用竹叶石膏汤，补而兼清，不因差后而纯补也。只此汗、吐、和、泄、温、清六法，当可而施，须得除恶务尽之意，而后微阳可护，少火得温也。凡属差后之证，不过推此例以为裁酌，临机活变，存乎其时，非必以数症为印定之证、数方为印定之方也。集程郊倩

① 撙（zǔn 尊上声）节：抑止，约束。

校注后记

一、作者生平及家世考

《伤寒论集注》的撰者熊寿试，字青选，其名未著于医林，《伤寒论集注》为熊氏仅有之医著。以往对其生平事迹的记述主要来自该书前魏元幽撰写的序言，其中称“瓜渚熊氏”，由此判断其籍贯为扬州人；又提到“问业于徽郡郑素圃先生”，故知其曾从歙县郑重光学医；序作于乾隆五十年，故推测熊寿试为乾隆年之前医家。《中医人物辞典》等工具书所录信息大致据此而来。此外，何时希编写的《中国历代医家传录》中提到熊氏曾为其师校录过《素圃医案》一书。为明确证据，笔者翻阅了《珍本图书集成·医案类（乙）》中收录的《素圃医案》，该书四卷之前均注明为“萧山谢诵穆校订”，而未见熊寿试之名。为释疑惑，再次查询了清康熙四十七年（1708）秩斯堂刊刻的《郑素圃医案》原书，发现卷四“女科、胎产”之前有“门人熊寿试青选甫较录”字样，才证何时希先生之言有据，并进一步明确了熊氏与郑素圃的师承关系。

但仅就序中所记，熊寿试本人的信息仍乏善可陈。魏元幽序中提到熊氏乃“镇中望族”，尤其是“姑祖伟男公（魏元幽为熊寿试表侄，其所称姑祖，为熊寿试父亲）文行素优，常为名公巨卿所推重”，并有诗文刊行于世，故可再从地方志及其父熊伟男入手，深入了解熊寿试的生平。据查考，终于在民国时人于树滋编辑的《瓜洲续志》中寻觅到有关熊寿试更多的资料。

《瓜洲续志》之“瓜洲”，具体指江苏省邗江县瓜洲镇，即“京口瓜洲一水间”的“瓜洲”。邗江为吴越时古城，南临长江，北接淮水，中贯京杭大运河，2001 年撤县，正式并入扬州市，目前为扬州市邗江区。熊氏为当地望族，其祖可追溯到元代扬州路总管熊汉卿，瓜洲旧时著名的“江风山月亭”即是其别墅，元明诗人多有吟咏，称其为“熊家亭子”。该园林在清初因兵燹湮没，但熊氏后人熊维熊发起一次征诗活动，以元人张翥咏该亭诗为准征和诗，引来众多文人学士的投稿，共有 70 余位，是名扬天下的瓜洲大观楼诗作者数的两倍，可谓一时之盛。而该发起者熊维熊即是熊寿试的父亲，字伟男。《瓜洲续志》卷十四《人物下》中有熊维熊与其父熊敏慧的小传：

熊敏慧，字颖生，瓜州人，顺治乙酉举于乡。掩关静坐，潜心性命之学。尝教诸子曰：士人读圣贤书，一遇穷阨，辄易其守，所学何事？终日手一编，布袍蔬食，恬如也。工古文、诗歌，旁及书画。晚年居宜兴张渚，怡情山水以终。所著有《汲冷堂集》。

熊维熊，字伟男，敏慧子。康熙壬戌岁贡。博闻强记，为文能摭华寻根。尝于一岁中七试，居第一人。王世祯司理扬州，特置国士之目。工诗古文词，画亦得董巨遗意。好表扬节烈，著有《瓜洲贞烈志》，不媿史笔。生平笃于孝友，规言矩行，乡里奉为有道君子。举宾筵，辞不赴。

熊维熊传后附有熊寿试事迹：

子寿试，邑文学，能绍父风。以瓜州将有江徙之虞，卜阡改葬其先世，并舁通族之柩祔焉。人咸称其仁孝。

从《瓜洲续志》的记述看，熊寿试祖父熊敏慧为明末清初遗民，虽在顺治二年（1645）举于乡，但未任官职，终老林泉，有隐士之风。父亲维熊，为当地名士，曾被清初文坛领袖王世祯以国士目之，正合魏元黼序中“为名公巨卿所推重”之语。

（按：王世祯在顺治十六年（1659）任扬州推官，次年三月正式上任，五年后徙京官。其在扬州其间，吴伟业称其“昼了公事，夜接词人”，一时文人雅集。熊维熊此时当为二十多岁。）熊维熊于康熙二十一年（1682）岁贡生，曾连续七试皆第一，诗文词画无不精，但似乎亦未出仕。著述除《瓜洲贞烈志》外，还有《云轩集》《绿雪轩诗》。《瓜洲续志》中即收其诗共约87首之多。其传称“举宾筵，辞不赴”，当指其辞赴康熙所举办的第一次千叟宴之事，时在康熙五十二年（1713），从此可推之当时熊维熊年龄在70岁以上。其事迹亦见于《江都县志》《扬州画舫录》等书。

熊寿试虽未有其父文名之盛，但亦享誉乡里，尤因其移葬通族之柩，以免江流改道致祖坟被淹的行为得到广泛褒奖。《瓜洲续志》中除附于其父的传略外，还收有周仁勇《祭熊青选文》及熊寿试诗12首。祭文中盛赞其品行与才华，亦提到其在乡里所行的慈善之事以及履行士绅的职责（如“除房差”，“改充保甲”）。在德、文、书、诗之后，始称其“兼肄岐黄，虽古之扁鹊卢医不让”，可见熊寿试并非以医行世，而是作为一项修身养亲的业余爱好。他跟从郑素圃学医，精研经典，诊视亦屡有效验，但却说不上是一名职业医生，而是当时文人习医的典型。因此虽纂《伤寒论集注》，亦不求出版传名，而是“藏之箧中”，或借于亲友观摩。直至五十余年后，才由其后代刊行于世。由该书初版付印年份乾隆五十年（1785）倒推，该书成于雍正年间，此时亦是熊寿试近老年之时。因此，熊寿试主要活动年代当在康熙年间的后半叶及雍正年间。结合雍正四年（1726）再次推行保甲制度，特别是将“绅衿之家”也一律编入保甲之事，与周氏祭文相合，可见熊寿试作为著名乡绅亦参与其间。与其父一样，熊寿试亦寿逾古稀之年，其诗中有一首名《七十三吟》可证。据现有资料初步估计，熊寿试生于康熙初年或稍早，可能卒于雍正年间。

此外，《瓜洲续志》中亦有郑重光之传，记其为“仪征人，始居瓜洲，继迁府城”。郑重光生于1638年，卒于1716年，祖籍安徽歙县，后迁居扬州仪征，最后居于扬州府城。他长于熊寿试二十岁左右，居瓜洲这段时间，可能即是熊寿试从其学医之始。郑重光治伤寒推崇方有执，曾在方有执《伤寒论条辨》的基础上，增录喻昌、张璐、程郊倩诸家之说，编撰《伤寒论条辨续注》十二卷，又有《伤寒论证辨》三卷。熊氏之《伤寒论集注》虽与此二书体例不同，但从其所集注释中，引用最多的五位医家分别为喻嘉言、程郊倩、周禹载、刘宏璧及方中行，引用最多的书为《伤寒论三注》（该书由周扬俊编著，以方有执《伤寒论条辨》、喻嘉言《尚论篇》两个注本为基础，后又经刘宏璧删补），以及自己对《伤寒论》的阐发来看，其学术渊源以承继以方有执为代表的“错简重订派”为主，且对“三纲鼎立”说尤为重视，应是充分继承和反映了郑重光的学术思想。

二、版本流传情况考

据《伤寒论集注》的序言推测，该书约成于清雍正年间（1722～1735），始为家藏稿本。编成后，在熊氏有生之年未经付印，直至乾隆五十年（1785）春季，才由其曾孙熊文焜（耀廷）及外孙殷运开（鸿文）、殷运启（东明）重新参订，其内侄孙朱璐（崐瑶）校正，由熊文焜姑祖母（当为熊寿试之女，嫁于殷氏）捐资刊刻，并请熊寿试表侄魏元豳作序，是为该书的初版印行。

据《中国中医古籍总目》记载，熊寿试《伤寒论集注》存世有五个版本，分别为清乾隆四十六年辛丑（1781）武林大顺堂刻本、清乾隆五十年乙巳（1785）奉时堂刻本、清乾隆广陵刻本、清同治三年甲子（1864）瑞蔼堂刻本及时代不明的抄本。最早的武林大顺堂刻本藏于苏州图书馆，但据实地调研，苏州图书馆表示没有该书，可能当时登记在《全国中医图书联合目录》的信息有误，而《中国中医古籍总目》仍延续《联目》之误未作纠正。又根据《伤寒论集注》的序作于清乾隆五十年，从序中大致可推知，该书之前并未付印，二者存在明显矛盾，因此，乾隆四十六年武林大顺堂刻本的记载出现错误的可能性较大，该本可能并不存在，而是与同名的其他书混淆了。《总目》中所载藏于长春中医药大学图书馆的清乾隆广陵刻本，经查询未见，按广陵即为扬州的古称，而奉时堂刻本最后一页有“板存扬州蒋家桥徐宁门大街正字斋刘刻字店处”字样，可见“奉时堂”即在扬州，也许所谓的“清乾隆广陵刻本”即为奉时堂刻本亦未可知。

目前，整理者所见熊寿试《伤寒论集注》存世有三个版本：①清乾隆五十年乙巳（1785）奉时堂刻本。该本成书最早，且由熊氏亲属参订而成，字大清晰，为最善本。此次整理校注作为底本。②清同治三年甲子（1864）瑞蔼堂刻本，此版由容山杨启葆（春华）刊刻。杨氏书前有序，称该书稿由其偶购而得；重刻时删去每卷前熊文焜等参订校正之人，仅保留“江渚熊寿试青选氏编集”字样；且卷四的编排顺序与奉时堂本不同。该本字体较小，刻印不够清晰，且有数处大墨丁，质量不如奉时堂版。此次整理作为主校本。③精抄本，藏于上海中医药大学图书馆。馆藏信息称此为清抄本，但其中“玄”等字并无明显避讳，因此怀疑可能为民国时期抄本更为恰当。奉时堂本与瑞霭堂本对于“脏”—“藏”、“府”—“腑”、“证”—“症”的用法并不一致，而抄本的用字与瑞霭堂本一致，可以判断该抄本与瑞霭堂本原为一个系统，但其又改正了瑞霭堂本中一些明显的错误。此次整理作为参校本。

此外，熊氏《伤寒论集注》一书刻印后曾流传至日本。据森立之《伤寒论考注》卷第三十五《采辑诸注家例式》中征引了该书，其注称所用版本为“四卷四册，抄乾隆五十年原刊本”，格式及内容皆同奉时堂刻本。

三、《伤寒论集注》的内容及学术渊源

《伤寒论集注》共四卷。卷一为“太阳经上”“太阳经中”；卷二为“太阳经下”“阳明经上”“阳明经下”；卷三为“少阳经全”“太阴经全”“少阴经上”“少阴经下”；卷四为“厥阴经全”“合并病”“温病”“痉湿暍病”“霍乱病”“痰病”“差后病”。每条先引《伤寒论》原文，后摘录代表性医家的注释及自己的发挥。其所引《伤寒论》条文，以成无己《注解伤寒论》本为依据，可见当时成注本《伤寒论》的流传较宋本《伤寒论》为广。

据整理者不完全统计，全书共约794条注释，其中熊氏自己的注释约120条，占约15%。但其摘录各家注释，非原文照录，多是依据大意重新叙述，并有80条左右合参二家论述而成。自注及眉批中亦有不少出自其他医家的论述。其引用最多的五位医家分别为喻嘉言、程郊倩、周禹载、刘宏璧及方中行，引用最多并明确标出的书为《伤寒论三注》，该书由周扬俊（字禹载）编著，以方有执《伤寒论条辨》、喻嘉言《尚论篇》两个注本为基础，后又经刘宏璧删补。从熊寿试所集的注释及对《伤寒论》的阐发来看，其学术渊源以承继以方有执为代表的“错简重订派”为主，且对“三纲鼎立”说尤为重视，但在具体运用中仍体现了辨证论治派的思想。熊氏之书反映出他所受新安医派的影响，以及当时江、浙一带研究《伤寒论》的特色，对探讨明清时期《伤寒论》的研究与运用情况有一定参考价值。

四、《伤寒论集注》引用医家汇录

1. 唐代医家

崔行功（？—674），唐代官吏。恒州井陉（今属河北）人。曾任吏部郎中、通事舍人、司文郎中、秘书少监。通晓医学，曾著《崔氏纂要方》十卷、《千金秘要备急方》一卷，已佚。

2. 宋代医家

朱肱（1050—1125），字翼中，号无求子，晚号大隐翁，吴兴（今浙江湖州人）。曾任奉议郎，因此后人亦称朱奉议，本书一称“朱朝议”。著有《南阳活人书》（又称《类证活人书》）。

庞安时（1062—1099），字安常，号蕲水道人，蕲水（今湖北浠水县）人。北宋名医。著有《伤寒总病论》六卷。

许叔微（1079—1154），字知可，号近泉，真州（今江苏仪征县）白沙人。南宋名医。曾为翰林学士，故人称许学士。著有《伤寒百证歌》《伤寒发微论》《伤寒九十论》。

杜壬，生卒年月不详，其事迹录于宋代叶梦得所著《避暑录话》卷二，称其“作《医准》一卷，记平生治人用药之验”，并载医案二则。《医准》一书已佚。

3. 金元医家

成无己（约 1063—1156），山东聊摄（今山东聊城市茌平县）人。著有《注解伤寒论》《伤寒明理论》。

张元素，字洁古，易州（今河北易县）人。又称易水先生。约生活在12世纪初、中期。著有《珍珠囊》《医学启源》等。

李杲（1180—1251），字明之，号东垣老人。真定（今河北省正定）人。金元四大家之一，补土派的代表医家。著有《脾胃论》《内外伤辨惑论》《兰室秘藏》《活法机要》《医学发明》《东垣试效方》等。

王好古（1200—1264），字进之，号海藏。赵州（今河南赵县）人。曾与李杲一起师从张元素。著有《阴证略例》《医垒元戎》《此事难知》《汤液本草》等。

罗天益（1220—1290），字谦甫。真定（今河北正定）人。师从李杲。著有《卫生宝鉴》。

朱震亨（1281—1358），字彦修，号丹溪先生。婺州义乌（今浙江义乌）人。金元四大家之一，亦为集大成者。代表作包括《格致余论》《丹溪心法》《局方发挥》《本草衍义补遗》等。

赵嗣真，元末医家，事迹不详。《本草纲目·序例上·引据古今医家书目》曾提到“赵嗣真《伤寒论》”，一说其著有《活人释疑》一书。其言被《伤寒六书》《玉机微义》等书转载。

赵以德，名良仁（1315—1395），号云居，以字行。浙江浦江人。元末明初医家。著有《金匮方论衍义》。

4. 明代医家

戴思恭（1324—1405），字元礼，一作原礼，号肃斋，婺州浦江（今属浙江诸暨县）人。早年从师朱丹溪。明太祖时，拜为御医。著有《证治要诀》十二卷，《证治要诀类方》四卷，《推求师意》二卷。

黄仲理，元末明初医家，生卒年月不详。芗溪马鞍山人。著有《伤寒类证》十卷，1393 年成书。后 1499 年经陆彦功改编，名为《伤寒论类证便览》。

陶华（1369—1463），明代医家。字尚文，号节庵、节庵道人，余杭（今浙江余杭）人。代表作为《伤寒六书》（包括《伤寒琐言》《陶氏家秘》《杀车槌法》《一提金启蒙》《证脉截江网》《伤寒明理续论》各一卷）。

虞抟（1438—1517），字天民，自号华溪恒德老人。浙江义乌人。著有《医学正传》《方脉发微》《苍生司命》《证治真诠》等书。本书注解皆引自《医学正传》。

汪机（1463—1539），字省之，别号石山居士，安徽祁门人。新安医学奠基人。著有《伤寒选录》《医学原理》《运气易览》等共 13 种。现有《汪石山医书八种》，又名《汪氏医学丛书》。

方有执（1523—1594），字中行，号九山山人，安徽歙县人。著有《伤寒论条辨》八卷，为伤寒学派中“错简重订派”代表人物。

王肯堂（1549—1613），字宇泰，亦字损中，别号损庵，又称念西居士，江苏金坛人。著有《证治准绳》四十四卷，《医论》四卷，《医辨》四卷，《胤产全书》一卷，并辑有《古代医统正脉全书》共四十四种。

李中梓（1588—1655），字士材，号念莪，又号荩凡居士，南汇（今属上海）人，一说为华亭（今上海松江）人。代表作包括《内经知要》，《医宗必读》十卷，《伤寒括要》二卷，《本草通玄》二卷，《诊家正眼》二卷等。本书注释录自《伤寒括要》。

吴绶，明代医家，生卒年月不详，浙江钱塘人。著有《伤寒蕴要》，成书于1505年。

张兼善，具体事迹不详。著有《伤寒发明》二卷，成书于1644年，该书已佚，其说法被众多伤寒注家称引。

张云岐，具体事迹不详，其语见于王肯堂引文。

5. 清代医家

喻昌（1585—1664），字嘉言，号西昌老人，江西新建（今江西南昌）人。代表作有《寓意草》《尚论篇》《尚论后篇》《医门法律》等。

张璐（1617—1699），字路玉，晚号石顽老人，长洲（今江苏苏州）人。著有《伤寒缵论》《伤寒绪论》《伤寒兼证析义》《张氏医通》《本经逢原》等书。

沈明宗，字目南，号秋湄，清代檇李（今浙江嘉兴）人，生卒年月不详。著有《伤寒六经辨证治法》八卷，《伤寒六经纂注》二十四卷，《金匮要略编注》二十四卷等。

周扬俊，字禹载，苏州人，主要活动于康熙年间。编撰有《伤寒论三注》十六卷（1677），《温热暑疫全书》四卷（1679），《金匮玉函经二注》二十二卷（1687）。

刘宏璧，字廷实，豫章（今江西南昌）人。雍正年间名医。曾删补周扬俊《伤寒论三注》，成《伤寒论注》十一卷。

徐彬，字忠可，本书作“中可”，秀水（今浙江嘉兴）人，师从李中梓、喻嘉言，著有《伤寒方论》一卷，又名《伤寒一百十三方发明》，1667年刊行。另著有《金匮要略论注》二十五卷、《伤寒图说》等。

张志聪（1616—约1674），字隐庵，钱塘（今浙江杭州）人。著有《素问集注》《灵枢集注》《伤寒论宗印》《伤寒论集注》《金匮要略集注》《本草崇原》《侣山堂类辨》等书。为伤寒学派中“维护旧论派”的代表人物，提倡“六经气化说”。

程应旄（1662—1722），字郊倩，新安（今安徽徽州）人。代表作有《伤寒论后条辨》十五卷，成书于1670年。亦为“错简重订派”代表人物。

柯琴（约1662—1735），字韵伯，号似峰，浙江慈溪人。著《伤寒论注》四卷、《伤寒论翼》四卷、《伤寒附翼》二卷，合称《伤寒来苏集》，成书于1706年。为伤寒学派中“辨证论治派”的代表人物。

程瑗，字绳玉。具体事迹不详。著有《发明张仲景伤寒论方法正传》，成书于1711年。

薛慎庵，生卒年月及具体事迹不详。其语引自丹波元坚《伤寒论辑义·辨少阴病脉证并治》（1801）。

总书目

医经

内经博议

内经精要

医经津渡

灵枢提要

素问提要

素灵微蕴

难经直解

内经评文灵枢

内经评文素问

内经素问校证

灵素节要浅注

素问灵枢类纂约注

清儒《内经》校记五种

勿听子俗解八十一难经

黄帝内经素问详注直讲全集

基础理论

运气商

运气易览

医学寻源

医学阶梯

医学辨正

病机纂要

脏腑性鉴

校注病机赋

内经运气病释

松菊堂医学溯源

脏腑证治图说人镜经

脏腑图书症治要言合璧

伤寒金匮

伤寒大白

伤寒分经

伤寒正宗

伤寒寻源

伤寒折衷

伤寒经注

伤寒指归

伤寒指掌

伤寒选录

伤寒绪论

伤寒源流

伤寒撮要

伤寒缵论

医宗承启

伤寒正医录

伤寒全生集

伤寒论证辨

伤寒论纲目

伤寒论直解

伤寒论类方

伤寒论特解

伤寒论集注（徐赤）

伤寒论集注（熊寿试）

伤寒微旨论

伤寒溯源集

伤寒启蒙集稿

伤寒尚论辨似

伤寒兼证析义

张卿子伤寒论

金匮要略正义

金匮要略直解

高注金匮要略

伤寒论大方图解

伤寒论辨证广注

伤寒活人指掌图

张仲景金匮要略

伤寒六书纂要辨疑

伤寒六经辨证治法

伤寒类书活人总括

订正仲景伤寒论释义

张仲景伤寒原文点精

伤寒活人指掌补注辨疑

诊　　法

脉微

玉函经

外诊法

舌鉴辨正

医学辑要

脉义简摩

脉诀汇辨

脉经直指

脉理正义

脉理存真

脉理宗经

脉镜须知

察病指南

崔真人脉诀

四诊脉鉴大全

删注脉诀规正

图注脉诀辨真

脉诀刊误集解

重订诊家直诀

人元脉影归指图说

脉诀指掌病式图说

脉学注释汇参证治

针灸推拿

针灸全生

针灸逢源

备急灸法

神灸经纶

推拿广意

传悟灵济录

小儿推拿秘诀

太乙神针心法

针灸素难要旨

杨敬斋针灸全书

本　草

药鉴

药镜

本草汇

本草便

法古录

食品集

上医本草

山居本草

长沙药解

本经经释

本经疏证

本草分经

本草正义

本草汇笺

本草汇纂

本草发明

本草发挥

本草约言

本草求原

本草明览

本草详节

本草洞诠

本草真诠

本草通玄

本草集要

本草辑要

本草纂要

识病捷法

药性纂要

药品化义

药理近考

食物本草

见心斋药录

分类草药性

本经序疏要

本经续疏证

本草经解要

青囊药性赋

分部本草妙用

本草二十四品

本草经疏辑要

本草乘雅半偈

生草药性备要

芷园臆草题药

新刻食鉴本草

类经证治本草

神农本草经赞

神农本经会通

神农本经校注

药性分类主治

艺林汇考饮食篇

本草纲目易知录

汤液本草经雅正

新刊药性要略大全

淑景堂改订注释寒热温平药性赋

方　书

医便

卫生编

袖珍方

仁术便览

古方汇精

圣济总录

众妙仙方

李氏医鉴

医方丛话

医方约说

医方便览

乾坤生意

悬袖便方

救急易方

程氏释方

集古良方

摄生总论

辨症良方

活人心法（朱权）

卫生家宝方

寿世简便集

医方大成论

医方考绳愆

鸡峰普济方

饲鹤亭集方

临症经验方

思济堂方书

济世碎金方

揣摩有得集

亟斋急应奇方

乾坤生意秘韫

简易普济良方

内外验方秘传

名方类证医书大全

新编南北经验医方大成

临证综合

医级

医悟

丹台玉案

玉机辨症

古今医诗

本草权度

弄丸心法

医林绳墨

医学碎金

医学粹精

医宗备要

医宗宝镜

医宗撮精

医经小学

医垒元戎

医家四要

证治要义

松厓医径

扁鹊心书

素仙简要

慎斋遗书

折肱漫录

丹溪心法附余

方氏脉症正宗
世医通变要法
医林绳墨大全
医林纂要探源
普济内外全书
医方一盘珠全集
医林口谱六法秘书

温　病

伤暑论
温证指归
瘟疫发源
医寄伏阴论
温热论笺正
温热病指南集
寒瘟条辨摘要

内　科

医镜
内科摘录
证因通考
解围元薮
燥气总论
医法征验录
医略十三篇
琅嬛青囊要
医林类证集要
林氏活人录汇编
罗太无口授三法
芷园素社痎疟论疏

女　科

广生编
仁寿镜
树蕙编
女科指掌
女科撮要
广嗣全诀
广嗣要语
广嗣须知
宁坤秘籍
孕育玄机
妇科玉尺
妇科百辨
妇科良方
妇科备考
妇科宝案
妇科指归
求嗣指源
坤元是保
坤中之要
祈嗣真诠
种子心法
济阴近编
济阴宝筏
秘传女科
秘珍济阴
女科万金方
彤园妇人科
女科百效全书

叶氏女科证治

妇科秘兰全书

宋氏女科撮要

茅氏女科秘方

节斋公胎产医案

秘传内府经验女科

儿　　科

婴儿论

幼科折衷

幼科指归

全幼心鉴

保婴全方

保婴撮要

活幼口议

活幼心书

小儿病源方论

幼科医学指南

痘疹活幼心法

新刻幼科百效全书

补要袖珍小儿方论

儿科推拿摘要辨症指南

外　　科

大河外科

外科真诠

枕藏外科

外科明隐集

外科集验方

外证医案汇编

外科百效全书

外科活人定本

外科秘授著要

疮疡经验全书

外科心法真验指掌

片石居疡科治法辑要

伤　　科

伤科方书

接骨全书

跌打大全

全身骨图考正

眼　　科

目经大成

目科捷径

眼科启明

眼科要旨

眼科阐微

眼科集成

眼科纂要

银海指南

明目神验方

银海精微补

医理折衷目科

证治准绳眼科

鸿飞集论眼科

眼科开光易简秘本

眼科正宗原机启微

咽喉口齿

咽喉论

咽喉秘集

喉科心法

喉科杓指

喉科枕秘

喉科秘钥

咽喉经验秘传

养　　生

易筋经

山居四要

寿世新编

厚生训纂

修龄要指

香奁润色

养生四要

养生类纂

神仙服饵

尊生要旨

黄庭内景五脏六腑补泻图

医案医话医论

纪恩录

胃气论

北行日记

李翁医记

两都医案

医案梦记

医源经旨

沈氏医案

易氏医按

高氏医案

温氏医案

鲁峰医案

赖氏脉案

瞻山医案

旧德堂医案

医论三十篇

医学穷源集

吴门治验录

沈芊绿医案

诊余举隅录

得心集医案

程原仲医案

心太平轩医案

东皋草堂医案

冰壑老人医案

芷园臆草存案

陆氏三世医验

罗谦甫治验案

周慎斋医案稿

临证医案笔记

丁授堂先生医案

张梦庐先生医案

养性轩临证医案

养新堂医论读本

祝茹穹先生医印

谦益斋外科医案

太医局诸科程文格

古今医家经论汇编

莲斋医意立斋案疏

医　　史

医学读书志

医学读书附志

综　　合

元汇医镜

平法寓言

寿芝医略

杏苑生春

医林正印

医法青篇

医学五则

医学汇函

医学集成

医经允中

医钞类编

证治合参

宝命真诠

活人心法（刘以仁）

家藏蒙筌

心印绀珠经

雪潭居医约

嵩厓尊生书

医书汇参辑成

罗氏会约医镜

罗浩医书二种

景岳全书发挥

新刊医学集成

寿身小补家藏

胡文焕医书三种

铁如意轩医书四种

脉药联珠药性食物考

汉阳叶氏丛刻医集二种

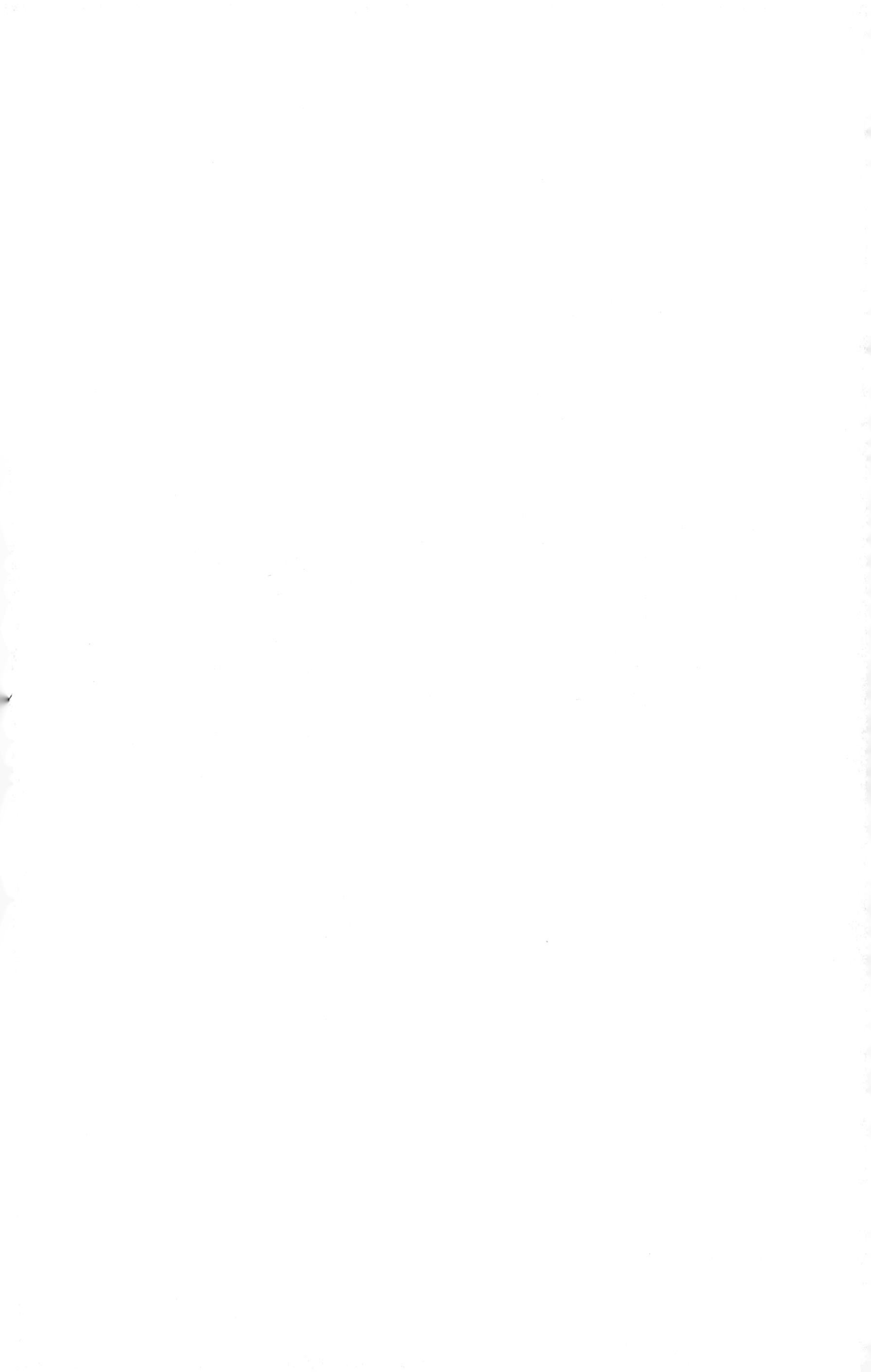